外科护理查房案例分析

主　编　何丽娟　武爱萍

U0786461

中国健康传媒集团
中国医药科技出版社·北京

内容提要

本书从临床和教学实际出发，秉承以患者为中心的整体护理理念进行编写，是一本旨在指导外科护理查房的书。全书选取有代表性的常见病例，以病历汇报、护理查房、安全管理、专业前沿知识为线索进行介绍。本书内容丰富、资料翔实、实用性强，既可作为外科一线护理人员的继续学习用书，也可作为高等院校护理专业的教学参考书。

图书在版编目（CIP）数据

外科护理查房案例分析/何丽娟，武爱萍主编．—北京：中国医药科技出版社，2019.3（2025.6 重印）．

ISBN 978-7-5214-1034-1

Ⅰ．①外…　Ⅱ．①何…　②…武　Ⅲ．①外科学－护理学－案例

Ⅳ．①R473.6-62

中国版本图书馆 CIP 数据核字（2019）第 049817 号

美术编辑　陈君杞

版式设计　友全图文

出版　**中国健康传媒集团**｜中国医药科技出版社

地址　北京市海淀区文慧园北路甲 22 号

邮编　100082

电话　发行：010-62227427　邮购：010-62236938

网址　www. cmstp. com

规格　880×1230mm $^1/_{32}$

印张　12 $^1/_4$

字数　476 千字

版次　2019 年 3 月第 1 版

印次　2025 年 6 月第 3 次印刷

印刷　三河市万龙印装有限公司

经销　全国各地新华书店

书号　ISBN 978-7-5214-1034-1

定价　49.00 元

编委会

前　言

外科护理学是一门涉及面广、整体性很强的临床疾病护理学科。外科护理查房是外科护理管理中评价护理程序实施效果，了解护士工作性质的一种最基本、最常用、最主要的方法，也是护理教学的有效形式之一；其内容以具体病例或病种为对象，在进行护理查房过程中对低年资护士传授专业理论知识及技能，介绍护理实践经验，讲解先进护理技术，从而达到有效学习的目的。

随着医学科学的发展，外科护理学的研究范围越来越广，临床护理所面临的难题也越来越多，因此开展临床外科护理查房非常有必要，对提高临床护理质量和护理人员业务水平能够起到积极的促进作用。

本书结合临床病例，以临床需要为内容取舍标准，对外科典型个案的护理问题、护理措施和技能操作进行充分阐述，还广泛涉及疾病诊治的最新研究进展和循证医学证据。内容涵盖了普外科、肝胆外科、神经外科、心胸外科、泌尿外科、骨外科、肿瘤科、重症医学科等。本书内容丰富，融入基础知识，贴近临床实际，适合各级护理人员阅读、参考。

编者

2019 年 1 月

目 录

第一章　常见颅脑疾病

病例 1　高血压脑出血

一、病历汇报

【现病史】患者男性，58 岁，主因突发头痛、失语、右侧肢体偏瘫入院。测 T 36.4℃，P 98 次/分，R 20 次/分，BP 170/95mmHg。

【既往史】既往“高血压”病史 10 年，否认“肝炎”“结核”等传染性疾病及家族疾病史，无不良嗜好，无糖尿病病史，无手术外伤史，无输血史，无食物、药物过敏史，无“阿司匹林”服用史。

【查体】患者嗜睡，右侧瞳孔直径 2.0mm、对光反应灵敏，左侧瞳孔直径 3.0mm、对光反应迟钝。头颅大小及形态正常，鼻腔及外耳道无异常分泌物。呼吸规则，双肺呼吸音正常，无啰音及哮鸣音。运动功能：右上肢肌力Ⅴ级，右下肢肌力Ⅴ级，左上肢肌力Ⅲ级、左下肢肌力Ⅲ级，颈强直弱阳性，深浅反射存在，病理反射均为阴性。

【实验室及辅助检查】头颅 CT 示：左侧基底节区脑出血，血肿量 15ml；实验室检查无阳性发现。

【入院诊断】左侧基底节区高血压脑出血；高血压病 2 级，极高危。

【主要治疗措施】予以促进神经功能恢复，止血、脱水，预防癫痫，保护胃黏膜，雾化排痰，控制血压，支持对症治疗。

二、经评估提出护理问题如下

护理问题	护理措施	护理评价
1. 意识障碍　与疾病有关	1. 急性期绝对卧床休息，可床头抬高15～30度，以减轻脑水肿 2. 动态评估并监测患者瞳孔、意识障碍程度、生命体征以及患者的病情，同时报告医生和记录 3. 保证患者足够的休息和睡眠，严格限制探视，避免各种刺激	目前患者嗜睡，右侧瞳孔直径2mm、对光反应灵敏，左侧瞳孔直径3.0mm、对光反应迟钝
2. 急性疼痛：头痛　颅内出血有关	1. 观察患者头痛的性质、发作次数、持续时间、程度及伴随症状，及时记录并通知医生 2. 头部制动，急性期尤其是发病后24～48小时内应避免搬动 3. 头痛不能耐受者，遵医嘱给予脱水剂及止痛药，并评估疗效	目前患者疼痛症状减轻，现无与头痛相关主诉
3. 自理缺陷　与偏瘫有关	1. 脑出血急性期专人陪护，协助做好口腔护理，保持口腔清洁，协助进食、翻身及床上大、小便 2. 保持床铺平整、清洁、干燥，2小时翻身一次	目前患者基本生活需要得到满足
4. 语言沟通障碍与血肿累及语言半球有关	1. 主动关心和询问患者的感受及需要。耐心倾听患者的言语，鼓励患者表达清楚 2. 患者发音不清时，鼓励并教会其使用手势及其他方法表达自己的需要	目前与患者建立有效沟通
5. 知识缺乏：缺乏高血压、脑出血术前知识	1. 遵医嘱对患者家属进行禁食水、导尿、灌肠、备皮的宣教及指导，消除家属的紧张、焦虑情绪 2. 指导家属为患者摘除饰品及义齿等注意事项，准备术后生活用品如便盆、护理垫等	目前家属对手术及术前知识得到了解，心理情况稳定
6. 潜在并发症：脑疝　与颅内出血有关	1. 密切观察患者意识、瞳孔及生命体征的变化，如有恶心、呕吐、视神经乳头水肿等颅内压增高症状，及时通知医生 2. 遵医嘱给予甘露醇、速尿脱水降压治疗，预防脑水肿	目前患者生命体征平稳，意识、瞳孔无改变

于入院第二日8:00行颅内血肿清除术，术毕于15:30返回病房。

测 T 36.2℃，P 96 次/分，R 20 次/分，BP 160/88mmHg，给予生命体征监测，氧气吸入 3 升/分，降压补液等治疗。经评估提出护理问题如下：

护理问题	护理措施	护理评价
1. 潜在并发症：颅内再出血　与手术、疾病有关	1. 密切观察病情，严密观察患者意识状态、生命体征、瞳孔、神经系统病症等变化，若出现血压突然增高或降低过多，瞳孔散大或不等大，脉搏和呼吸的变化应及时通知医生进行处理 2. 密切观察引流管内有无新鲜血液引出，应考虑有无再出血，及时通知医生 3. 遵医嘱正确使用脱水利尿药物，并观察药物的疗效 4. 保持病室内安静，严格限制探视，减少不良刺激	患者头部引流通畅，无新鲜血液流出，生命体征平稳
2. 有感染的危险　与留置尿管、长期卧床等有关	1. 严格进行无菌操作，做好各管路的护理（尿管、伤口引流管等）每天更换引流袋 2. 监测体温，4 小时一次，体温升高遵医嘱给予物理或药物降温 3. 遵医嘱使用抗生素，密切观察药物疗效 4. 加强基础护理，定时翻身、拍背，促进排痰，室内通风、保暖，严防感冒	目前患者无感染，化验结果无阳性指标
3. 有皮肤完整性受损的危险　与长期卧床有关	1. 遵医嘱启用医用气垫床 2. 每 2 小时协助患者翻身一次，避免骶尾部继续受压；保持床铺干净、整齐，防止皮肤受摩擦 3. 悬挂防压疮标识，做好每班交接	目前患者皮肤完整
4. 有废用综合征的危险　与卧床、肢体功能障碍有关	1. 保持患者头部及四肢处于功能位 2. 按摩和被动活动四肢 4 次/日，每次 30 分钟，进行肢体功能训练	目前患者四肢活动自如，且无下肢静脉血栓形成
5. 知识缺乏：缺乏管路自护知识和疾病术后知识	1. 向患者及家属讲解相关治疗注意事项，饮食、活动引流管自护知识等 2. 悬挂警示标识，指导患者及家属 3. 告知患者及家属翻身时避免牵拉管路，如长度不够需将引流管放在床上，告知患者向患侧翻身时避免管路扭曲、受压 4. 指导患者及家属翻身和活动的方法 5. 向患者及家属进行健康教育，指导术后疾病护理注意事项	目前患者导管引流通畅，固定完好，患者及家属已基本掌握术后注意事项

三、其他护士评价

护理问题	护理措施	护理评价
潜在并发症：下肢静脉血栓 与卧床、手术史有关	1. 密切观察患者双下肢周径及颜色的变化。如有异常，及时通知医生 2. 使患者下肢处于功能位，遵医嘱给予气压泵治疗 2 次/日 3. 为患者定时翻身、更换体位，促进下肢静脉血回流	目前患者下肢无血栓形成

四、护士长评价

1. 查房效果评价 通过这次查房我们对高血压脑出血又有了进一步的了解，同时明确了患者存在的主要护理问题、应采取的护理措施和护理重点。

2. 护理措施落实评价 管床护士提出的各项护理措施均落实到位。注意做好患者的心理护理及出院指导，包括饮食、用药、活动及复查等内容，鼓励患者适量活动。

3. 护理问题评价 补充护理问题。

护理问题	护理措施	护理评价
清理呼吸道无效 与意识障碍不能自主咳嗽有关	1. 密切观察呼吸及血氧情况，定时听诊肺部痰鸣音，及时清除呼吸道分泌物，保持呼吸道通畅 2. 按时翻身拍背，床头抬高 30°，保持室内适宜的温湿度 3. 患者意识好转后，鼓励患者深呼吸，自主排痰	目前患者呼吸通畅，血氧饱和度正常

五、安全管理

1. 风险管理 针对有高血压病史的脑出血患者，应进行坠床/跌倒、躁动及有无癫痫发作的危险的评估，将防范措施落实到位，避免发生意外。

2. 疾病安全管理 高血压脑出血急性期绝对卧床休息，床头抬高 15～30°，保持环境安静。避免各种刺激。翻身时动作轻柔，尽量避免移动，必须更换体位及治疗。护理时，动作要轻，翻身角度不宜太大。急性期每小时测体温 1 次，如有高热，可于头、腋窝、腹股沟等处放置冰袋进行物理降温。观察呕吐物及大便的颜色及性质，及时留取标本，以防消化道出血。保持呼吸道通畅，及时吸出气管、口腔分泌物及呕吐物，如呼吸道分泌物量多、不易吸出时，准备气管切开用品。如有肺炎时，及时做痰培养及抗生素敏感试验。注意水、电解质及酸碱平衡，准确记录入量，遵医嘱用药控制血压，监测患者有无意识改变。

六、专业前沿知识

高血压脑出血以开颅血肿清除术、微创穿刺血肿清除术治疗为主要方法。通过了解治疗的新技术，扩宽护士知识面，提高护理能力。

病例 2　脑膜瘤

一、病历汇报

【现病史】患者女性，65 岁，主因头痛 2 个月伴癫痫发作 1 天入院。测 T 36.5℃，P 65 次/分，R 20 次/分，BP 120/60mmHg。

【既往史】既往糖尿病病史十余年，口服“阿卡波糖”“二甲双胍”治疗，血糖控制尚可，否认传染性疾病及家族性疾病史，无药物、食物过敏史。

【查体】患者神志清楚，合作，慢性病容，语言流利，定向力、理解力、记忆力未见明显异常。五官形态正常，鼻腔及外耳道无异常分泌物，双瞳孔等大等圆、直径 2.5mm 大小，对光反射灵敏，眼球活动可，无眼睑下垂，面部感觉正常，咀嚼肌有力，口角无歪斜，鼓腮示齿可，双侧鼻唇沟对称，听力正常，咽反射正常，耸肩有力，伸舌居中，颈软。腹部平坦，未见胃肠型和蠕动波，腹软，无压痛和反跳痛，肝脾肋下未扪及，移动性浊音阴性，肠鸣音正常，双肾区和肝区无叩击痛。脊柱四肢无畸形，双下肢无水肿，四肢活动可，肌力及肌张力正常，跟膝胫试验（-），指鼻试验（-），双手动作轮替试验（-），龙贝格征（-），凯尔尼格征（-），布鲁金斯基征（-），巴宾斯基征（-）。

【实验室及辅助检查】头颅 CT、MRI 检查结果示：左颞叶占位病变，脑膜瘤可能性大。

【入院诊断】左颞叶占位。

【主要治疗措施】护脑、脱水降颅压处理、对症支持治疗、观察病情变化、抗癫痫治疗、完善手术前准备、择期手术。

二、经评估提出护理问题如下

护理问题	护理措施	护理评价
1. 急性疼痛：头痛 与疾病有关	1. 观察患者头痛的性质、发作次数、持续时间、程度及伴随症状，及时记录并通知医生 2. 头痛不能耐受者，遵医嘱给予脱水剂及止痛药，并评估疗效 3. 指导患者减轻疼痛的方法和技巧，分散注意力，减轻疼痛 4. 安慰患者，消除其紧张、恐惧心理，鼓励患者树立战胜疾病的信心	目前患者疼痛症状减轻，现无与头痛相关主诉
2. 潜在并发症：癫痫 与疾病有关	1. 密切观察患者的意识、瞳孔，如有癫痫发作，及时通知医生并记录 2. 家属 24 小时陪伴患者，加用床档，做好安全护理 3. 遵医嘱给予患者抗癫痫药，做好用药宣教，严格遵循服药时间和剂量，不可自行停药或减量 4. 床边备开口器、牙垫，防止癫痫发作时舌咬伤	目前患者病情平稳，无癫痫发作
3. 焦虑 与担心手术有关	1. 遵医嘱对患者家属进行禁食、水，导尿，灌肠，备皮的宣教及指导消除家属的紧张、焦虑情绪 2. 指导家属为患者摘除饰品及义齿等注意事项，准备术后生活用品如便盆、护理垫等 3. 告知患者保证充足的睡眠，如有恶心、视神经乳头水肿等颅内压增高症状，床头抬高 15～30 度，以利于颅内静脉回流	目前家属对手术及术前知识得到了解，心理情况稳定

续表

护理问题	护理措施	护理评价
4. 潜在并发症：血糖不稳定　与患者糖尿病史有关	1. 遵医嘱正确使用胰岛素，并随时观察胰岛素的作用和有无饥饿感、软弱无力、面色苍白、心慌、出冷汗等低血糖反应 2. 严格无菌操作，保护好测血糖处皮肤；3. 嘱患者进食富含维生素、纤维素的优质蛋白饮食	目前患者血糖稳定，无低血糖反应发生

于入院第二日9:00行脑膜瘤切除术，术毕于15:30返回病房。测T 36.5℃，P 70次/分，R 20次/分，BP 135/80mmHg，给予生命体征监测，氧气吸入3升/分，降压补液等治疗。

经评估提出护理问题如下：

护理问题	护理措施	护理评价
1. 潜在并发症：颅内出血　与手术有关	1. 密切观察病情，严密观察患者意识状态、生命体征、瞳孔、神经系统病症等变化，若出现血压突然增高或降低过多，瞳孔散大或不等大，脉搏和呼吸的变化应及时通知医生进行处理 2. 密切观察引流管内有无新鲜血液引出，应考虑有无再出血，及时通知医生 3. 遵医嘱正确使用脱水利尿药物，并观察药物的疗效 4. 保持病室内安静，严格限制探视，减少不良刺激	患者头部引流通畅，无新鲜血液流出，生命体征平稳
2. 有感染的危险　与留置尿管、长期卧床等有关	1. 严格进行无菌操作，做好各管路（尿管、伤口引流管等）的护理，每天更换引流袋 2. 监测体温，4小时一次，体温升高时，遵医嘱给予物理或药物降温 3. 遵医嘱使用抗生素，密切观察药物疗效 4. 加强基础护理，定时翻身、拍背，促进排痰，室内通风、保暖，严防感冒	目前患者无感染，化验结果无阳性指标
3. 有皮肤完整性受损的危险　与术后卧床有关	1. 遵医嘱启用医用气垫床 2. 每2小时协助患者翻身一次，避免骶尾部继续受压；保持床铺干净、整齐，防止皮肤受摩擦 3. 悬挂防压疮标识，做好每班交接	目前患者皮肤完整

续表

护理问题	护理措施	护理评价
4. 知识缺乏：缺乏管路自护知识和疾病术后知识　与留置引流管、尿管有关	1. 向患者及家属讲解相关治疗注意事项，饮食、活动引流管自护知识等 2. 悬挂警示标识，指导患者及家属警示标识作用 3. 告知患者及家属翻身时避免牵拉管路，如长度不够需将引流管放在床上，告知患者向患侧翻身时避免管路扭曲、受压 4. 指导患者及家属翻身和活动的方法 5. 向患者及家属进行健康教育，指导术后疾病护理注意事项	目前患者导管引流通畅，固定完好，患者及家属已基本掌握术后注意事项
5. 潜在并发症：下肢静脉血栓　与年龄、手术、卧床有关	1. 密切观察患者双下肢周径及颜色的变化。如有异常，及时通知医生 2. 使患者下肢处于功能位，遵医嘱给予气压泵治疗 2 次/日 3. 为患者定时翻身、更换体位，促进下肢静脉血回流	目前患者下肢无血栓形成

三、其他护士评价

护理问题	护理措施	护理评价
1. 潜在并发症：颅内压增高、脑疝　与术后出血有关	1. 掌握脑疝的前驱症状：头痛、呕吐、血压升高，脉搏加快，呼吸不规则，意识障碍加重，一侧瞳孔散大等。发现异常情况，及时通知医生 2. 严密监测患者生命体征、瞳孔和意识状态的变化，遵医嘱监测并记录 3. 绝对卧床休息，床头抬高 15～30 度	目前患者生命体征平稳，意识、瞳孔无改变
2. 清理呼吸道无效　与意识障碍不能自主咳嗽有关	1. 密切观察呼吸及血氧情况，定时听诊肺部痰鸣音，及时清除呼吸道分泌物，保持呼吸道通畅 2. 按时翻身拍背，床头抬高 30 度，保持室内适宜的温湿度 3. 患者意识好转后，鼓励患者深呼吸，自主排痰	目前患者呼吸通畅，血氧饱和度正常

四、护士长评价

1. 查房效果评价　通过这次查房我们对脑膜瘤又有了进一步的了解，同时明确了患者存在的主要护理问题，应采取的护理措施和护理重点。

2. 护理措施落实评价 管床护士提出的各项护理措施均落实到位。注意观察瞳孔、意识变化，做好血糖监控，伤口护理。

3. 护理问题评价 补充护理问题。

护理问题	护理措施	护理评价
1. 语言沟通障碍 与患者肿瘤部位、手术有关	1. 主动关心和询问患者的感受及需要。耐心倾听患者的言语，鼓励患者表达清楚 2. 患者发音不清时，鼓励并教会其使用手势等其他方法表达自己的需要 3. 鼓励患者大声说话，患者进行尝试和获取成功时给予表扬	目前与患者建立有效沟通
2. 有废用综合征发生的危险 与卧床有关	1. 保持患者头部及四肢处于功能位 2. 按摩和被动活动四肢 4 次/日，每次 30 分钟，进行肢体功能训练	目前患者四肢活动自如，且无下肢静脉血栓形成

五、安全管理

1. 风险管理 针对脑膜瘤的患者，应进行坠床/跌倒、躁动、有无运动和感觉障碍、有无颅内压增高及有无癫痫发作的危险的评估，将防范措施落实到位，避免发生意外。

2. 疾病安全管理 脑膜瘤患者术前严格监测患者有无癫痫症状的发生，嘱家属 24 小时陪伴，保证患者安全。对家属进行知识宣教：发现先兆时迅速让患者平卧床上，或就地躺在平整的地面上；患者强直期头过度后仰，下颌过张，可造成颈椎压缩性骨折，应将患者头偏向一侧，便于分泌物流出，保持呼吸道通畅；阵挛期易造成关节脱臼和四肢擦伤，此时切忌用力过度以免造成肌肉关节的人为损伤或骨折；大发作抽搐停止后，患者要过几分钟、十几分钟甚至几小时才能恢复正常，此时只需保持患者舒适安静即可；保持情绪稳定，按时服药，饮食清淡、易消化，预防便秘，定期复查，如感觉原有症状加重，或出现头痛、头晕、抽搐、肢体麻木等症状及时就诊。癫痫发作的及时就诊指征：原有症状加重；头痛、头昏、恶心、呕吐；抽搐；不明原因的持续高热；肢体乏力、麻木；手术部位发红、积液、渗液等。

颅内出血是术后最严重并发症，术后 48 小时内特别注意意识、瞳孔、生命体征，如患者出现脉缓、血压升高、瞳孔不等大、偏瘫或颅内压显著增高表现，提示颅内血肿，立即报告医生。

六、专业前沿知识

手术治疗是治疗脑膜瘤最直接、最有效的方法，肿瘤性质不佳或未全切除者，术后进行放射治疗或化学药物治疗。

病例 3　三叉神经痛

一、病历汇报

【现病史】患者男性，58 岁，主因阵发性右侧面部疼痛 1 年，加重 10 天入院。测 T 36.6℃，P 80 次/分，R 18 次/分，BP 135/80mmHg。

【既往史】既往“高血压”病史 5 年，否认“肝炎”“结核”等传染性疾病及家族疾病史，无不良嗜好，无糖尿病史，无手术外伤史，无输血史，无食物、药物过敏史。

【查体】患者意识清醒，双侧瞳孔 2.5mm，对光反射灵敏。头颅大小及形态正常，鼻腔及外耳道无异常分泌物。呼吸规则，双肺呼吸音正常，无啰音及哮鸣音。四肢肌力正常，深浅反射存在，病理反射均为阴性。

【实验室及辅助检查】头颅 MRI 示：右侧三叉神经脑池段上方可见一小血管与之交叉，二者之间尚可见脑脊液相隔；双侧基底节区可见点状长 T1、长 T2 信号。头颅 X 线示：额部可见大片结节阴影。

【入院诊断】三叉神经痛。

【主要治疗措施】予以促进神经功能恢复、改善循环、活血化瘀、缓解头痛、抑酸等对症治疗。

二、经评估提出护理问题如下

护理问题	护理措施	护理评价
1. 慢性疼痛　与疾病有关	1. 观察患者头痛的性质、发作次数、持续时间、程度及伴随症状，及时记录并通知医生 2. 疼痛不能耐受者，遵医嘱用止痛药，并评估疗效 3. 指导患者使用放松术，以减轻其对疼痛的敏感度 4. 嘱患者保持情绪稳定，避免冷热刺激，用温水刷牙洗脸，避免食用坚硬食物及辛辣刺激性食物	目前患者疼痛症状减轻
2. 焦虑　与担心手术治疗有关	1. 了解患者的文化背景，评估患者及家属认识和接受的程度，制定健康教育与心理疏导计划，有计划地实施 2. 使用通俗易懂的语言使患者及家属了解治疗方案以及吸氧、心电监护等治疗的重要性和相关注意事项 3. 及时反馈病情治疗的进展，树立战胜疾病的信心	目前患者心理情况稳定
3. 知识缺乏：缺乏入院、疾病、手术等知识	1. 主动关心和询问患者的感受及需要 2. 遵医嘱对患者家属进行禁食、水，导尿，灌肠，备皮的宣教及指导，消除家属的紧张、焦虑情绪 3. 指导家属为患者摘除饰品及义齿等注意事项，准备术后生活用品如便盆、护理垫等 4. 向患者及家属进行健康教育，指导术后疾病护理注意事项	目前患者对治疗及手术注意事项已基本掌握

于入院第三日8:00行颅内血肿清除术，术毕于11:35返回病房。测T 36.3℃，P 82次/分，R 20次/分，BP 132/75mmHg，给予生命体征监测，氧气吸入3升/分，降压补液等治疗。经评估提出护理问题如下：

护理问题	护理措施	护理评价
1. 急性疼痛　与手术导致脑膜、血管神经受牵扯有关	1. 观察患者头痛的性质、发作次数、持续时间、程度及伴随症状，及时记录并通知医生 2. 头痛不能耐受者，遵医嘱用止痛药，并评估疗效 3. 术后1~2天遵医嘱给予温、流质饮食，以减轻因吞咽引起的疼痛 4. 指导患者取半卧位，正确保护手术切口	目前患者疼痛减轻

续表

护理问题	护理措施	护理评价
2. 潜在并发症：颅内出血　与手术、高血压病史有关	1. 密切观察病情，严密观察患者意识状态、生命体征、瞳孔、神经系统病症等变化，若出现血压突然增高或降低过多，瞳孔散大或不等大，脉搏和呼吸的变化应及时通知医生进行处理 2. 密切观察引流管内有无新鲜血液引出，应考虑有无再出血，及时通知医生 3. 保持病室内安静，严格限制探视，减少不良刺激	患者头部引流通畅，无新鲜血液流出，生命体征平稳
3. 潜在并发症：颅神经受损　与手术有关	1. 术后遵医嘱给予患者营养神经药物 2. 密切观察患者病情，如有面部感觉减弱症状，向患者及家属做好安全指导，进食温凉饮食勿烫伤 3. 指导面瘫患者自我按摩和功能训练，眼睑闭合不全者用凡士林纱布遮盖，保护角膜	目前患者无颅神经受损症状
4. 自理缺陷与术后卧床有关	1. 嘱家属24小时陪伴患者，协助进食、翻身及床上大、小便 2. 将患者所需用品放于患者随手可取处，减少患者的活动	目前患者基本生活需要得到满足
5. 有感染的危险　与留置尿管、卧床等有关	1. 严格进行无菌操作，做好各管路（尿管、伤口引流管等）的护理，每天更换引流袋，伤口敷料有污染、潮湿、松动时，通知医生及时更换 2. 监测体温，4小时一次，体温升高时，遵医嘱给予物理或药物降温 3. 遵医嘱使用抗生素，密切观察药物疗效 4. 加强基础护理，定时翻身、拍背，促进排痰，室内通风、保暖，严防感冒	目前患者无感染，化验结果无阳性指标
6. 知识缺乏：缺乏管路自护知识和疾病术后知识	1. 向患者及家属讲解相关治疗注意事项，饮食，活动引流管自护知识等 2. 悬挂防导管脱落标识，指导患者及家属 3. 指导患者及家属翻身和活动的方法，翻身时避免牵拉管路，避免管路扭曲、受压 4. 向患者及家属进行健康教育，指导术后疾病护理注意事项	目前患者导管引流通畅，固定完好，患者及家属已基本掌握术后注意事项
7. 潜在并发症：下肢静脉血栓　与手术、年龄、卧床有关	1. 密切观察患者双下肢周径及颜色的变化。如有异常，及时通知医生 2. 使患者下肢处于功能位，遵医嘱给予气压泵治疗2次/日 3. 为患者定时翻身、更换体位，促进下肢静脉血回流	目前患者下肢无血栓形成

三、其他护士评价

护理问题	护理措施	护理评价
1. 潜在并发症：口腔感染　与卧床、禁食有关	1. 遵医嘱给予患者口腔护理3次/日 2. 动态观察患者口腔黏膜有无破损	目前患者口腔无破损，无感染征象
2. 清理呼吸道无效　与意识障碍不能自主咳嗽有关	1. 密切观察呼吸及血氧情况，定时听诊肺部痰鸣音，及时清除呼吸道分泌物，保持呼吸道通畅 2. 按时翻身拍背，床头抬高30度，保持室内适宜的温湿度	目前患者呼吸通畅，血氧饱和度正常

四、护士长评价

1. 查房效果评价　通过这次查房我们对三叉神经痛又有了进一步的了解，同时明确了患者存在的主要护理问题、应采取的护理措施和护理重点。

2. 护理措施落实评价　管床护士提出的各项护理措施均落实到位。注意做好患者术前、术后的疼痛评估。

3. 护理问题评价　补充护理问题。

护理问题	护理措施	护理评价
有皮肤完整性受损的危险　与卧床有关	1. 遵医嘱启用医用气垫床 2. 每2小时协助患者翻身一次，避免骶尾部继续受压，保持床铺干净、整齐，防止皮肤受摩擦 3. 悬挂防压疮标识，做好每班交接	目前患者皮肤完整

五、安全管理

1. 风险管理　针对三叉神经痛的患者，应进行是否存在面部麻木、疼痛、复视、咀嚼肌力减退、听力减退、有无颅内压增高的危险的评估，将防范措施落实到位，避免发生意外。

2. 疾病安全管理　保持三叉神经痛患者室内光线柔和，周围安静、整洁，避免患者因环境周围环境刺激而产生焦虑，加重疼痛。

六、专业前沿知识

1. 采用保守治疗的患者，观察患者是否存在面部麻木、疼痛、复视、咀嚼肌肌力减退、听力减退等情况。告知患者诱发三叉神经痛的因素，如说话、吃饭、洗脸、剃须、刷牙以及风吹等均可诱发疼痛发作。应保持情绪稳定，避免冷热刺激，用温水刷牙、洗脸，避免食用坚硬食物及辛辣刺激性食物，外出戴口罩。指导患者遵照医嘱按时按量服用药物，不可随意停药或减量，以免发生药物的不良反应。

2. 手术治疗的患者，术后角膜炎患者保持眼睑清洁、湿润，遵医嘱滴眼药水，眼睑闭合不全者，涂眼药膏并以眼罩、凡士林纱布覆盖，或用胶布牵拉上下眼睑使之闭合。指导患者头面部要保暖，避免冷热刺激，避免食用辛辣刺激性及坚硬的食物，可进食如牛奶、豆浆等流食或面条、米粥等半流食，避免咀嚼而诱发疼痛。指导患者尝试如精神放松、听轻音乐等分散注意力的方法减轻疼痛。服药期间注意患者有无头痛、头晕、嗜睡、乏力、恶心、呕吐、粒细胞减少等副作用，遵医嘱检查血常规及肝、肾功能，如有异常及时通知医生。眼睑闭合不全者外出戴眼罩或黑墨镜保护，夜间睡觉时可用湿手帕覆盖或涂眼膏。面瘫患者指导其自我按摩，表情动作训练促进功能恢复。

病例 4　急性脑疝

一、病历汇报

【现病史】患者女性，67 岁，主因高空坠落致意识障碍 3 小时入院。入院时患者意识昏迷，呕吐频繁，躁动不安。2 小时后，呼之不应，不省人事。测 T 36℃，P 50 次/分，R 12 次/分，BP 60/30mmHg。

【既往史】患者无高血压、糖尿病病史，否认“肝炎”“结核”

等传染性疾病及家族疾病史，无手术外伤史，无输血史，无食物、药物过敏史，预防接种史不详。

【查体】患者意识昏迷，GCS 计分 4 分，左侧瞳孔直径 5.0mm、对光反射消失，右侧瞳孔直径 4.0mm、对光反射迟钝；左枕部可见 3cm 头皮挫裂伤，渗血。四肢肌张力增高，左鼻及左外耳道有血性液体流出。

【实验室及辅助检查】CT 示：小脑幕切迹疝（鞍上池、环池、四叠体池变形），实验室检查无阳性发现。

【入院诊断】小脑幕切迹疝，颅底骨折，枕叶脑组织挫裂伤，头皮血肿。

【主要治疗措施】绝对卧床休息、制动、护脑、止血、抗感染、密切观察病情变化，请骨科会诊，急诊手术治疗。

二、经评估提出护理问题如下

护理问题	护理措施	护理评价
1. 意识障碍与外伤致头部损伤、颅内压增高有关	1. 急性期绝对卧床休息，可床头抬高 15～30 度，以减轻脑水肿 2. 动态评估并监测患者瞳孔、意识障碍程度、生命体征以及患者的病情，同时报告医生和记录 3. 严格限制探视，避免各种刺激	目前患者神志昏迷，左侧瞳孔直径 5.0mm、对光反射消失，右侧瞳孔直径 4.0mm、对光反射迟钝
2. 脑疝与颅脑损伤有关	1. 密切观察患者意识、瞳孔及生命体征的变化，如有恶心、呕吐、视神经乳头水肿等颅内压增高症状，及时通知医生，并积极做好手术的准备，以挽救患者生命 2. 遵医嘱给予甘露醇、速尿脱水降压治疗，减轻脑水肿	目前患者小脑幕切迹疝
3. 清理呼吸道无效与意识障碍不能自主咳嗽有关	1. 密切观察患者呼吸及血氧情况，定时听诊肺部痰鸣音，及时清除呼吸道分泌物，保持呼吸道通畅 2. 按时翻身拍背，床头抬高 30 度，保持室内适宜的温湿度	目前患者呼吸通畅，血氧饱和度正常

续表

护理问题	护理措施	护理评价
4. 自理缺陷与意识障碍有关	1. 脑损伤急性期专人陪护，协助做好口腔护理，保持口腔清洁，协助进食、翻身及床上大小便 2. 保持床铺平整、清洁、干燥，2 小时翻身一次	目前患者基本生活需要得到满足
5. 有废用综合征的危险 与卧床、肢体功能障碍有关	1. 保持患者头部及四肢处于功能位 2. 按摩和被动活动四肢 4 次/日，每次 30 分钟，进行肢体功能训练	目前患者昏迷，四肢无法自主活动，且无下肢静脉血栓形成

患者于入院后急行脑内血肿清除术，术毕于 15:00 返回病房。测 T 36.2℃，P 76 次/分，R 20 次/分，BP 150/92mmHg，给予生命体征监测，气管插管，呼吸机辅助呼吸，保留脑室外引流管及尿管，5 天后，拔除气管插管及脑室外引流管，停止呼吸机辅助呼吸。目前患者神志昏迷，双侧瞳孔等大正圆，直径约 3.0mm，对光反射迟钝；测 T 37℃，P 80 次/分，R 20 次/分，BP 130/82mmHg；给予鼻氧管氧气吸入 3 升/分，生命体征监测，并给予抗炎、降压、补液、营养神经等治疗。

经评估提出护理问题如下：

护理问题	护理措施	护理评价
1. 意识障碍与外伤致头部损伤、颅内压增高有关	1. 急性期绝对卧床休息，可床头抬高 15～30 度，以减轻脑水肿 2. 动态评估并监测患者瞳孔、意识障碍程度、生命体征以及患者的病情，同时报告医生和记录 3. 严格限制探视，避免各种刺激	目前患者神志昏迷，双侧瞳孔等大正圆，直径约 3.0mm，对光反射迟钝
2. 脑疝与颅脑损伤有关	1. 遵医嘱给予甘露醇、速尿脱水降压治疗，减轻脑水肿 2. 密切观察患者意识、瞳孔及生命体征的变化，如有恶心、呕吐、血压突然升高等颅内压增高症状，及时通知医生，做好再次手术的准备，以挽救患者生命 3. 控制液体出入量，并做好记录，出现异常及时通知医生	目前患者脑疝症状缓解

续表

护理问题	护理措施	护理评价
3. 清理呼吸道无效　与意识障碍、不能自主咳嗽有关	1. 密切观察呼吸及血氧情况，定时听诊肺部痰鸣音，及时清除呼吸道分泌物，保持呼吸道通畅 2. 按时翻身拍背，床头抬高30度，保持室内适宜的温湿度	目前患者呼吸通畅，血氧饱和度正常
4. 自理缺陷　与意识障碍有关	1. 脑损伤急性期专人陪护，协助做好口腔护理，保持口腔清洁，协助进食、翻身及床上大小便 2. 保持床铺平整、清洁、干燥，2小时翻身一次	目前患者基本生活需要得到满足
5. 躯体活动障碍　与术后卧床、医嘱卧位要求有关	1. 保持患者舒适体位，轴线翻身2小时1次 2. 落实基础护理，大小便后及时清洁肛周及会阴 3. 保持患者肢体处于功能位，遵医嘱给予气压泵治疗每2次/日 4. 补充足够水分，多食纤维素丰富的食物，以预防便秘	目前患者活动得到帮助
6. 有感染的危险：伤口感染　与手术、留置引流管有关	1. 翻身时查看患者伤口敷料是否包扎完好，如有伤口敷料污染、潮湿，及时通知医生处理 2. 遵医嘱使用抗生素，查看患者的化验指标，如有异常及时通知医生	目前患者伤口包扎完好，无感染
7. 有感染的危险　与留置尿管、长期卧床等有关	1. 严格进行无菌操作，做好尿管的护理，每天更换引流袋 2. 监测体温，4小时一次，体温升高遵医嘱给予物理或药物降温 3. 遵医嘱使用抗生素，密切观察药物疗效 4. 加强基础护理，定时翻身、拍背，促进排痰，室内通风、保暖，严防感冒	目前患者无感染，化验结果无阳性指标
8. 有皮肤完整性受损的危险　与卧床有关	1. 遵医嘱启用医用气垫床 2. 每2小时协助患者翻身一次，避免骶尾部继续受压；保持床铺干净、整齐，防止皮肤受摩擦 3. 悬挂防压疮标识，做好每班交接 4. 落实基础护理，保证患者床单位清洁、干燥	目前患者皮肤完整
9. 潜在并发症：下肢静脉血栓　与年龄、手术、卧床有关	1. 患者回病房后，立即唤醒患者，并检查其双下肢感觉运动情况，并与术前相比较，如有减退，及时通知医生 2. 密切观察患者双下肢周径及颜色的变化，如有异常，及时通知医生 3. 使患者下肢处于功能位，遵医嘱给予气压泵治疗2次/日 4. 为患者定时翻身、更换体位，促进下肢静脉血回流	目前患者无下肢无血栓形成

三、其他护士评价

护理问题	护理措施	护理评价
知识缺乏：缺乏管路自护知识　与手术留置引流管、尿管有关	1. 悬挂防导管脱落标识，指导患者及家属，每班做好交接 2. 指导患者及家属翻身和活动的方法，翻身时避免牵拉管路，如长度不够需将引流管放在床上，告知患者翻身时避免管路扭曲、受压	目前患者导管引流通畅，固定完好，患者及家属已基本掌握管路的自护知识

四、护士长评价

1. 查房效果评价　通过这次查房我们对急性脑疝又有了进一步的了解，同时明确了患者存在的主要护理问题，应采取的护理措施和护理重点。

2. 护理措施落实评价　管床护士提出的各项护理措施均落实到位。注意做好患者家属引流管护理指导。

3. 护理问题评价　补充护理问题。

护理问题	护理措施	护理评价
有受伤的危险　与意识障碍有关	1. 使用床档，向家属宣教床档的必要性 2. 给患者修剪指甲，预防抓伤，必要时使用约束带保护性约束，并做好家属的宣教，取得家属理解配合 3. 保持床铺清洁干燥，避免擦伤	目前患者无受伤

五、安全管理

1. 风险管理　针对有急性脑疝的患者，应进行坠床、术后引流管的安全风险评估，将防范措施落实到位，避免发生意外。

2. 疾病安全管理　脑疝是颅内压增高引起的一种危及患者生命的综合征，颅内压过高即可引起脑疝。密切观察脑疝的前驱症状，及时早期发现颅内压增高。颅内压增高的临床表现：头痛、呕吐、视乳头水肿。一旦患者有剧烈头痛且呈进行性加重和频繁呕吐等颅内压增高症状，应警惕是脑疝的前驱期。

六、专业前沿知识

颅脑损伤后，颅内压迅速增高，颞叶钩回、海马回受压，向下移位形成急性脑疝，导致大脑后动脉受压，继而脑干缺血、脑功能受损，最终导致脑干功能衰竭、死亡。所以，颅脑损伤致急性脑疝患者，需要急症手术治疗，尽快解除颅内血肿及坏死脑组织，尽快回复脑组织缺血症状，避免脑组织和脑功能的进行性损伤，这对于患者的预后具有非常重要的临床意义。

病例 5 颅脑损伤

一、病历汇报

【现病史】患者女性，62 岁，主因车祸致头部外伤后 13 小时而急诊抬送入院。测 T 36.4℃，P 130 次/分，R 26 次/分，BP 100/60mmHg。

【既往史】患者无高血压病史，无糖尿病病史，无手术外伤史，无输血史，无食物过敏史，预防接种史不详。

【查体】患者意识昏迷，GCS 计分 7 分，左侧瞳孔直径 4.0mm、对光反射消失，右侧瞳孔直径 3.5mm、对光反射迟钝；左枕部可见 3cm 头皮挫裂伤，渗血。四肢肌张力增高，角弓反张。右侧霍夫曼征、巴宾斯基征，左侧阴性。

【实验室及辅助检查】头颅 CT 检查提示：脑干损伤（左侧中脑高密度影）、蛛网膜下隙出血，实验室检查无阳性发现。

【入院诊断】重型颅脑损伤，脑干损伤，蛛网膜下隙出血，枕叶脑组织挫裂伤，头皮血肿。

【主要治疗措施】绝对卧床休息、制动、护脑、止血、抗感染、密切观察病情变化，请骨科会诊，必要时急诊手术治疗。

二、经评估提出护理问题如下

护理问题	护理措施	护理评价
1. 意识障碍 与外伤致脑损伤有关	1. 急性期绝对卧床休息，可床头抬高15～30度，以减轻脑水肿 2. 动态评估并监测患者瞳孔、意识障碍程度、生命体征以及患者的病情，同时报告医生和记录 3. 保证患者足够的休息和睡眠，严格限制探视，避免各种刺激	目前患者神志昏迷，左侧瞳孔直径4.0mm、对光反射消失，右侧瞳孔直径3.5mm、对光反射迟钝
2. 潜在并发症：脑疝 与颅脑损伤有关	1. 密切观察患者意识、瞳孔及生命体征的变化，如有恶心、呕吐、视神经乳头水肿等颅内压增高症状，及时通知医生，并积极做好手术的准备，以挽救患者生命 2. 遵医嘱给予甘露醇、速尿脱水降压治疗，减轻脑水肿	目前患者神志昏迷，左侧瞳孔直径4.0mm、对光反射消失，右侧瞳孔直径3.5mm、对光反射迟钝，生命体征平稳
3. 自理缺陷 与意识障碍有关	1. 脑损伤急性期专人陪护，协助做好口腔护理，保持口腔清洁，协助进食、翻身及床上大小便 2. 保持床铺平整、清洁、干燥，2小时翻身一次	目前患者基本生活需要得到满足
4. 清理呼吸道无效 与意识障碍不能自主咳嗽有关	1. 密切观察呼吸及血氧情况，定时听诊肺部痰鸣音，及时清除呼吸道分泌物，保持呼吸道通畅 2. 按时翻身拍背，床头抬高30度，保持室内适宜的温湿度 3. 患者意识好转后，鼓励患者深呼吸，自主排痰	目前患者呼吸通畅，血氧饱和度正常
5. 有废用综合征的危险 与卧床、肢体功能障碍有关	1. 保持患者头部及四肢处于功能位 2. 按摩和被动活动四肢4次/日，每次30分钟，进行肢体功能训练	目前患者昏迷，四肢无法自主活动，且无下肢静脉血栓形成

于入院当日8:00在急诊下急行去骨瓣减压手术，术毕于14:30返回病房。目前患者昏迷，左侧瞳孔直径3.0mm、对光反射消失，右侧瞳孔直径3.0mm、对光反射迟钝，测T 39.2℃，P 80次/分，R 20次/分，BP 130/78mmHg，给予保留胃管、尿管，生命体征监测，氧气吸入3升/分，补液、抗炎、抗感染、营养神经等治疗。经评估提出护理问题如下：

护理问题	护理措施	护理评价
1. 意识障碍与外伤致脑损伤、手术有关	1. 术后卧床休息，可床头抬高 15～30 度，以减轻脑水肿 2. 动态评估并监测患者瞳孔、意识障碍程度、生命体征以及患者的病情，同时报告医生和记录 3. 保证患者足够的休息和睡眠，严格限制探视，避免各种刺激	目前患者神志昏迷，左侧瞳孔直径 3.0mm、对光反射消失，右侧瞳孔直径 3.0mm、对光反射迟钝
2. 潜在并发症：脑疝 与颅脑损伤有关	1. 密切观察患者意识、瞳孔及生命体征的变化，如有恶心、呕吐、血压突然升高或降低等颅内压增高症状，及时通知医生，并积极做好再次手术的准备，以挽救患者生命 2. 遵医嘱给予甘露醇、速尿脱水降压治疗，减轻脑水肿	目前患者神志昏迷，T 39.2℃，P 80 次/分，R 20 次/分，BP 130/78mmHg
3. 自理缺陷与意识障碍有关	1. 专人陪护，协助做好口腔护理 2 次/日，保持口腔清洁，加强鼻饲流食护理 2. 保持床铺平整、清洁、干燥，2 小时翻身一次	目前患者基本生活需要得到满足
4. 清理呼吸道无效 与意识障碍不能自主咳嗽有关	1. 给予氧气吸入，密切观察呼吸及血氧情况，定时听诊肺部痰鸣音，及时清除呼吸道分泌物，保持呼吸道通畅 2. 按时翻身拍背，床头抬高 30 度，保持室内适宜的温湿度 3. 必要时雾化吸入，备好吸引器、气管切开包于床旁	目前患者呼吸通畅，血氧饱和度正常
5. 体温过高与脑干损伤有关	1. 密切观察病情，如生命体征监测测量体温 4 次/日，如有异常及时通知医生物理降温，给予冰袋或冰帽降温，必要时药物降温 2. 保持口腔清洁，皮肤清洁，补充营养，促进患者舒适	目前患者 T 39.2℃
6. 有感染的危险 与术后伤口、留置尿管有关	1. 严格进行无菌操作，做好各管路的护理（尿管、伤口引流管等）每天更换引流袋 2. 监测体温，4 小时一次，体温升高时，遵医嘱给予物理或药物降温 3. 保持伤口辅料的清洁干燥，出现渗血、渗液及时通知医生换药	目前患者头部伤口、尿道无感染

续表

护理问题	护理措施	护理评价
7. 潜在并发症：下肢静脉血栓　与手术、卧床有关	1. 密切观察患者双下肢周径及颜色的变化。如有异常，及时通知医生 2. 使患者下肢处于功能位，遵医嘱给予气压泵治疗 2 次/日 3. 为患者定时翻身、更换体位，促进下肢静脉血回流	目前患者无下肢静脉血栓形成
8. 有废用综合征的危险　与卧床、肢体功能障碍有关	1. 保持患者头部及四肢处于功能位 2. 按摩和被动活动四肢 4 次/日，每次 30 分钟，进行肢体功能训练	目前患者昏迷，四肢无法自主活动，且无下肢静脉血栓形成

三、其他护士评价

护理问题	护理措施	护理评价
1. 有皮肤完整性受损的危险与卧床有关	1. 遵医嘱启用医用气垫床 2. 每 2 小时协助患者翻身一次，避免骶尾部继续受压；保持床铺干净、整齐，防止皮肤受摩擦 3. 悬挂防压疮标识，指导患者及家属做好每班交接	目前患者皮肤完整
2. 焦虑　与患者家属缺乏颅脑损伤知识有关	1. 向患者家属讲解颅脑损伤的护理要点及注意事项，取得家属理解及配合 2. 做好患者家属的心理疏导，使家属积极配合治疗，最大限度地降低各种并发症 3. 患者神志清醒后，指导并协助患者早期进行康复训练	目前家属心态平稳，积极配合医护治疗

四、护士长评价

1. 查房效果评价　通过这次查房我们对颅脑损伤又有了进一步的了解，同时明确了患者存在的主要护理问题，应采取的护理措施和护理重点。

2. 护理措施落实评价　管床护士提出的各项护理措施均落实到位。重点观察患者呼吸情况，如有异常及时通知医生，同时去骨瓣减压术后的宣教在术后要及时落实。

3. 护理问题评价　补充护理问题。

护理问题	护理措施	护理评价
有伤口感染的危险　与手术有关	1. 严格无菌操作，每日为患者头部伤口处换药1次/日 2. 保持伤口辅料的清洁干燥，出现渗血渗液及时通知医生换药 3. 保持床单位的清洁平整，出现污染时，及时更换床单	目前患者头部伤口处无感染

五、安全管理

1. 风险管理　针对有颅脑损伤患者，应进行误吸、窒息的危险评估，将防范措施落实到位，避免发生意外。

2. 疾病安全管理　颅脑损伤患者早期多呈昏迷状态，有的甚至长期昏迷，应注意多呼叫患者，使患者头偏向一侧，防止分泌物吸入气管，保持呼吸道通畅，烦躁时适当约束，加用床档，防止外伤。而清醒患者意识的伤害，疼痛的刺激及伤后可能导致的伤残甚至死亡的威胁，应予以心理安慰和鼓励，应保证充足的睡眠，提高机体的抵抗力。对于小便失禁的颅脑损伤的患者，留置导尿管要注意夹闭尿管，每隔2～4小时或有尿意时开放一次，每次放尿量以200～300ml为宜，逐渐锻炼其排尿功能，争取早日拔除尿管。平时多饮水，保持尿色清亮，注意防止泌尿系感染。

六、专业前沿知识

去骨瓣减压已经成为广泛应用于重型颅脑损伤合并恶性颅高压的一种手术方式。去骨瓣减压术能够迅速有效地控制升高的颅内压，使颅内压降至正常水平的同时改善部分脑灌注压等病理生理指标以挽救患者生命。

病例6　脑血管动脉瘤

一、病历汇报

【现病史】患者男性，45岁，主因突发剧烈头痛，伴恶心、呕吐1天入院。患者因起床时突发头痛，呈持续性，不能缓解，尤以双颞部为主，无放射性，呕吐呈非喷射性，呕吐物为胃内容物，无发热、抽搐、失语，无偏瘫及肢体活动障碍，但意识嗜睡，在当地医院予以对症处理后症状好转，当地医院头颅CT检查蛛网膜下隙出血，为求进一步诊治而住院治疗。起病以来，患者精神、食欲差，大、小便可，体重无明显减轻。

【既往史】既往“高血压”病史3年，自服非洛地平5mg，每天1次，血压控制不理想。有吸烟史20年，否认“肝炎”“结核”等传染性疾病及家族疾病史，无不良嗜好，无糖尿病史，无手术外伤史，无输血史，无食物、药物过敏史，否认近期口服“阿司匹林”等抗凝药物。

【查体】患者意识嗜睡，GCS12分，T 37℃，P 58次/分，R 16次/分，BP 159/96mmHg。检查不合作，急性病容，双侧瞳孔等大正圆、直径2.0mm，对光反射灵敏。头颅大小及形态正常，鼻腔及外耳道无异常分泌物。眼球活动可，无眼睑下垂，视力、视野粗侧正常，听力正常，口角无歪斜，咽反射正常，颈部抵抗感，呼吸规则，双肺呼吸音正常，无啰音及哮鸣音，心律齐、心音正常，腹部外形正常，无包块、压痛及反跳痛，肝、脾、胆囊未扪及，肾区无叩痛，肠鸣音正常，腹部无移动性包块，脊柱、外生殖器正常。四肢肌力正常，深浅反射存在，病理反射均为阴性。

【实验室及辅助检查】数字减影血管造影（DSA）检查示：左侧前交通动脉瘤、蛛网膜下隙出血（SAH），实验室检查无阳性发现。

【入院诊断】左侧前交通动脉瘤，蛛网膜下隙出血，高血压。

【主要治疗措施】予以绝对卧床；控制血压、止痛、解痉、镇痛、通便等对症处理；密切观察病情，积极做好术前准备。

二、经评估提出护理问题如下

护理问题	护理措施	护理评价
1. 意识障碍　与疾病有关	1. 急性期绝对卧床休息，可床头抬高15～30度，以减轻脑水肿 2. 动态评估并监测患者瞳孔、意识障碍程度、生命体征以及患者的病情，同时报告医生和记录 3. 保证患者足够的休息和睡眠，严格限制探视，避免各种刺激	目前患者嗜睡，双侧瞳孔等大正圆、直径2.0mm，对光反射灵敏
2. 急性疼痛：头痛　与颅内出血有关	1. 观察患者头痛的性质、发作次数、持续时间、程度及伴随症状，及时记录并通知医生 2. 头部制动，急性期尤其是发病后24～48小时内应避免搬动 3. 头痛不能耐受者，遵医嘱给予脱水剂及止痛药，并评估疗效	目前患者疼痛症状减轻，现无与头痛相关主诉
3. 潜在并发症：颅内再出血　与颅内压升高导致动脉瘤破裂有关	1. 密切观察病情，严密观察患者意识状态、生命体征、瞳孔等变化，若出现血压突然增高或降低过多，瞳孔散大或不等大，脉搏和呼吸的变化应及时通知医生进行处理 2. 必要时，遵医嘱正确使用脱水利尿药物，并观察药物的疗效 4. 保持病室内安静，严格限制探视，减少不良刺激	目前患者嗜睡，双侧瞳孔等大正圆、直径2.0mm，对光反射灵敏，生命体征平稳
4. 自理能力缺陷　与意识障碍有关	1. 专人陪护，协助做好口腔护理，保持口腔清洁，协助进食、翻身及床上大小便 2. 保持床铺平整、清洁、干燥，2小时翻身一次	目前患者基本生活需要得到满足
5. 知识缺乏　与缺乏颅内动脉瘤破裂的防治知识有关	1. 了解患者的文化背景，评估患者及家属认识和接受的程度，制定健康教育与心理疏导计划，有计划地实施 2. 使用通俗易懂的语言使患者及家属了解动脉瘤治疗方案以及吸氧、心电监护等治疗的重要性和相关注意事项 3. 及时反馈病情治疗的进展，树立战胜疾病的信心	目前患者对动脉瘤治疗及手术注意事项已基本掌握

续表

护理问题	护理措施	护理评价
6. 恶心、呕吐与疾病有关	1. 应协助患者上半身抬高，侧卧位，防止呕吐时发生误吸 2. 严重呕吐时需注意有无尿少口渴、皮肤黏膜干燥等脱水现象，遵医嘱补充电解质，防止水、电解质失衡 3. 遵医嘱准确记录出入量 4. 呕吐停止后给患者漱口，清理被污染的衣服及环境	目前患者恶心、呕吐症状减轻，电解质化验指标在正常范围内
7. 焦虑、恐惧 与担心疾病及手术有关	1. 遵医嘱对患者家属进行禁食、水，导尿，灌肠，备皮的宣教及指导消除家属的紧张、焦虑情绪 2. 指导家属为患者摘除饰品及义齿等注意事项，准备术后生活用品如便盆、护理垫等 3. 告知患者保证充足的睡眠，如有恶心、视神经乳头水肿等颅内压增高症状，床头抬高 15～30 度，以利于颅内静脉回流	目前患者心理情况稳定

患者于入院后次日凌晨突然躁动不安，意识变差，左侧瞳孔 3.5mm、对光反应迟钝，右侧瞳孔 2mm、对光反应灵敏，颈强直，克氏征阳性，立即报告值班医生后静脉滴注 20% 甘露醇 125ml，急诊行头颅 CT 检查示颅内血肿，考虑为动脉瘤再出血。急诊在全麻下行开颅探查血肿清除 + 动脉瘤夹闭术，术毕返回病房。患者手术后留置胃管、尿管，头部留置硬膜外引流管，伤口辅料干燥，各管道通畅。术后第 3 天拔除硬膜外引流管后行腰椎穿刺测压，压力 160mmH_2O，放出脑脊液约 28ml，为淡红色血性脑脊液。目前患者嗜睡，痰多。瞳孔等大正圆、对光反应迟钝，T40℃，右侧肢体肌力 3 级，左侧肢体肌力正常，3 天未排大便。经评估提出护理问题如下：

护理问题	护理措施	护理评价
1. 意识障碍与疾病有关	1. 术后卧床休息，可床头抬高 15～30 度，以减轻脑水肿 2. 动态评估并监测患者瞳孔、意识障碍程度、生命体征以及患者的病情，同时报告医生和记录 3. 保证患者足够的休息和睡眠，严格限制探视，避免各种刺激	目前患者嗜睡，双侧瞳孔等大正圆，对光反射迟钝

续表

护理问题	护理措施	护理评价
2. 潜在并发症：脑血管痉挛　与血压波动、脑脊液压力增高有关	1. 密切观察病情，严密观察患者意识状态、生命体征、瞳孔、神经系统病症等变化，若出现血压突然增高或降低过多，瞳孔散大或不等大，脉搏和呼吸的变化应及时通知医生进行处理 2. 密切观察头痛的程度、肢体活动情况，避免因脑缺血、缺氧时间过长而导致脑神经不可逆损害，出现异常及时通知医生 3. 加强心理护理，保持患者情绪稳定，必要时遵医嘱使用镇静药	目前患者血压在正常范围内，无头痛主诉
3. 有感染的危险　与手术伤口、留置导尿管有关	1. 严格进行无菌操作，做好各管路的护理（尿管、伤口引流管等）每天更换引流袋 2. 监测体温，4 小时一次，体温升高时，遵医嘱给予物理或药物降温 3. 保持伤口辅料的清洁干燥，出现渗血渗液及时通知医生换药	目前患者无感染发生
4. 自理缺陷　与术后肌力减弱有关	1. 将患者所需用品放于患者随手可取处 2. 教会家属协助患者加强右侧肢体功能锻炼的方法及注意事项，鼓励患者使用患侧肢体从事自我照顾活动 3. 必要时选择理疗、针灸、按摩治疗	目前患者基本生活需要得到满足
5. 体温过高　与术后吸收热或感染有关	1. 密切观察病情如生命体征监测测量体温 4 次/日，如有异常及时通知医生物理降温，必要时药物降温 2. 保持口腔清洁，皮肤清洁，补充营养，促进患者舒适 3. 遵医嘱使用抗生素，密切观察药物疗效 4. 加强基础护理，定时翻身、拍背，促进排痰，室内通风	目前患者高热
6. 便秘　与手术、年龄、卧床和饮食有关	1. 指导患者家属正确按摩腹部的方法，适当增加活动量，以促进排便 2. 必要时使用开塞露或遵医嘱灌肠 3. 指导患者低盐低脂饮食，适当运动控制体重，减少危险因素 4. 戒烟酒	目前患者 3 天无大便
7. 潜在并发症：下肢静脉血栓　与手术、卧床有关	1. 密切观察患者双下肢周径及颜色的变化。如有异常，及时通知医生 2. 使患者下肢处于功能位，遵医嘱给予气压泵治疗 2 次/日 3. 为患者定时翻身、更换体位，促进下肢静脉血回流	目前患者下肢无血栓形成

三、其他护士评价

护理问题	护理措施	护理评价
1. 潜在并发症：口腔感染　与卧床、禁食有关	1. 遵医嘱给予患者口腔护理3次/日 2. 动态观察患者口腔黏膜有无破损	目前患者口腔无破损，无感染征象
2. 清理呼吸道无效　与意识障碍不能自主咳嗽有关	1. 密切观察呼吸及血氧情况，定时听诊肺部痰鸣音，及时清除呼吸道分泌物，保持呼吸道通畅 2. 按时翻身拍背，床头抬高30度，保持室内适宜的温湿度	目前患者呼吸通畅，血氧饱和度正常

四、护士长评价

1. 查房效果评价　通过这次查房我们对颅内动脉瘤又有了进一步的了解，同时明确了患者存在的主要护理问题、应采取的护理措施和护理重点。

2. 护理措施落实评价　管床护士提出的各项护理措施均落实到位。注意做好患者术前、术后的血压监测。

3. 护理问题评价　补充护理问题。

护理问题	护理措施	护理评价
有皮肤完整性受损的危险与卧床有关	1. 遵医嘱启用医用气垫床 2. 每2小时协助患者翻身一次，避免骶尾部继续受压，保持床铺干净、整齐，防止皮肤受摩擦 3. 悬挂防压疮标识，做好每班交接	目前患者皮肤完整

五、安全管理

1. 风险管理　针对颅内动脉瘤的患者，应叮嘱患者及家属站立和卧位起身时动作要缓慢，患者需要有人搀扶，转身动作宜慢，夜间床旁放置便器，应穿防滑鞋，不宜穿拖鞋，将防范措施落实到位，避免发生意外。

2. 疾病安全管理 严格控制血压在140/90mmHg左右，教会患者家属正确测量血压的方法。每日早晨监测血压一次，若正在服用降压药物，不可随意停药，应按医嘱增减降压药物并监测血压，控制血压时应特别注意24小时血压波动不宜太大，不可将血压降得过低。

六、专业前沿知识

1. 随着显微外科手术及血管内治疗技术的发展，制订适合各种患者亚群及确定动脉瘤特征的临床路径仍不断细化，随着神经介入医生经验的积累及新型介入材料的出现，颅内宽动脉瘤的介入治疗可以通过采用微导管辅助技术、多微导管技术、球囊辅助技术和支架辅助技术等实现。这几种方法互为补充，其中球囊辅助技术和支架辅助技术应用较多。

病例7 垂体瘤

一、病历汇报

【现病史】患者女，36岁，因颜面改变、四肢肢端肥大2年，头痛6个月，视力下降、视物模糊1个月入院。患者2年前无诱因出现嘴唇肥厚、鼻增宽、颜面部增大、四肢肢端肥大。当时无头痛，无视力、视野障碍，无闭经、泌乳，患者未予重视，未作处理。6个月前无明显诱因出现间断头痛。1个月前患者突发视力下降，视物模糊，为求进一步诊治入住我科。测T 36.8℃，P 78次/分，R 20次/分，BP 121/78mmHg。

【既往史】既往体健，否认传染性疾病及家族性疾病史，无药物、食物过敏史。

【查体】患者神志清楚，语言流利，定向力、理解力、记忆力未见明显异常。鼻腔及外耳道无异常分泌物，双侧嗅觉正常。双瞳孔等大等圆、直径约2.0mm，对光反射灵敏，眼球活动可，无眼睑下垂，视力初测左眼0.5，右眼0.6，视野检查双颞侧偏盲。口唇肥厚，颜面部增宽，鼻宽大，面部感觉正常，额纹对称，鼓腮示齿口角无歪斜。初测听力正常，无饮水呛咳、吞咽困难。四肢肢端肥大，活动可，肌力正常，浅反射及腱反射正常，未引出病理反射。心、肺、肝等其他部位未见异常。

【实验室及辅助检查】头颅 MRI 检查结果示：鞍区肿瘤，向上突入鞍上池，压迫视交叉；内分泌检查提示：生长激素（GH）8μg/L。

【入院诊断】垂体腺瘤（GH 型）。

【主要治疗措施】神经外科护理常规，测基础代谢率，记录 24 小时尿量，完善相关术前准备，待手术。

二、经评估提出护理问题如下

护理问题	护理措施	护理评价
1. 急性疼痛：头痛与疾病有关	1. 观察患者头痛的性质、发作次数、持续时间、程度及伴随症状，及时记录并通知医生 2. 头痛不能耐受者，遵医嘱给予脱水剂及止痛药，并评估疗效 3. 指导患者减轻疼痛的方法和技巧，分散注意力，减轻疼痛 4. 安慰患者，消除其紧张恐惧心理，鼓励患者树立战胜疾病的信心	目前患者主诉偶有疼痛
2. 潜在并发症：脑疝　与颅内压增高有关	1. 密切观察患者意识、瞳孔及生命体征的变化，如有恶心、呕吐、视神经乳头水肿等颅内压增高症状，及时通知医生 2. 遵医嘱给予甘露醇、速尿脱水降压治疗，预防脑水肿	目前患者生命体征平稳，意识、瞳孔无改变
3. 有受伤的危险：跌倒　与肿瘤压迫视神经导致视力减退、视野缺损有关	1. 护士向患者详细介绍病室环境，提供适当的光源 2. 把水、餐具、呼叫器等常用物品放在患者视力范围内 3. 移去环境中的障碍物，室内用物相对固定，如用物摆放位置发生改变要告诉患者；避免让房门半开，一定要全开或全关；保持床位低水平，床边有扶栏 4. 当患者行走时要搀扶，提供适当的辅助用具并练习使用 5. 做好跌倒安全风险评估，并根据评估的结果做好安全宣教	目前患者无跌倒发生

续表

护理问题	护理措施	护理评价
4. 自我形象紊乱　与生长激素分泌亢进导致容貌和体型改变有关	1. 加强心理护理，做好患者及家属的思想工作，让家属多关心患者 2. 向患者讲解可以通过手术和药物治疗得到改善，树立其战胜疾病的信心	患者及家属能适应自身外观的改变
5. 知识缺乏　缺乏对疾病认知与疾病相关检查、饮食、治疗知识	1. 向患者讲解相关检查注意事项、饮食、治疗知识 2. 向患者讲解垂体瘤手术术前、术后知识等	患者已基本掌握相关检查前后注意事项、饮食内容并积极配合
6. 恐惧　与环境陌生、生活环境改变及对疾病知识缺乏了解，担心预后等有关	1. 介绍病区环境、人员、制度，为患者创造安全舒适的环境 2. 向患者讲解情绪与疾病的关系，以保持乐观情绪的重要性，介绍成功病例，使患者树立战胜疾病的信心	目前患者情绪稳定，积极配合各项治疗

患者入院后第 3 天，在全麻插管下经鼻蝶入路垂体瘤切除术，手术顺利，麻醉满意。术中出血约 100ml，未输血。患者麻醉清醒后安返病房。术后第 3 天，连续 2 小时，每小时尿量达 300ml，复查血清电解质 K^+4. 0mmol/L，Na^+130mmol/L，空腹血糖 10. 6mmol/L。

经评估提出护理问题如下：

护理问题	护理措施	护理评价
1. 潜在并发症：颅内出血　与手术有关	1. 密切观察病情，严密观察患者意识状态、生命体征、瞳孔、神经系统病症等变化，若出现血压突然增高或降低过多，瞳孔散大或不等大，脉搏和呼吸的变化应及时通知医生进行处理 2. 遵医嘱正确使用脱水利尿药物，并观察药物的疗效 3. 保持病室内安静，严格限制探视，减少不良刺激	目前患者双瞳孔等大等圆、直径约 2.0mm，对光反射灵敏，生命体征平稳
2. 潜在并发症：脑脊液鼻漏　与手术有关	1. 保持病室空气清新，每日定时通风 2. 观察鼻部辅料情况，及时擦拭鼻腔血及污垢，防止液体逆流，勿抠鼻或自行堵塞鼻腔，或冲洗鼻腔 3. 密切观察脑脊液鼻漏的颜色、性质和量，并及时记录和告知值班医生 4. 出现脑脊液鼻漏时应取头高位；注意保暖，避免咳嗽喷嚏，避免用力排便以免使颅内压升高 5. 遵医嘱按时给予抗生素治疗 6. 限制探视人数，减少外源性感染因素	目前患者无脑脊液鼻漏

续表

护理问题	护理措施	护理评价
3. 潜在并发症：尿崩症　与垂体后叶或垂体柄损伤有关	1. 密切观察尿量情况，准确记录24小时出入量，监测尿比重，观察患者皮肤弹性。如患者连续2小时尿量>200ml/h（儿童>150ml/h）及时报告医生 2. 严格执行补液医嘱，患者未清醒时，予静脉补液，速度适当，患者清醒时无恶心、呕吐，在静脉输液的同时辅以口服补液或单独口服补液 3. 必要时遵医嘱给予口服去氨加压素或皮下注射垂体后叶素等，并观察用药效果 4. 嘱患者忌食含糖食物，以免使血糖升高，产生渗透性利尿，使尿量增加	目前患者轻度尿崩症
4. 电解质紊乱　与术后应用降压、利尿药有关	1. 密切观察患者意识、生命体征及皮肤弹性 2. 定期监测电解质情况 3. 出现电解质紊乱时，及时处理并密切观察患者用药后效果	目前患者低血钠症
5. 有血糖不稳定的危险　与手术有关	1. 密切监测患者血糖值的变化，遵医嘱正确用药 2. 嘱患者忌食含糖食物，以免使血糖升高，产生渗透性利尿，使尿量增加	患者空腹血糖10.6mmol/L

三、其他护士评价

护理问题	护理措施	护理评价
有皮肤完整性受损的危险与长期卧床有关	1. 遵医嘱启用医用气垫床 2. 每2小时协助患者翻身一次，避免骶尾部继续受压；保持床铺干净、整齐，防止皮肤受摩擦 3. 悬挂防压疮标识，做好每班交接	目前患者皮肤完整，无压疮发生

四、护士长评价

1. 查房效果评价　通过这次查房我们对垂体瘤又有了进一步的了解，同时明确了患者存在的主要护理问题、应采取的护理措施和护理重点。

2. 护理措施落实评价　管床护士提出的各项护理措施均落实到位。注意观察瞳孔、意识变化，做好尿量及血糖监控，伤口护理。

3. 护理问题评价　补充护理问题。

护理问题	护理措施	护理评价
1. 有颅内感染的危险　与术后伤口有关	1. 限制探视人数，减少外源性感染因素 2. 每日病室开窗通风，保持空气清新，床单位平整无碎屑 3. 严格无菌技术操作，避免交叉感染 4. 注意口腔卫生，防止逆行感染 5. 增加营养，指导患者进食高热量、高维生素、高蛋白饮食，如牛奶、鸡蛋、鸡肉、鱼肉等	患者目前无感染发生
2. 焦虑　与担心手术预后有关	1. 针对患者病情及思想活动，随时做好心理疏导 2. 向患者详细讲解手术的作用，以及就患者病情而言，鼻蝶入路垂体瘤切除手术是目前具有创伤小、恢复快、治疗效果最佳的方法，以增强患者战胜疾病的信心	患者术后紧张、焦虑情绪得到有效缓解，心情舒畅

五、安全管理

1. 风险管理　针对垂体瘤的患者，应进行坠床/跌倒、有无脑脊液鼻漏及有无颅内感染的危险的评估及尿量的监测，将防范措施落实到位，避免发生意外。

2. 疾病安全管理　垂体瘤患者术前严格监测患者有无颅内出血及跌倒的发生，嘱家属24小时陪伴，保证患者安全。术后要注重专科护理，包括观察患者内分泌方面的症状及表现，特别是尿量、血糖及电解质情况。实施经鼻蝶手术的患者注意预防脑脊液鼻漏，同时应该特别注意患者心理变化，及时给予心理指导和健康教育。

六、专业前沿知识

手术切除肿瘤是垂体GH腺瘤患者的首选治疗方法。对于微腺瘤患者，以及局灶生长、具有潜在手术治愈可能的垂体大腺瘤患者，手术是一线治疗方案。手术可以长期有效控制肿瘤，并使相关的生化指标正常化。经鼻蝶窦手术切除垂体腺瘤对肢端肥大患者安全有效，是最常用的手术入路。

病例 8　颅咽管瘤

一、病历汇报

【现病史】患者女性，49 岁，主因头痛 1 年加重伴双眼视力减退 4 个月步行入院。测 T 37℃，P 93 次/分，R 24 次/分，BP 94/62mmHg。

【既往史】否认传染性疾病及家族性疾病史，无药物、食物过敏史。

【查体】患者神志清楚，GCS 评分 = E4V5M6 = 15 分，双瞳孔等大等圆、直径 3mm 大小，对光反射灵敏，视力粗测：左侧 0.5，右侧 0.5。鼻腔及外耳道无异常分泌物，嗅觉正常，口角无歪斜，双侧鼻唇沟对称，双侧额纹对称无变浅，伸舌居中，咽反射灵敏。转头耸肩正常，颈软，四肢肌张力正常，肌力 5 级，无肌肉萎缩。各浅反射及膝腱反射正常，病理反射阴性。双肺呼吸呈音清，双肺叩诊呈清音。

【实验室及辅助检查】头颅 MRI 检查示：鞍区占位性病变；血三碘甲状腺原氨酸（T_3）、甲状腺素（T_4）、卵泡刺激素（FSH）、促黄体生成激素（LH）、生长激素（GH）下降。

【入院诊断】鞍区占位性病变，颅咽管瘤？

【主要治疗措施】完善各项检查，择期手术治疗，严密观察病情变化，对症治疗。

二、经评估提出护理问题如下

护理问题	护理措施	护理评价
1. 舒适的改变：头痛　与颅内占位性病变有关	1. 观察患者头痛的性质、发作次数、持续时间、程度及伴随症状，及时记录并通知医生 2. 头痛不能耐受者，遵医嘱给予脱水剂及止痛药，并评估疗效 3. 指导患者减轻疼痛的方法和技巧，分散注意力，减轻疼痛 4. 安慰患者，消除其紧张、恐惧心理，鼓励患者树立战胜疾病的信心	目前患者偶有头痛相关主诉

续表

护理问题	护理措施	护理评价
2. 有受伤的危险　与视力减退有关	1. 护士向患者详细介绍病室环境，提供适当的光源 2. 把水、餐具、呼叫器等常用物品放在患者视力范围内 3. 移去环境中的障碍物，室内用物相对固定，如用物摆放位置发生改变要告诉患者；避免让房门半开，一定要全开或全关；保持床位低水平，床边有扶栏 4. 专人陪护，避免患者单独外出，防止发生意外 5. 做好跌倒/坠床安全风险评估，并根据评估的结果做好安全宣教	目前患者无跌倒/坠床发生
3. 焦虑　与担心疾病及手术有关	1. 了解患者的文化背景，评估患者及家属认识和接受的程度，制定颅咽管瘤健康教育与心理疏导计划，有计划地实施 2. 使用通俗易懂的语言使患者及家属了解治疗方案以及吸氧、心电监护等治疗的重要性和相关注意事项 3. 及时反馈病情治疗的进展，树立战胜疾病的信心	目前家属对颅咽管瘤及术前知识得到了解，心理情况稳定
4. 知识缺乏　缺乏入院、疾病、手术等知识	1. 主动关心和询问患者的感受及需要 2. 遵医嘱对患者家属进行禁食、水，导尿，灌肠，备皮的宣教及指导，消除家属的紧张、焦虑情绪 3. 指导家属为患者摘除饰品及义齿等注意事项，准备术后生活用品如便盆、护理垫等 4. 向患者及家属进行颅咽管瘤健康教育，指导术后疾病护理注意事项	目前患者对颅咽管瘤治疗及手术注意事项已基本掌握

患者入院后完善相关术前检查于第 4 日在全麻下行开颅探查病灶切除术，术中全切肿瘤，术后诊断为颅咽管瘤。术后患者 GCS 评分从术后第一天 4 分逐步恢复至 11 分，双侧瞳孔直径 3mm，对光反应迟钝，四肢肌力、肌张力可。测 T 38.5℃，P 99 次/分，R 20 次/分，BP 101/64mmHg。留置导尿管、胃管。激素水平低下，24 小时尿量超过 4000ml，尿比重 1.005，查电解质示 Na^+ 146 ~ 163mmol/L，K^+ 2.9 ~ 4.1mmol/L，血糖 6.5 ~ 17.2mmol/L。双肺呼吸音为湿啰音，痰液黏稠不易咳出，行气管切开术。现予维持患者电解质、血糖平衡，对症营养支持治疗，抗炎治疗，控制体温，激素替代治疗，预防癫痫等对症支持。

经评估提出护理问题如下：

护理问题	护理措施	护理评价
1. 潜在并发症：癫痫　与疾病有关	1. 密切观察患者的意识、瞳孔，如有癫痫发作，及时通知医生并记录 2. 加用床档，做好安全护理 3. 遵医嘱给予患者抗癫痫药，严格遵循服药时间和剂量，不可自行停药或减量 4. 床边备开口器、牙垫，防止癫痫发作时舌咬伤	目前患者病情平稳，无癫痫发作
2. 清理呼吸道无效　与意识障碍不能自主咳嗽有关	1. 密切观察呼吸及血氧情况，定时听诊肺部痰鸣音，及时清除呼吸道分泌物，保持呼吸道通畅 2. 按时翻身拍背，床头抬高 30 度，保持室内适宜的温湿度 3. 患者意识好转后，鼓励患者深呼吸，自主排痰	目前患者呼吸通畅，血氧饱和度正常
3. 潜在并发症：尿崩症　与抗利尿激素分泌不足有关	1. 密切观察尿量情况，准确记录 24h 出入量，监测尿比重，观察患者皮肤弹性。如患者连续 2 小时尿量 > 200ml/h（儿童 > 150ml/h）及时报告医生 2. 严格执行补液医嘱，患者未清醒时，予静脉补液，速度适当 3. 必要时遵医嘱给予皮下注射垂体后叶素等，并观察用药效果	目前患者轻度尿崩症
4. 有感染的危险　与留置尿管、长期卧床等有关	1. 严格进行无菌操作，做好各管路的护理，每天更换引流袋 2. 监测体温，4 小时一次，体温升高时，遵医嘱给予物理或药物降温 3. 遵医嘱使用抗生素，密切观察药物疗效 4. 加强基础护理，定时翻身、拍背，促进排痰，室内通风、保暖，严防感冒	目前患者无感染，化验结果无阳性指标
5. 水电解质紊乱　与术后卧床有关	1. 密切观察患者意识、生命体征及皮肤弹性 2. 定期监测电解质情况 3. 出现电解质紊乱时，及时处理并密切观察患者用药后效果	目前患者高钠血症
6. 体温过高　与下丘脑损伤有关	1. 密切监测体温变化，测量体温 4 次/日，如有异常及时通知医生物理降温，给予头枕冰袋、冰帽或全身冰毯降温，体温控制在 38.5℃ 以下，必要时药物降温 2. 保持口腔清洁，皮肤清洁，补充营养，促进患者舒适	目前患者体温 38.5℃

续表

护理问题	护理措施	护理评价
7. 有皮肤完整性受损的危险　与卧床有关	1. 遵医嘱启用医用气垫床 2. 每2小时协助患者翻身一次，避免骶尾部继续受压；保持床铺干净、整齐，防止皮肤受摩擦 3. 悬挂防压疮标识，做好每班交接	目前患者无压疮发生
8. 潜在并发症：下肢静脉血栓　与手术、卧床有关	1. 密切观察患者双下肢周径及颜色的变化。如有异常，及时通知医生 2. 使患者下肢处于功能位，必要时遵医嘱给予气压泵治疗2次/日 3. 为患者定时翻身、更换体位，促进下肢静脉血回流	目前患者下肢无血栓形成

三、其他护士评价

护理问题	护理措施	护理评价
1. 知识缺乏：缺乏管路自护知识和疾病术后知识　与留置引流管、尿管路有关	1. 向患者及家属讲解相关治疗注意事项、饮食、活动引流管自护知识等 2. 悬挂警示标识，指导患者及家属 3. 告知患者及家属翻身时避免牵拉管路，如长度不够需将引流管放在床上，告知患者向患侧翻身时避免管路扭曲、受压 4. 指导患者及家属翻身和活动的方法 5. 向患者及家属进行健康教育，指导术后疾病护理注意事项	目前患者导管引流通畅，固定完好，患者及家属已基本掌握术后注意事项
2. 营养失调：低于机体需要量　与手术创伤有关	1. 遵医嘱给予患者胃肠外营养治疗，合理安排输液顺序 2. 鼻饲给予高营养、易消化的流食 3. 监测患者生命体征，化验结果	患者生命体征平稳，营养指标得到改善

四、护士长评价

1. 查房效果评价　通过这次查房我们对颅咽管瘤又有了进一步的了解，同时明确了患者存在的主要护理问题，应采取的护理措施和护理重点。

2. 护理措施落实评价　管床护士提出的各项护理措施均落实到位。注意观察患者尿量，做好尿量的监控及管路的护理。

3. 护理问题评价 补充护理问题。

护理问题	护理措施	护理评价
1. 潜在并发症：颅内出血与手术有关	1. 密切观察病情，严密观察患者意识状态、生命体征、瞳孔、神经系统病症等变化，若出现血压突然增高或降低过多，瞳孔散大或不等大，脉搏和呼吸的变化应及时通知医生进行处理 2. 遵医嘱正确使用脱水利尿药物，并观察药物的疗效	目前患者双瞳孔等大等圆、直径3mm，对光反射迟钝，生命体征平稳
2. 有废用综合征发生的危险与卧床有关	1. 保持患者头部及四肢处于功能位 2. 按摩和被动活动四肢4次/日，每次30分钟，进行肢体功能训练	目前患者四肢活动自如，且无下肢静脉血栓形成

五、安全管理

1. 风险管理 针对颅咽管瘤患者，应进行坠床/跌倒、躁动、有无运动和感觉障碍、有无颅内压增高及有无癫痫发作的危险的评估，将防范措施落实到位，避免发生意外。

2. 疾病安全管理 颅咽管瘤患者术后常见的并发症是水、电解质代谢紊乱和高热，而视丘下部的损伤及内分泌功能紊乱是患者生存质量低下的直接因素。持续尿崩与低钠血症所造成的内环境紊乱不利于神经系统行使正常功能，甚至诱发癫痫并造成严重的脑水肿进而危及患者生命。因此，护理人员应密切观察患者的电解质、体温变化，出现异常时及时给予对症处理；加强患者安全护理及生活护理，防止意外、呼吸系感染、泌尿系感染等并发症发生；监测尿崩症、高钠血症、低钠血症的临床表现及检查结果。配合医师治疗，进一步提高患者的生活质量。

六、专业前沿知识

手术治疗是治疗颅咽管瘤最主要的手段，如果术后肿瘤残留，在充分告知患者放疗并发症（导致内分泌水平下降、导致再次手术困难等）的前提下，放疗是可能的选择。

第二章　颈部与腰腿痛疾病

病例1　颈椎病

一、病历汇报

【现病史】患者男性，62岁，主因间断头晕、恶心、呕吐、左手麻木5年，进行性加重伴头痛9天入院。测T 36.4℃，P 76次/分，R 17次/分，BP 120/80mmHg。

【既往史】患者无高血压病史，无糖尿病史，无手术外伤史，无输血史，无食物过敏史，对“磺胺类药物”过敏，预防接种史不详。

【查体】患者意识清楚，言语流利，头颅无畸形，眼睑无水肿，双侧瞳孔等大正圆，对光反射及调节反应无异常，额纹对称，口角无偏斜，示齿、伸舌居中，颈软，无抵抗，胸廓对称，呼吸平稳、双肺呼吸音清，未闻及啰音，心音有力、律齐，未闻及病理性杂音，腹部平坦、未见胃肠型及蠕动波、腹软，无压痛及反跳痛，肠鸣音正常存在，脊柱四肢无畸形，颈腰部棘突无压痛。双手背肌肉萎缩、四肢肌力Ⅴ级，双侧跟膝键反射正常，双侧巴氏征未引出。

【实验室及辅助检查】颈部MRI提示：颈3－7椎体骨质增生；颈3/4、4/5、5/6、6/7椎间盘突出并5/6、6/7椎管狭窄。

【入院诊断】颈椎病：颈椎间盘突出；颈椎管狭窄；颈椎骨质增生。

【主要治疗措施】予以改善循环，活血化瘀，缓解头痛、头晕，抑酸等对症治疗。

二、经评估提出护理问题如下

护理问题	护理措施	护理评价
1. 急性疼痛：头痛　与椎间盘压迫有关	1. 观察患者头痛的性质、发作次数、持续时间、程度及伴随症状，及时记录并通知医生 2. 指导患者减轻疼痛的方法和技巧，分散注意力，减轻疼痛 3. 安慰患者，消除其紧张恐惧心理，鼓励患者树立战胜疾病的信心	目前患者头痛、头晕症状减轻，现无与头痛、头晕相关主诉
2. 恶心、呕吐　与疾病有关	1. 应协助患者上半身抬高，侧卧位，防止呕吐时发生误吸 2. 严重呕吐时需注意有无尿少口渴、皮肤黏膜干燥等脱水现象，遵医嘱补充电解质，防止水、电解质失衡 3. 遵医嘱准确记录出入量 4. 呕吐停止后给患者漱口，清理被污染的衣服及环境	目前患者恶心、呕吐症状减轻，电解质化验指标在正常范围内
3. 自理缺陷　与颈部活动受限、神经根受损有关	1. 嘱家属24小时陪伴患者，协助进食、翻身及床上大、小便 2. 将患者所需用品放于患者随手可取处，减少患者的活动	目前患者基本生活需要得到满足
4. 有摔倒的危险　与头晕有关	1. 做好入院宣教，对患者进行评估，嘱家属24小时陪伴患者 2. 悬挂防摔倒警示标识，向患者及家属做好安全宣教 3. 告知患者头晕时减少下床活动，如厕时家属陪伴	目前患者头晕症状减轻，无摔倒发生
5. 焦虑　与担忧疾病的预后有关	1. 主动关心和询问患者的感受及需要 2. 遵医嘱对患者家属进行禁食、水，导尿，灌肠，备皮的宣教及指导，消除家属的紧张、焦虑情绪 3. 指导家属为患者摘除饰品及义齿等注意事项，准备术后生活用品如便盆、护理垫等 4. 向患者及家属进行健康教育，指导术后疾病护理注意事项	目前患者心理情况稳定

于入院第三日8:00行后路手术，术毕于14:30返回病房。测T 36.2℃，P 80次/分，R 20次/分，BP 130/78mmHg，给予生命体征监测，氧气吸入3升/分，补液等治疗。经评估提出护理问题如下：

护理问题	护理措施	护理评价
1. 躯体活动障碍　与术后卧床、颈部制动有关	1. 保持患者舒适体位，翻身拍背2小时1次 2. 落实基础护理，大、小便后及时清洁肛周及会阴 3. 保持患者肢体处于功能位，遵医嘱给予气压泵治疗每日2次 4. 补充足够水分，多食纤维素丰富的食物，以预防便秘	目前患者活动得到帮助
2. 潜在并发症：窒息　与术后出血有关	1. 遵医嘱给予患者氧气吸入3升/分，监测患者的血氧饱和度，床边备气管切开包 2. 术后取半卧位，减少颈部张力，避免剧烈咳嗽、说话过多等，消除出血诱因 3. 若出现咳嗽、喉部喘鸣、痰多不易排出等情况，遵医嘱行雾化吸入，吸痰，必要时行气管切开术 4. 如患者出现声音嘶哑、呼吸不畅，提示喉神经损伤，及时通知医生处理	目前患者呼吸平稳、生命体征正常
3. 有感染的危险　与留置尿管、长期卧床等有关	1. 严格进行无菌操作，做好尿管的护理，每天更换引流袋 2. 监测体温，4小时一次，体温升高遵医嘱给予物理或药物降温 3. 遵医嘱使用抗生素，密切观察药物疗效 4. 加强基础护理，定时翻身、拍背，促进排痰，室内通风、保暖，严防感冒	目前患者无感染，化验结果无阳性指标
4. 知识缺乏：缺乏管路自护知识　与手术留置尿管有关	1. 悬挂防导管脱落标识，指导患者及家属 2. 告知患者及家属翻身时避免牵拉管路，如长度不够需将尿管放在床上，告知患者向患侧翻身时避免尿管扭曲、受压 3. 指导家属患者平卧时，尿管置于床边，患者翻身、下床、搬动时尿管低于耻骨联合，及时排放尿液，防止逆行感染	目前患者尿管保留通畅、固定完好，患者及家属已基本掌握管路自护知识
5. 清理呼吸道无效　与全麻手术气管插管、术后出血有关	1. 密切观察呼吸及血氧情况，定时听诊肺部痰鸣音，及时清除呼吸道分泌物，保持呼吸道通畅 2. 按时翻身拍背，床头抬高30度，保持室内适宜的温湿度 3. 遵医嘱给予患者雾化吸入每日3次 4. 患者意识好转后，鼓励患者深呼吸，自主排痰	目前患者呼吸通畅，血氧饱和度正常
6. 潜在并发症：下肢静脉血栓　与卧床、手术有关	1. 密切观察患者双下肢周径及颜色的变化，如有异常，及时通知医生 2. 使患者下肢处于功能位，遵医嘱给予气压泵治疗2次/日 3. 为患者定时翻身、更换体位，促进下肢静脉血回流	目前患者下肢无血栓形成

三、其他护士评价

护理问题	护理措施	护理评价
1. 有皮肤完整性受损的危险　与卧床有关	1. 遵医嘱启用医用气垫床 2. 每2小时协助患者翻身一次，避免骶尾部继续受压；保持床铺干净、整齐，防止皮肤受摩擦 3. 悬挂防压疮标识，做好每班交接，指导患者及家属	目前患者皮肤完整
2. 知识缺乏　缺乏颈椎病的预防保健知识	1. 指导患者术后24小时佩戴颈托，床头抬高30度，如无头晕症状，可搀扶患者于床边站立、行走并进行肢体功能训练 2. 出院后佩戴颈托2～3个月，避免颈部强烈运动，避免提重物，防止跌伤，继续肢体的功能锻炼 3. 术后一个月可练习颈后部肌肉，加强颈背肌力量，防止鹅颈畸形	目前患者已基本掌握颈椎病的预防保健知识

四、护士长评价

1. 查房效果评价　通过这次查房我们对颈椎病又有了进一步的了解，同时明确了患者存在的主要护理问题、应采取的护理措施和护理重点。

2. 护理措施落实评价　管床护士提出的各项护理措施均落实到位。重点观察患者呼吸情况，如有异常及时通知医生，同时颈椎术后的宣教在术后要及时落实。

3. 护理问题评价　补充护理问题。

护理问题	护理措施	护理评价
1. 急性疼痛　与手术有关	1. 术后1～2天遵医嘱给予患者温、流质饮食，以减轻因吞咽引起的疼痛 2. 指导患者身心放松，减轻对疼痛的敏感度 3. 指导患者取半卧位，避免颈部弯曲或过深，以防气管压迫或引起伤口牵拉痛 4. 指导患者起床时用手支撑头部，以免被牵拉	目前患者疼痛缓解

五、安全管理

1. 风险管理　针对颈椎病患者，应进行坠床/跌倒、误吸、窒息的危险评估，将防范措施落实到位，避免发生意外。

2. 疾病安全管理　颈椎病患者术后坐位或下床时需佩戴颈托，颈托遵医嘱佩戴2～3个月，卧位时不需要佩戴，术后坐起或下床时需佩戴。起卧方法：起床时先平卧，佩戴好颈托后侧卧位，用双上肢慢慢撑起坐直起床。禁止平卧位突然翻身起床的动作。坐位改为卧位时先双手支撑慢慢侧卧，然后平卧；患者麻醉清醒后即可进行肺部及四肢功能锻炼，包括深呼吸、有效咳嗽、握拳、扩胸、踝泵、股四头肌等长收缩、屈膝、屈髋活动等，每天3～5次，每次30分钟；术后第一天直腿抬高，每次抬高30～70度，循序渐进；双下肢按摩及踝泵锻炼，以防下肢深静脉血栓形成；四肢关节被动与主动伸屈运动，下肢股四头肌收缩、踝关节背伸及髋、膝关节屈伸等活动；遵医嘱按时按量口服止疼药、营养神经药物；术后3个月、6个月、1年、2年各复查一次；伤口拆线72小时后可洗澡，洗澡时可不佩戴颈托，6个月内限制重体力劳动。

六、专业前沿知识

颈椎病非手术治疗以颌枕带牵引、卧床休息、颈围制动、推拿按摩、理疗、药物治疗为主要方法，手术治疗以前路手术、前外侧手术、后路手术为主。通过了解治疗的新技术，扩宽护士知识面，提高护理能力。

病例2　腰椎病

一、病历汇报

【现病史】患者女性，67岁，主因反复腰部疼痛2年多，加重伴下肢疼痛1月入院。测T 36℃，P 72次/分，R 18次/分，BP 120/70mmHg。

【既往史】患者无高血压、糖尿病病史，否认“肝炎”“结核”等传染性疾病及家族疾病史，无手术外伤史，无输血史，无食物、药物过敏史，预防接种史不详。

【查体】患者意识清楚，精神状况良好，营养状况良好，生命体征正常，全身皮肤完整，舌质淡红，脊柱侧弯，L4.5 棘突左旁 0.5 厘米压痛（+），射痛（-），左腿直腿抬高试验（+），加强试验（-），伸弯试验（-），曲颈屏气挺腹试验（-），颈静脉压迫试验（-）。

【实验室及辅助检查】CT 示：腰 3/4、4/5 椎间盘突出。

【入院诊断】腰椎间盘突出症。

【主要治疗措施】予以改善循环、活血化瘀、缓解疼痛、抑酸等对症治疗。

二、经评估提出护理问题如下

护理问题	护理措施	护理评价
1. 慢性疼痛 与疾病有关	1. 指导患者使用放松术，加强与患者沟通，转移患者的注意力，以减轻其对疼痛的敏感度 2. 嘱患者硬板床休息，减轻疼痛 3. 遵医嘱使用抗生素，必要时服用止痛药，并评估疗效 4. 遵医嘱静脉滴注甘露醇脱水减轻神经压迫	目前患者疼痛缓解
2. 自理能力缺陷 与疼痛肢体活动障碍有关	1. 嘱家属将日常生活用品放在易取之处，减少患者的活动 2. 向患者及家属介绍床头呼叫器的使用方法 3. 每小时巡视病房，及时解决患者的需求 4. 嘱家属 24 小时陪伴患者，协助进食、翻身及床上大、小便	目前患者的生活需要得到满足
3. 知识缺乏 缺乏入院、疾病、术前知识	1. 及时了解患者的心理动态，向患者介绍该病治疗的特殊性及治疗方法 2. 术前向患者介绍手术的目的、术后能够改善的症状，介绍手术的一般过程、手术时间以及手术的安全性，使患者情绪稳定，消除患者对手术的紧张、焦虑等不良心理情绪，积极配合治疗	目前患者获得腰椎病的手术注意事项的相关知识

于入院第四日 8:00 行椎间盘摘除植骨内固定术，术毕于 14:30 返回病房。测 T 36.2℃，P 76 次/分，R 20 次/分，BP 130/82mmHg，给予生

命体征监测，氧气吸入 3 升/分，降压补液等治疗。经评估提出护理问题如下：

护理问题	护理措施	护理评价
1. 急性疼痛　与手术、疾病有关	1. 观察患者疼痛的性质、发作次数、持续时间、程度及伴随症状，及时记录并通知医生 2. 指导患者减轻疼痛的方法和技巧，分散注意力，减轻疼痛 3. 安慰患者，消除其紧张、恐惧心理，鼓励患者树立战胜疾病的信心 4. 遵医嘱使用抗生素，必要时服用止痛药，并评估疗效	目前患者疼痛缓解
2. 躯体活动障碍与术后卧床、医嘱卧位要求有关	1. 保持患者舒适体位，轴线翻身 2 小时 1 次 2. 落实基础护理，大小便后及时清洁肛周及会阴 3. 保持患者肢体处于功能位，遵医嘱给予气压泵治疗 2 次/日 4. 补充足够水分，多食纤维素丰富的食物，以预防便秘	目前患者活动得到帮助
3. 有感染的危险：伤口感染　与手术、留置引流管有关	1. 翻身时查看患者伤口敷料是否包扎完好，如有伤口敷料污染、潮湿，及时通知医生处理 2. 遵医嘱使用抗生素，查看患者的化验指标，如有异常及时通知医生	目前患者伤口包扎完好，无感染
4. 有感染的危险　与留置尿管、长期卧床等有关	1. 严格进行无菌操作，做好尿管的护理，每天更换引流袋 2. 监测体温，4 小时一次，体温升高遵医嘱给予物理或药物降温 3. 遵医嘱使用抗生素，密切观察药物疗效 4. 加强基础护理，定时翻身、拍背，促进排痰，室内通风、保暖，严防感冒	目前患者无感染，化验结果无阳性指标
5. 有皮肤完整性受损的危险　与卧床有关	1. 遵医嘱启用医用气垫床 2. 每 2 小时协助患者翻身一次，避免骶尾部继续受压；保持床铺干净、整齐，防止皮肤受摩擦 3. 悬挂防压疮标识，做好每班交接 4. 落实基础护理，保证患者床单位清洁、干燥	目前患者皮肤完整
6. 潜在并发症：下肢静脉血栓　与年龄、手术、卧床有关	1. 患者回病房后，立即唤醒患者，并检查其双下肢感觉运动情况，并于术前相比较，如有减退，及时通知医生 2. 密切观察患者双下肢周径及颜色的变化，如有异常，及时通知医生 3. 使患者下肢处于功能位，遵医嘱给予气压泵治疗 2 次/日 4. 为患者定时翻身、更换体位，促进下肢静脉血回流	目前患者下肢无血栓形成

三、其他护士评价

护理问题	护理措施	护理评价
知识缺乏：缺乏管路自护知识　与手术留置引流管、尿管有关	1. 悬挂防导管脱落标识，指导患者及家属，每班做好交接 2. 指导患者及家属翻身和活动的方法，翻身时避免牵拉管路，如长度不够需将引流管放在床上，告知患者翻身时避免管路扭曲、受压	目前患者导管引流通畅，固定完好，患者及家属已基本掌握管路的自护知识

四、护士长评价

1. 查房效果评价　通过这次查房我们对腰椎病又有了进一步的了解，同时明确了患者存在的主要护理问题、应采取的护理措施和护理重点。

2. 护理措施落实评价　管床护士提出的各项护理措施均落实到位。注意做好患者引流管护理、健康指导、术后康复指导。

3. 护理问题评价　补充护理问题。

护理问题	护理措施	护理评价
知识缺乏　缺乏术后功能锻炼知识	1. 下床活动时，嘱患者佩戴腰围。出院后，行走或外出时仍需佩戴腰围 2. 指导患者卧床时取床头高 30 度同时轻屈膝位，有利于减少脊柱前凸，缓解腰背痉挛 3. 纠正患者不良姿势，如拾物时屈膝下蹲、不从仰卧位直接起床等，增加自我保护意识 4. 指导患者腰背肌锻炼方法，防止肌萎缩	目前患者获得腰椎病的功能锻炼知识

五、安全管理

1. 风险管理　针对有腰椎病的患者，应进行坠床/跌倒、疼痛的部位、性质，有无肢体运动和感觉障碍，术后有无排尿困难和尿潴留的评估，将防范措施落实到位，避免发生意外。

2. 疾病安全管理　腰椎病患者术后至少每 2 小时为患者轴线翻身一次，并拍背指导有效咳嗽、咳痰。翻身时注意保持脊柱平行，严防扭曲，并按摩受压部位，预防压疮。术后随时观察伤口，并保持伤口敷料清洁干燥，如发现伤口有渗出、汗液、食物污染伤口，应及时配合医生更换敷料。保持伤口引流管的通畅，切忌打折、脱出，防止引流不畅造成伤口血肿。观察引流液的性状及引流量，及时记录。引流量过多且引流液体稀薄色淡时，应考虑是否有硬脑膜破裂、脑脊液漏的可能，应及时通知医生。患者回病房后，立即唤醒患者，并检查其双下肢感觉运动状况，并与术前相比较，如有减退立即向医生汇报。术后可即刻由上向下按摩双下肢腓肠肌，预防深静脉血栓。每日2次，每次30分钟，麻醉恢复后可自行进行踝泵练习。

六、专业前沿知识

腰椎病非手术治疗以卧床休息、持续牵引、理疗、推拿、按摩为主要治疗方法，非手术治疗无效或巨大、骨化椎间盘，中央型椎间盘压迫马尾神经者可行腰椎间盘突出物摘除术、人工椎间盘置换术或经皮穿刺髓核摘除术等。

病例3 甲状腺癌

一、病历汇报

【现病史】患者男性，33岁，入院前3月，无意发现左侧颈部包块3月，约“拇指头”大小，无压痛，无畏寒、发热，声音无嘶哑，无呼吸困难，无患侧颜面部水肿，门诊以“左侧甲状腺肿瘤”收入我科。

【既往史】既往“高血压”病史5年，最高170/100mmHg，未规律服药，未监测血压。

【查体】测T 36.5℃，P 80次/分，R 20次/分，BP 140/80mmHg。颈软，气管居中，无颈静脉怒张，左侧甲状腺可扪及一疱块，大小2.5cm * 2.0cm * 2.0cm，质中，边界清，活动度可，无压痛，随吞咽上下活动。右侧甲状腺未扪及异常。

【实验室及辅助检查】颈部CT示：左侧甲状腺低密度影，性质待查；彩超提示：甲状腺左侧叶异常低回声，其内见多发钙化点回声。【入院诊断】左侧甲状腺乳头状癌。

【主要治疗措施】手术治疗。

二、经评估提出护理问题如下

护理问题	护理措施	效果评价
1. 焦虑、恐惧　与环境陌生、生活环境改变及对疾病知识缺乏了解，担心手术预后等有关	1. 介绍病区环境、人员、制度，为患者创造安全舒适的环境 2. 向患者讲解疾病相关知识如检查、饮食、治疗，讲解情绪与疾病的关系，以及保持乐观情绪的重要性，介绍成功病例，使患者树立战胜疾病的信心 3. 分散患者注意力，如听音乐、与人交谈等	患者情绪稳定，积极配合检查及治疗
2. 知识缺乏　缺乏对疾病认知与疾病相关检查、饮食、治疗知识	向患者讲解相关检查注意事项、饮食、治疗知识等	患者掌握相关检查前后注意事项、饮食内容并积极配合

于上午8:30患者在全麻下行左侧甲状腺切除、峡部切除，术毕于11:10返回病房，测T 36.1℃，P 80次/分，R 20次/分，BP 150/80mmHg，氧气吸入3升/分，负压吸引管保持通畅，颜色、性质、量均正常。经评估提出护理问题如下：

护理问题	护理措施	效果评价
1. 急性疼痛　与手术创伤，放置引流管，引流管摩擦、牵拉有关	1. 进行疼痛评估，观察、记录疼痛性质、程度及伴随症状 2. 给予心理护理、精神安慰 3. 指导患者咳嗽、深呼吸时按压颈部，以保护伤口，减轻疼痛 4. 病情平稳后协助患者采取半卧位，正确保护伤口 5. 指导患者使用松弛术、分散注意力等方法，如听音乐等，以减轻患者对疼痛的敏感性 6. 药物止痛：对诊断明确的剧烈疼痛患者，可分遵医嘱应用止痛药物	患者对疼痛能耐受

续表

护理问题	护理措施	效果评价
2. 清理呼吸道无效　与咽喉部及气管受刺激、分泌物增多及切口疼痛有关	1. 注意引流管阻塞致颈部积血，形成血肿压迫气管而引起呼吸不畅 2. 鼓励和协助患者进行深呼吸和有效咳嗽 3. 必要时行雾化吸入，使痰液稀释易于排出	患者能有效清理呼吸道分泌物，保持呼吸道通畅
3. 潜在并发症：出血、脱管　与手术创伤、缝线结扎不紧、术后带管活动、牵拉、受压有关	（出血）1. 密切观察患者神志、面色、生命体征，颈部伤口渗血渗液，负压引流管引流液颜色、性质、量，发现异常及时通知医生 2. 遵医嘱正确应用止血药物 （脱管）1. 向患者及家属讲解引流管自护知识妥善固定引流管并保留适当的长度以利活动，防止牵拉引流管 3. 悬挂警示标识及做好记录	患者生命体征平稳，颈部伤口包扎完好无渗出，引流管固定良好，引流管引流颜色、性质均正常
4. 舒适的改变　与手术创伤、卧床有关	1. 给予患者心理安慰 2. 勤活动、勤翻身，保持舒适卧位 3. 加强基础护理，保持病房环境舒适整洁，利于休息	患者身心舒畅
5. 知识缺乏　缺乏疾病手术后康复知识	1. 向患者家属讲解手术后饮食、功能锻炼等 2. 讲解引流管自护知识，妥善固定引流管	患者及家属掌握术后饮食、运动、引流管自护知识等

三、其他护士评价

护理问题	护理措施	护理评价
紧张、焦虑　与担心手术预后有关	1. 向患者讲解情绪与疾病的关系，以及保持乐观情绪的重要性，介绍成功病例，使患者树立战胜疾病的信心 2. 分散患者注意力，如听音乐、与人交谈等	患者情绪稳定

四、护士长评价

1. 查房效果评价　甲状腺癌是我科室常见疾病和重点疾病，通过本次护理查房我们对甲状腺癌患者术后护理有了进一步的认识，同时明确了患者存在的主要护理问题、应采取的护理措施和护理要点，有一定的临床指导意义。责任护士汇报病历全面，提出护理问题及相关因素准确，能根据护理计划及时、准确地落实护理措施且效果评价及时。上级护士能正确对下级护士进行指导，补充护理问题准确，护理措施具体可行。

2. 护理措施落实评价 责任护士能根据护理计划及时、准确地落实护理措施，其中指导患者有效咳嗽、深呼吸，饮食指导及功能锻炼等内容患者均掌握。病房环境应舒适整洁，利于休息，但巡视病房床下物品摆放杂乱，落实不到位。护理措施落实率达93.5%。

3. 护理问题评价 责任护士提出护理问题及相关因素准确，N1、N2级护士补充护理问题准确，能根据护理计划及时、准确地落实护理措施并进行效果评价。

4. 补充护理问题

护理问题	护理措施	护理评价
潜在并发症：呼吸困难和窒息　与术后出血有关	1. 严密监测患者的生命体征，注意有无并发症的发生 2. 了解患者的呼吸和吞咽情况，判断有无吞咽困难、误咽和呛咳等 3. 遵医嘱吸氧，床旁备气管切开包	患者生命体征平稳，未发生并发症

五、安全管理

1. 患者术后注意颈部伤口敷料及引流液的颜色、性质、量，观察有无出血发生，避免因出血而引起窒息。应密切观察患者生命体征的变化，注意有无呼吸困难现象，并做好急救准备。

2. 术后3天（切口愈合后）指导患者缓慢进行颈部活动，防止切口粘连及瘢痕收缩。

六、专业前沿知识

手术范围决定复发率：因放射和化学治疗对大部分甲状腺癌效果不明显，故甲状腺癌目前仍以手术治疗为主。甲状腺癌术后是否转移或复发，与手术切除的范围有明显关系。据统计单纯肿瘤切除术后复发率为 40% ~60%，肿瘤及其患侧甲状腺叶切除术后复发率为 10% ~20%。

病例 4　甲状腺功能亢进症

一、病历汇报

【现病史】患者女性，53 岁，主因怕热、多汗、心慌、手抖 2 年，加重 1 月，门诊以“甲状腺功能亢进”收入院。

【既往史】否认“高血压、冠心病”病史。无肝炎、结核、伤寒等传染病史，否认外伤、输血史，否认食物、药物过敏史，预防接种史不详。

【查体】测 T 36.7℃，P 90 次/分，R 20 次/分，BP 138/77mmHg，发育正常，营养中等，甲亢面容，神志清楚，精神欠佳，问答切题，全身皮肤黏膜未见黄染，全身浅表淋巴结未触及肿大。头颅无畸形、双眼睑无浮肿，巩膜无黄染，双侧瞳孔等大等圆，对光反应灵敏。

【实验室及辅助检查】查体双侧甲状腺弥漫性Ⅱ度肿大，双手细颤阳性，贫血。

【入院诊断】甲状腺功能亢进。

【主要治疗措施】手术治疗。

二、经评估提出主要护理问题如下

护理问题	护理措施	效果评价
1. 焦虑、恐惧与环境陌生、生活环境改变及对疾病知识缺乏了解，担心手术预后等有关	1. 介绍病区环境、人员、制度，为患者创造安全舒适的环境 2. 向患者讲解疾病相关知识如检查、饮食、治疗，讲解情绪与疾病的关系，以及保持乐观情绪的重要性，介绍成功病例，使患者树立战胜疾病的信心 3. 分散患者注意力，如听音乐、与人交谈等	患者情绪稳定，积极配合检查及治疗

续表

护理问题	护理措施	效果评价
2. 知识缺乏　缺乏对疾病认知与疾病相关检查、饮食、治疗知识	向患者讲解相关检查注意事项、饮食、治疗知识等	患者掌握相关检查前后注意事项、饮食内容并积极配合

于上午9:00患者在全麻下行甲状腺次全切除术，术毕于11:10返回病房，测T 36.5℃，P 84次/分，R 21次/分，BP 140/80mmHg，氧气吸入3升/分，需氧饱和度98%，负压吸引管保持通畅，颜色、性质、量均正常。经评估提出护理问题如下：

护理问题	护理措施	效果评价
1. 潜在并发症：出血	1. 严密观察患者的血压、脉搏和呼吸的变化，常规给予心电监护，观察血氧饱和度的变化 2. 严密观察患者的神志、口唇、面色的变化 3. 麻醉未清醒时给予头偏向一侧，保持呼吸道通畅 4. 如出现出血应立即送手术室止血 5. 备好告知患者家属，患者有任何异常情况如烦躁，及时告知医护人员，气管切开包抢救药品	患者生命体征平稳，伤口无渗血渗液，引流管引出淡血性液10ml
2. 知识缺乏　缺乏术后饮食知识	告知患者术后应进食温凉的流质饮食，避免饮食过烫，引起出血	患者掌握术后饮食内容并积极配合
3. 清理呼吸道无效　与咽喉部及气管受刺激、分泌物增多及切口疼痛有关	1. 注意引流管阻塞致颈部积血、形成血肿压迫气管而引起呼吸不畅 2. 鼓励和协助患者进行深呼吸和有效咳嗽 3. 必要时行雾化吸入，使痰液稀释易于排出	患者能有效清理呼吸道分泌物，保持呼吸道通畅

三、其他护士评价

护理问题	护理措施	效果评价
1. 知识缺乏　缺乏术后颈部活动知识	告知患者手术后颈部勿左右扭动，勿后仰，下床活动时尽量低头或用手托住颈部	患者掌握活动方法
2. 舒适的改变　与手术创伤卧床有关	1. 给予患者心理安慰 2. 勤活动勤翻身，保持舒适卧位 3. 加强基础护理，保持病房环境舒适整洁，利于休息	患者身心舒畅

四、护士长评价

1. 查房效果评价　甲亢是我科室常见疾病和重点疾病，通过本次护理查房我们对甲亢患者术后护理有了进一步的认识，同时明确了患者存在的主要护理问题、应采取的护理措施和护理要点，有一定的临床指导意义。责任护士汇报病历全面，提出护理问题及相关因素准确，能根据护理计划及时、准确地落实护理措施且效果评价及时。上级护士能正确对下级护士进行指导，补充护理问题准确，护理措施具体可行。

2. 护理措施落实评价　责任护士能根据护理计划及时、准确地落实护理措施，其中指导患者有效咳嗽、深呼吸，饮食及功能锻炼等。保持病房环境舒适整洁，利于休息。

3. 护理问题评价　补充护理问题。

护理问题	护理措施	效果评价
潜在并发症：甲状腺危象	1. 严密观察患者的体温、血压、脉搏和呼吸的变化，常规给予心电监护，观察血氧饱和度的变化 2. 如患者出现大汗、烦躁、高热、呼吸急促，应及时通知医生	患者生命体征平稳，未出现甲状腺危象

五、安全管理

1. 风险管理　注意颈部伤口敷料及引流液的颜色、性质、量，观察有无出血发生，避免因出血而引起窒息。应密切观察患者生命体征的变化，注意有无呼吸困难现象，床头备气管切开包做好急救准备。

2. 疾病安全管理　甲亢术后继续服药的重要性并督促执行，教会患者正确服用碘剂的方法如将碘剂滴在饼干、面包等固体食物上，一并服下，以保证剂量准确。功能锻炼切口未愈合前，嘱患者活动时头颈肩同时运动。头颈部在制动一段时间后，可开始锻炼，促进颈部的功能恢复。

六、专业前沿知识

甲状腺功能亢进患者术后并发症可危及患者生命，所以术后护理人员要认真、细致、精心地护理，及时发现病情变化，作出相应的处理，避免和减少各种并发症的发生，确保患者的康复和手术治疗的效果。

病例5 原发性甲状旁腺功能亢进症

一、病历汇报

【现病史】患者女性，56岁，主因6年来反复因肾结石就诊，多次行碎石治疗，20天前检查发现血钙高、血磷低、PTH明显升高。门诊以“原发性甲状旁腺功能亢进症；左侧甲状旁腺腺瘤”收入院。

【既往史】否认“高血压、冠心病”病史。无肝炎、结核、伤寒等传染病史，否认外伤、输血史，否认食物、药物过敏史，预防接种史不详。

【查体】测T 36.1℃，P 95次/分，R 20次/分，BP 148/87mmHg，BMI：27.7kg/m^2，甲状腺不大，右叶可触及结节，无压痛、血管杂音。左锁骨上窝可触及结节，无压痛。

【实验室及辅助检查】甲状腺CT平扫+增强、颈部MIBI显像示：左侧甲状旁腺腺瘤或增生可能性大。

【入院诊断】原发性甲状旁腺功能亢进症；左侧甲状旁腺腺瘤。

【主要治疗措施】手术治疗。

二、经评估提出主要护理问题如下

护理问题	护理措施	效果评价
1. 焦虑、恐惧　与环境陌生、生活环境改变及对疾病知识缺乏了解，担心手术预后等有关	1. 介绍病区环境、人员、制度，为患者创造安全舒适的环境 2. 分散患者注意力，如听音乐、与人交谈等	患者情绪稳定，积极配合检查及治疗
2. 知识缺乏　缺乏对疾病认知与疾病相关检查、饮食、治疗知识。向患者讲解相关检查注意事项、饮食、治疗知识等	向患者讲解疾病相关知识，如检查、饮食、治疗，讲解情绪与疾病的关系，以及保持乐观情绪的重要性，介绍成功病例，使患者树立战胜疾病的信心	患者掌握相关检查前后注意事项、饮食内容并积极配合

于上午8:30患者在全麻下行左侧甲状旁腺腺瘤切除术，术毕于11:00返回病房，测T 36.3℃，P 88次/分，R 21次/分，BP 130/80mmHg，氧气吸入3升/分，血氧饱和度99%负压吸引管保持通畅，颜色、性质、量均正常。经评估提出护理问题如下：

护理问题	护理措施	效果评价
1. 潜在并发症：出血	1. 严密观察患者的血压、脉搏和呼吸的变化，常规给予心电监护，观察血氧饱和度的变化 2. 严密观察患者的神志、口唇、面色的变化 3. 麻醉未清醒时给予头偏向一侧，保持呼吸道通畅 4. 如出现出血应立即送手术室止血 5. 备好气管切开包抢救药品，告知患者家属，患者有任何异常情况如烦躁，及时告知医护人员	患者生命体征平稳，伤口无渗血渗液，引流管引出淡血性液10ml
2. 知识缺乏　缺乏术后饮食知识	告知患者术后应进食温凉的流质饮食，避免饮食过烫，引起出血	患者掌握术后饮食内容并积极配合
3. 潜在并发症：甲状腺危象（高钙危象）	1. 严密观察患者的体温、血压、脉搏和呼吸的变化，常规给予心电监护，观察血氧饱和度的变化 2. 如患者出现大汗乏力、厌食、恶心、神志改变应及时通知医生	患者生命体征平稳，未出现高钙危象

三、其他护士评价

护理问题	护理措施	效果评价
1. 知识缺乏 缺乏术后颈部活动知识	告知患者手术后颈部勿左右扭动，勿后仰，下床活动时尽量低头或用手托住颈部	患者掌握活动方法
2. 舒适的改变 与手术创伤卧床有关	1. 给予患者心理安慰 2. 勤活动勤翻身，保持舒适卧位 3. 加强基础护理，保持病房环境舒适整洁，利于休息	患者身心舒畅

四、护士长评价

1. 查房效果评价 通过本次护理查房我们对原发性甲亢患者术后护理有了进一步的认识，责任护士汇报病历全面，提出护理问题及相关因素准确，能根据护理计划及时、准确地落实护理措施且效果评价及时。上级护士能正确对下级护士进行指导，补充护理问题准确，护理措施具体可行。

2. 护理措施落实评价 责任护士提出的各项护理措施均落实到位。注意做好患者的心理护理及管路的护理。

3. 护理问题评价 补充护理问题。

护理问题	护理措施	效果评价
清理呼吸道无效 与咽喉部及气管受刺激、分泌物增多及切口疼痛有关	1. 注意引流管阻塞致颈部积血、形成血肿压迫气管而引起呼吸不畅 2. 鼓励和协助患者进行深呼吸和有效咳嗽 3. 必要时行雾化吸入，使痰液稀释易于排出	患者能有效清理呼吸道分泌物，保持呼吸道通畅

五、安全管理

1. 风险管理 妥善固定引流管，向患者及家属讲解引流管自护知识，注意引流液的颜色、性质、量，观察有无出血发生，避免因出血而引起窒息，做好急救准备。

2. 疾病安全管理　术后遵医嘱继续服药，头颈部在制动一段时间后可开始锻炼，促进颈部的功能恢复。

六、专业前沿知识

本病以手术治疗为主，仅在高钙血症等极轻微（在 2.9mmol/L 或 11.5mg/dl 以下），或年老、体弱（如有重度肾衰竭）不能进行手术时，可试用药物治疗。

第三章　胸部损伤疾病

病例 1　多发肋骨骨折

一、病历汇报

【现病史】患者男性，48 岁，主因车祸致呼吸困难 3 小时入院。患者 3 小时前发生车祸，神志清醒，颜面部和胸部肿胀，呼吸困难。

【既往史】否认高血压、糖尿病、慢性病史。

【查体】患者神志清楚，两肺呼吸音减弱，未闻及干湿啰音。

【实验室及辅助检查】CT 示：左侧血气胸，左侧 3、8、9 及右侧 3、4 肋骨骨折。

【入院诊断】血气胸，多发肋骨骨折（左侧血气胸，左侧 3、8、9 及右侧 3、4 肋骨）。

【主要治疗措施】生命体征监测，抗感染、祛痰营养神经促骨生长治疗，应用吸氧雾化治疗。

二、经评估提出护理问题如下

护理问题	护理措施	护理评价
1. 低效性呼吸型态　与肋骨骨折有关	1. 密切观察患者生命体征，观察有无反常呼吸，如有异常，及时通知医生，氧气吸入 3 升/分 2. 给予心电、血压、血氧饱和度监测	目前患者生命体征平稳，呼吸 20 次/分，无反常呼吸
2. 气体交换受损　与血气胸有关	1. 密切观察患者呼吸情况，保持病室安静 2. 氧气吸入	患者血氧饱和度 98%

续表

护理问题	护理措施	护理评价
3. 急性疼痛：与肋骨骨折有关	1. 观察患者胸部疼痛性质、持续时间 2. 必要时遵医嘱使用止痛药物，并观察用药效果	患者胸痛可以耐受
4. 焦虑、恐惧　与环境陌生、生活环境改变及对疾病知识缺乏了解，担心预后有关	1. 介绍病区环境、人员、制度，为患者创造安全舒适的环境 2. 向患者讲解肋骨骨折疾病的相关知识如检查、饮食、治疗，讲解情绪与疾病的关系，以保持乐观情绪的重要性，介绍成功病例，使患者树立战胜疾病的信心	目前患者情绪稳定，积极配合各项检查治疗
5. 知识缺乏　缺乏对疾病认知与疾病相关检查、饮食、治疗知识	向患者讲解相关检查注意事项、饮食、治疗知识等	患者已基本掌握相关检查前后注意事项、饮食内容并积极配合

患者入院当日 11∶30 在局麻下行胸腔闭式引流术，测 T 36.2℃，P 96 次/分，R 20 次/分，BP 130/88mmHg，给予生命体征监测，氧气吸入 3 升/分，给予抗感染、祛痰、营养神经、促骨生长治疗，应用吸氧雾化治疗，经评估提出护理问题如下：

护理问题	护理措施	护理评价
1. 潜在并发症：出血　与手术有关	1. 密切观察生命体征的变化，监测血压、呼吸、心率 1 次/小时 2. 观察胸腔引流液的颜色、性质、量，如每小时超过 200ml 提示有活动性出血，及时通知医生 3. 观察患者面部颜色，有无面部苍白、大汗等	患者无活动性出血
2. 低效性呼吸型态　与外伤肋骨骨折有关	1. 遵医嘱氧气吸入 3 升/分，雾化吸入 4 次/日，指导有效咳嗽排痰 2. 维持有效的闭式引流 3. 病情允许的情况下给予半卧位	患者呼吸平稳
3. 急性疼痛　与手术有关	1. 指导患者适当活动患侧上肢，预防肌肉萎缩 2. 协助患者取舒适卧位 3. 鼓励患者早期下床活动 4. 观察疼痛的部位、性质、持续时间，必要时用药，观察用药后反应	患者术后第二日下床活动，疼痛能耐受

续表

护理问题	护理措施	护理评价
4. 知识缺乏 与缺乏胸腔闭式引流知识有关	1. 向患者家属讲解引流管的意义及注意事项 2. 讲解管路的自护知识 3. 填写导管评估单，悬挂警示标识	患者及家属掌握管路自护知识，无胸管脱出
5. 自理能力缺陷 与术后卧床有关	1. 将日用品放在患者触手可及的地方，教会患者使用呼叫器 2. 给予生活护理 3. 建立自理能力评估表，并动态评估	患者生活部分自理，重度依赖 Barthel 评分为25分

三、其他护士评价

护理问题	护理措施	护理评价
1. 紧张、焦虑 与担心手术预后有关	1. 针对患者病情及思想活动，随时做好心理疏导 2. 向患者详细讲解胸腔闭式引流手术的作用及同病种的相关成功案例，以增强患者战胜疾病的信心	患者术后紧张、焦虑情绪得到有效缓解，心情舒畅
2. 有感染的危险 与肋骨骨折有关	1. 指导患者深呼吸，促进肺膨胀 2. 遵医嘱应用抗炎药物	患者无肺部感染

四、护士长评价

1. 查房效果评价 通过这次查房我们对肋骨骨折及胸腔闭式引流术又有了新的认识，同时明确了患者存在的主要护理问题、应采取的护理措施和护理重点。

2. 护理措施落实评价 管床护士提出的各项护理措施均落实到位，注意做好患者的心理护理及管路的护理。

3. 护理问题评价 补充护理问题。

护理问题	护理措施	护理评价
有感染的危险与手术有关	1. 观察患者体温的变化，如有异常，及时通知医生 2. 严格无菌操作，观察伤口有无渗血渗液，保持敷料清洁干燥 3. 指导患者深呼吸及有效咳嗽排痰	患者未感染

五、安全管理

1. 风险管理　针对患者有胸腔引流管，应进行导管风险的评估，将防范措施落实到位，避免发生意外。

2. 疾病安全管理　在护理多发肋骨骨折的患者时，观察患者有无反常呼吸和连枷胸，一定要做好气道、肺部和管路的护理，预防并发症的发生。

六、专业前沿知识

多发肋骨骨折有手术指证的可以行胸腔镜肋骨内固定术，胸腔镜技术成熟，创伤小，应该多加强业务培训，扩宽护士知识面，提高护理水平。

病例 2　自发性气胸

一、病历汇报

【现病史】患者男性，69 岁，主因 2 天前无明显诱因出现胸闷气短、呼吸困难，伴右侧胸痛，痛不剧烈，能忍受，伴咳嗽、咳痰，咳少量白色黏痰，痰无臭味，无咳血，无发热、盗汗。于上午 8:00 入院。测 T 37℃，P 96 次/分，R 22 次/分，BP 120/80mmHg。

【既往史】否认冠心病病史，否认高血压病史，否认糖尿病病史，否认肝炎病史，否认食物过敏史。

【查体】患者神志清楚，患侧胸廓饱满，叩诊呈鼓音，呼吸活动度降低，气管向健侧移位，患侧呼吸音减弱。

【实验室及辅助检查】右侧肺萎陷30%～50%。

【入院诊断】右侧自发性气胸。

【主要治疗措施】给予二级护理、半流食、氧气吸入治疗。

二、经评估提出护理问题如下

护理问题	护理措施	护理评价
1. 低效性呼吸型态　与胸廓活动受限、肺萎陷有关	1. 给予患者半卧位 2. 氧气吸入3升/分	患者呼吸20～23次/分
2. 知识缺乏　缺乏对气胸疾病认知与疾病相关检查、饮食、治疗知识有关	向患者讲解相关检查注意事项、饮食、治疗知识等	患者已基本掌握相关检查前后注意事项、饮食内容并积极配合
3. 焦虑　与环境陌生、生活环境改变及对气胸疾病知识缺乏了解，担心预后有关	1. 介绍病区环境、人员、制度，为患者创造安全舒适的环境 2. 向患者讲解疾病的相关知识如检查、饮食、治疗，讲解情绪与疾病的关系，以保持乐观情绪的重要性，介绍成功病例，使患者树立战胜疾病的信心	目前患者情绪稳定，积极配合各项检查治疗
4. 急性疼痛　与肺组织损伤有关	观察胸部疼痛的性质、持续时间，有无其他部位放射性疼痛	患者胸部疼痛，无向腰背部放射，疼痛能耐受

于10:00在局麻下行右侧胸腔闭式引流术，术毕测T 37.2℃，P 96次/分，R 20次/分，BP 140/88mmHg，右侧胸管接胸瓶无胸液引出，水柱波动4～6厘米，咳嗽时有气体溢出。给予二级护理，半流食，氧气吸入3升/分，给予心电、血氧、血压监测，抗炎、祛痰、抑酸，提高免疫力治疗。经评估提出护理问题如下：

护理问题	护理措施	护理评价
1. 潜在并发症　出血	1. 观察患者胸管引流液的颜色、性质、量，如有异常及时通知医生 2. 监测患者心率及血压变化，如有异常，及时通知医生	患者无出血

续表

护理问题	护理措施	护理评价
2. 急性疼痛　与手术有关	1. 观察患者疼痛的部位、持续时间、性质，必要时遵医嘱用药，观察用药后反应，效果评价 2. 分散患者注意力，减少外界刺激，保持病室环境安静	患者伤口疼痛，疼痛能耐受
3. 清理呼吸道无效　与有痰不易咳出有关	1. 指导患者有效咳嗽排痰 2. 给予患者半卧位 3. 遵医嘱雾化吸入	患者能有效咳嗽排痰，为白色黏痰
4. 气体交换受损　与胸部伤口疼痛、胸廓活动受限有关	1. 给予患者半卧位 2. 氧气吸入 3 升/分 3. 维持有效的胸腔闭式引流 4. 指导并教会患者腹式呼吸	患者掌握腹式呼吸，呼吸频次 17－20 次/分

三、其他护士评价

护理问题	护理措施	护理评价
1. 焦虑　与担心术后痊愈有关	1. 针对患者病情及思想活动，随时做好心理疏导 2. 向患者详细讲解手术的作用，以增强患者战胜疾病的信心	患者术后紧张、焦虑情绪得到有效缓解，心情舒畅
2. 知识缺乏　与缺乏胸腔闭式引流相关知识有关	1. 讲解管路的自护知识，悬挂警示标识 2. 讲解同病种成功案例，增强患者战胜疾病的信心 3. 讲解用药知识，健康教育	患者掌握相关知识，胸管保留通畅

四、护士长评价

1. 效果评价　通过这次查房我们对自发性气胸又有了进一步的了解，同时明确了患者存在的主要护理问题、应采取的护理措施，指出了该患者的护理要点：指导患者呼吸功能锻炼是重点。责任护士汇报病历全面，提出护理问题及相关因素准确，能根据护理计划及时、准确地落实护理措施且效果评价及时。上级护士能正确对下级护士进行指导，补充护理问题准确，护理措施具体可行。

2. 护理措施落实评价　管床护士提出的各项护理措施均落实到

位。注意做好患者的心理护理及出院指导，包括饮食、用药、患侧肢体功能锻炼及复查等内容，鼓励患者适量活动。

3. 护理问题评价 责任护士提出护理问题及相关因素准确，N1、N2 级护士补充护理问题准确，能根据护理计划及时、准确地落实护理措施并进行效果评价。

4. 补充护理问题

护理问题	护理措施	护理评价
有感染的危险与手术切口及肺部感染有关	1. 观察患者体温变化和胸液的性质 2. 观察伤口敷料有无渗血、渗液，伤口有无红、肿、热、痛 3. 观察患者体温变化 4. 观察患者痰液的颜色、性质、量	患者无伤口感染及肺部感染

五、安全管理

1. 风险管理 针对胸腔闭式引流患者，应进行管路的评估，将防范措施落实到位，避免发生意外脱管。

2. 疾病安全管理 气胸是肺科急症之一，严重者可危及生命。呼吸功能锻炼是气胸患者最关键的护理措施，保证患者学会并应用腹式呼吸，避免患者发生呼吸困难。

六、专业前沿知识

气胸是肺科急症之一，严重者可危及生命。胸腔闭式引流是改善及治疗气胸的治疗手段，随着医疗科技的提高，胸腔镜手术已经普及整个胸科手术，而目前自发性气胸的确切发病机制尚不清楚，一般认为是胸膜下肺大疱破裂所致，胸腔镜肺大疱切除广泛应用于临床，可减轻患者痛苦。有效的咳嗽排痰，能减少患者留置胸管的时间，并提高患者治愈率。

病例 3　胸腺瘤

一、病历汇报

【现病史】患者女性、61 岁，两周前无明显诱因下出现眼睑下垂，睁眼费力，有时咀嚼费力及吞咽困难，感四肢乏力，严重时不能自行行走，近 5 天来出现呼吸困难，胸闷，上述症状清晨较轻，下午活动后加剧，休息时可缓解。于上午 8∶00 入院，测 T 36.4℃，P 81 次/分，R 20 次/分，BP 110/60mmHg。

【既往史】平素健康状况良好，否认传染病史，否认手术外伤史，否认食物、药物过敏史。

【查体】四肢肌张力低，双上肢肌力 2 级，双下肢肌力 3 级。

【实验室及辅助检查】胸部 CT 示：前中纵隔占位胸腺瘤可能，右侧胸膜局部结节状，增强扫描示：两肺炎性改变，少量胸腔积液。

【入院诊断】重症肌无力、胸腺肿瘤。

【主要治疗措施】氧气吸入，给予大剂量激素冲击、保护胃黏膜、溴吡斯的明口服及对症治疗。

二、经评估提出护理问题如下

护理问题	护理措施	护理评价
1. 低效性呼吸型态　与患者疾病有关	1. 观察患者呼吸频率、呼吸性质 2. 观察患者有无胸闷、口唇发绀等缺氧症状 3. 遵医嘱氧气吸入	患者呼吸频次 17～20 次/分
2. 焦虑　与环境陌生、生活环境改变及对疾病知识缺乏了解、担心预后有关	1. 介绍病区环境、人员、制度，为患者创造安全舒适的环境 2. 向患者讲解疾病的相关知识，如检查、饮食、治疗，讲解情绪与疾病的关系，以保持乐观情绪的重要性，介绍成功病例，使患者树立战胜疾病的信心	目前患者情绪稳定，积极配合各项检查治疗

续表

护理问题	护理措施	护理评价
3. 知识缺乏　缺乏对胸腺瘤疾病认知与疾病相关检查、饮食、治疗知识	向患者讲解相关检查注意事项、饮食、治疗知识等	患者已基本掌握相关检查前后注意事项、饮食内容并积极配合

于9:00在全麻下行胸腔镜胸腺瘤切除术，术毕于13:30返回病房。测T 36.2℃，P 76次/分，R 20次/分，BP 121/88mmHg，胸管接胸瓶引流液为血性，尿管保留通畅，给予一级护理，生命体征监测，氧气吸入3升/分，抗炎、祛痰、抑酸，提高免疫力治疗。经评估提出护理问题如下：

护理问题	护理措施	护理评价
1. 有窒息的危险　与患者呼吸无力有关	1. 密切观察生命体征变化，呼吸频率、深浅度的变化 2. 氧气吸入3升/分 3. 告知患者有呼吸困难、胸闷不适时及时呼叫 4. 遵医嘱正确用药	患者无窒息
2. 低效性呼吸型态　与呼吸肌无力有关	1. 营造良好的病室环境，温度维持在18～22℃，湿度维持在50%～60% 2. 鼓励患者深呼吸和有效咳痰 3. 动态观察患者呼吸情况保持呼吸道通畅 4. 督促并协助患者活动四肢	患者呼吸平稳，血氧饱和度97%～100%
3. 清理呼吸道无效　与有痰不易咳出与关	1. 指导患者有效咳嗽排痰 2. 给予患者半卧位 3. 遵医嘱雾化吸入 4. 心理护理	患者能有效咳嗽排痰，痰液变稀薄
4. 急性疼痛　与手术有关	1. 提供舒适、安静的环境，保证充足的睡眠 2. 观察患者疼痛的部位、持续时间、性质，必要时遵医嘱用药，观察用药后反应，效果评价，使用疼痛评估表进行评估 3. 胸带固定	患者疼痛减轻，疼痛评分2分，可以安静入睡
5. 活动无耐力　与疾病导致肌力下降有关	1. 术后鼓励患者坐起，床上活动四肢 2. 告知患者及家属早期下床的重要性，鼓励并协助患者早期下床活动 3. 根据病情，正确指导饮食	患者在家属协助下室内行走20米

三、其他护士评价

护理问题	护理措施	护理评价
1. 潜在并发症：出血	1. 观察患者引流液的颜色、性质、量，如有异常及时通知医生 2. 术后每 2 小时挤压胸管一次 3. 监测患者生命体征，如心率、吸吸、血压、氧饱和度的变化	患者无出血
2. 焦虑　与担心术后预后有关	1. 针对患者病情及思想活动，随时做好心理疏导 2. 向患者详细讲解手术的作用，以增强患者战胜疾病的信心	患者术后紧张、焦虑情绪得到有效缓解，心情舒畅，积极治疗
3. 知识缺乏　与缺乏疾病知识和留置管路有关	1. 向家属讲解管路的自护知识，悬挂警示标识 2. 讲解同病种成功案例，增强患者战胜疾病的信心 3. 讲解用药知识，健康教育	患者掌握相关知识，管路无脱出

四、护士长评价

1. 查房效果评价　通过这次查房我们对胸腺瘤又有了进一步的了解，责任护士明确了患者存在的主要护理问题、应采取的护理措施，指出该患者的护理要点：并发症方面的观察是重点，具有一定的临床指导意义。胸腺瘤最严重的并发症就是重症肌无力，重症肌无力临床上分为 3 型：眼肌型、躯干型、延髓型，临床上最危险的是肌无力危象，患者呼吸肌麻痹必须人工辅助呼吸。责任护士汇报病历全面，提出护理问题及相关因素准确，能根据护理计划及时、准确地落实护理措施且效果评价及时。上级护士能正确对下级护士进行指导，补充护理问题准确，护理措施具体可行。

2. 护理措施落实评价　管床护士提出的各项护理措施均落实到位。注意做好患者的心理护理及出院指导，包括饮食、用药、活动及复查等内容，鼓励患者适量活动。

3. 护理问题评价　责任护士提出护理问题及相关因素准确，N1、N2 级护士补充护理问题准确，能根据护理计划及时、准确地落实护理措施并进行效果评价。

4. 补充护理问题

护理问题	护理措施	护理评价
1. 有感染的危险　与患者肺部感染及留置管路有关	1. 严格无菌操作，保持敷料清洁干燥，维持有效的胸腔闭式引流 2. 严格呼吸道隔离，保持病室空气流通 3. 遵医嘱使用抗结核、抗感染药物 4. 消毒尿道口 2 次/日，保持会阴清洁	患者无感染，白细胞指数正常
2. 有皮肤完整性受损的危险　与患者蛋白低、卧床有关	1. 嘱患者翻身 1 次/2 小时 2. 保持床单位清洁干燥 3. 严格床旁交接，悬挂警示标识，使用气垫床	患者皮肤完整
3. 潜在并发症　肌无力危象	1. 观察患者生命体征变化及肢体活动情况 2. 观察患者有无呼吸困难、睁眼困难、双眼睑下垂，胸腺瘤患者若出现肌无力加剧表现，应警惕危象的发生，并鉴别肌无力危象和胆碱能危象 3. 指导患者正确用药，观察药物不良反应 4. 床旁备好人工气囊和负压吸引	患者至今未发生肌无力危象

五、安全管理

1. 风险管理　针对胸腺瘤患者，应进行并发症的评估，将防范措施落实到位，避免发生意外，造成呼吸困难、窒息甚至死亡。

2. 疾病安全管理　胸腺瘤切除术后肌无力危象要警惕，还要区分胆碱能危象与反拗危象的区别。肌无力危象－抗胆碱酯酶药物不足，患者表现不能吞咽和咳嗽，呼吸困难，常伴烦恼不安，大汗淋漓，甚至出现窒息；胆碱能危象－抗胆碱酯酶药物过量，患者恶心、呕吐、腹痛、腹泻、多汗、流泪、皮肤湿冷、焦虑等精神症状；反拗危象－抗胆碱酯酶药物突然无效，药物剂量未变，但突然对药物失效而出现的呼吸困难，多发生在术后数天，也可因感染、电解质紊乱而引起。三个危象中，肌无力危象最常见，其次为反拗性危象，胆碱能危象很罕见。

六、专业前沿知识

胸腺瘤的治疗仍以外科手术切除为主，术后根据病情及具体情况辅以放疗、化疗或联合放化疗。放疗是次于手术的治疗方式，选择性的术后放疗可以使胸腺瘤患者远期生存受益。

第四章　肺部疾病

病例1　肺癌

一、病历汇报

【现病史】患者男性，62岁，主因咳嗽、咳痰、发烧3天入院。患者3天前感冒后出现咳嗽、咳痰，咳嗽无明显规律性，咳黄色黏液痰，痰无异味，易咳出，无痰中带血，伴发热，最高38.5℃，无寒战及抽搐，无胸痛、胸闷、气短，无喘息，无咽痛及周身乏力，无四肢关节痛。未予诊治。门诊行胸部CT检查诊断为：左肺炎、左肺上叶小结节。查T 36.3℃，P 72次/分，R 18次/分，BP 110/70mmHg。

【既往史】否认冠心病、高血压、糖尿病，否认慢阻肺病史。

【查体】患者神志清楚，双肺叩诊呈清音，双肺下界正常。右肺呼吸音清晰，左肺呼吸音稍低，双肺未闻及干湿啰音。

【入院诊断】左肺炎、左肺上叶小结节。

【实验室及辅助检查】胸部CT检查示：左肺炎、左肺上叶小结节，肿瘤五项神经元特异性烯醇化酶34.98ng/ml，肺泡灌洗液找到抗酸杆菌（+）。

【主要治疗措施】给予二级护理，氧气吸入，雾化吸入，消炎、祛痰的药物治疗。

二、经评估提出护理问题如下

护理问题	护理措施	护理评价
1. 知识缺乏　缺乏对疾病认知与疾病相关检查、饮食、治疗知识	1. 讲解肺结节、肺炎疾病相关知识，做好宣教 2. 向患者讲解相关检查注意事项、饮食、治疗知识等	患者掌握肺炎、肺结节疾病的相关知识。基本掌握相关检查前后注意事项、饮食内容并积极配合
2. 焦虑、恐惧　与环境陌生、生活环境改变及对疾病知识缺乏了解，担心预后有关	1. 介绍病区环境、人员、制度，为患者创造安全舒适的环境 2. 向患者讲解肺结节、肺炎疾病的相关知识如检查、饮食、治疗，讲解情绪与疾病的关系，以保持乐观情绪的重要性，介绍成功病例，使患者树立战胜疾病的信心	目前患者情绪稳定，积极配合各项检查治疗

入院后第三天在全麻下行胸腔镜左肺上叶切除术，术毕安返病房，测 T 36.8℃，P 82 次/分，R 20 次/分，BP 130/78mmHg。氧气吸入 3L/min，胸管接胸瓶上胸管无胸液引出，咳嗽时无气体溢出水柱波动 1～2 厘米，下胸管有血性胸液引出咳嗽时无气体溢出，水柱波动 3～5 厘米，尿管保留通畅尿色淡黄，止痛泵持续泵入中，遵医嘱给予一级护理，禁食水，心电、血压、血氧饱和度监测持续，抗炎、化痰治疗。

经评估提出护理问题如下：

护理问题	护理措施	护理评价
1. 潜在并发症：出血　与手术有关	1. 给予心电、血压、血氧饱和度监测 1 次/小时，如有异常及时通知医生 2. 观察胸腔引流液的颜色、性质、量，按时挤压胸管	患者无出血
2. 急性疼痛　与手术有关	1. 观察患者疼痛性质、部位、持续时间 2. 告知患者 2 小时翻身一次，卧床休息 3. 医嘱使用药物，观察用药效果	目前患者疼痛能耐受
3. 低效性呼吸型态　与手术有关	1. 给予半卧位，氧气吸入 2. 鼓励患者深呼吸有效咳嗽 3. 维持有效的胸腔闭式引流	患者无胸闷、气短主诉，血氧饱和度98%

续表

护理问题	护理措施	护理评价
4. 清理呼吸道无效　与术后咳痰无力有关	1. 鼓励并协助患者深呼吸有效咳嗽 2. 遵医嘱给予雾化吸入及祛痰药（溴己新） 3. 病情允许时鼓励患者下床活动	患者能有效咳嗽、排痰
5. 有感染的危险　与手术有关	1. 观察患者体温变化并做好记录，严格无菌操作，保持敷料清洁干燥，保持引流通畅，观察引流液的颜色、性质、量，鼓励患者深呼吸咳嗽排痰 2. 清洁会阴 2 次/日，观察尿液的颜色、性质、量	患者未感染，体温 36.3℃
6. 知识缺乏　与术后留置管路有关	1. 向患者及家属讲解管路的自护知识，防止管路脱出 2. 悬挂警示标识 3. 妥善固定各种管路，避免管路打折、受压、扭曲	患者掌握管路的自护知识，无管路脱出

三、其他护士评价

护理问题	护理措施	护理评价
恐惧、焦虑　与担心手术预后有关	1. 针对患者病情及思想活动，随时做好心理疏导 2. 向患者详细讲解手术的作用，以及就患者病情而言，胸腔镜是目前创伤小、恢复快、治疗效果最佳的方法，以增强患者战胜疾病的信心	患者术后紧张、焦虑情绪得到有效缓解，心情舒畅

四、护士长评价

1. 查房效果评价　通过这次查房我们对胸腔镜肺叶切除术有了进一步的了解，同时明确了患者存在的主要护理问题、应采取的护理措施和护理重点。

2. 护理措施落实评价　管床护士提出的各项护理措施均落实到位。注意做好患者的心理护理及出院指导，包括饮食、用药、活动及复查等内容，鼓励患者适量活动。

3. 护理问题评价　补充护理问题。

护理问题	护理措施	护理评价
1. 潜在并发症：有下肢静脉血栓形成的危险	1. 指导患者主动活动下肢，早期下床活动 2. 告知患者家属给予患者下肢环抱式按摩，促进血液循环	患者无血栓形成
2. 知识缺乏　与留置胸管有关	1. 指导患者进行左上肢功能锻炼，下床行走时应挺胸，双手自然下垂 2. 下床活动时手拎胸瓶挂钩，并保持胸瓶直立，引流瓶应低于胸壁引流口平面 60 ~ 100 厘米	患者掌握相关知识

五、安全管理

1. 风险管理　针对有胸腔闭式引流的患者，应进行导管的评估，将防范措施落实到位，避免发生意外。

2. 疾病安全管理　在胸腔镜肺叶切除术后，密切观察心率、血压、呼吸的变化，及早发现病情变化；病情允许的情况下早期下床活动，鼓励咳嗽排痰，预防肺不张。

六、专业前沿知识

胸腔镜是最新手术方式，创伤小，恢复快，患者疼痛小。通过了解治疗的新技术，扩宽护士知识面，提高护理能力。

病例 2　肺结核

一、病历汇报

【现病史】患者女性，53 岁，半月前受凉后出现咳嗽，咳痰，痰中带血丝，胸痛，伴胸闷、呼吸困难，午后或傍晚低热、盗汗，患者自发病来食欲减退、体重下降 2kg。于上午 9：25 入院，测 T 37.8℃，P 92 次/分，R 20 次/分，BP 130/90mmHg。

【既往史】否认慢阻肺病史，否认肝炎病史，否认慢性肾病史，否认冠心病病史，否认食物过敏史。

【查体】锁骨上、肩甲区闻及湿啰音。

【实验室及辅助检查】结核菌素试验阳性，胸部 X 线发现肺结核，红细胞沉降率：32.5mm/h，白细胞：13×10^9/L。

【入院诊断】右肺肺结核空洞。

【主要治疗措施】入院后给予二级护理，普食，抗炎祛痰，营养支持，抗结核治疗。

二、经评估提出护理问题如下

护理问题	护理措施	护理评价
1. 焦虑　与环境陌生、生活环境改变及对肺结核疾病知识缺乏了解，担心预后有关	1. 介绍病区环境、人员、制度，为患者创造安全舒适的环境 2. 向患者讲解疾病的相关知识如检查、饮食、治疗，讲解情绪与疾病的关系，以保持乐观情绪的重要性，介绍成功病例，使患者树立战胜疾病的信心	目前患者情绪稳定，积极配合各项检查治疗
2. 知识缺乏　缺乏对肺结核疾病认知与疾病相关检查、饮食、治疗知识	向患者讲解相关检查注意事项、饮食、治疗知识等	患者已基本掌握相关检查前后注意事项、饮食内容并积极配合
3. 体温过高　与患者疾病有关	1. 体温超过 38.5℃时，采用物理降温或遵医嘱药物降温，勤更衣，保持舒适 2. 补液，遵医嘱给予输液，补充水分 3. 遵医嘱给予抗结核药物治疗 4. 严密观察体温变化	患者体温在37.2℃～38.5℃

于9:00在全麻下行胸腔镜右肺上叶切除术。术毕于13:30返回病房。测 T 37.2℃，P 96 次/分，R 20 次/分，BP 160/88mmHg，右侧胸管接胸瓶，引流液为血性，水柱波动4～8 厘米，咳嗽时无气体溢出，尿管保留通畅，尿色黄，给予一级护理，生命体征监测，氧气吸入 3 升/分，抗炎、祛痰、抑酸，提高免疫力抗结核治疗。经评估提出护理问题如下：

护理问题	护理措施	护理评价
1. 潜在并发症 出血	1. 观察患者引流液的颜色、性质、量，如有异常及时通知医生 2. 术后每2小时挤压胸管一次 3. 监测患者生命体征，如心率、吸吸、血压、血氧饱和度的变化	患者无出血
2. 急性疼痛 与手术有关	1. 观察患者疼痛的部位、持续时间、性质，必要时遵医嘱用药，观察用药后反应，效果评价 2. 分散患者注意力，减少外界刺激，保持病室环境安静	患者应用止痛泵
3. 清理呼吸道无效 与有痰不易咳出有关	1. 指导患者有效咳嗽排痰 2. 给予患者半卧位 3. 遵医嘱雾化吸入	患者能有效咳嗽排痰，为黄色黏痰
4. 有感染的危险 与患者肺部或胸腔继发性感染及留置尿管有关	1. 严格无菌操作，保持敷料清洁干燥，维持有效的胸腔闭式引流 2. 严格呼吸道隔离，保持病室空气流通 3. 遵医嘱使用抗结核、抗感染药物 4. 消毒尿道口2次/日，保持会阴清洁	患者体温36.8～37℃，伤口无红、肿、热、痛；胸部X线无炎性病变；尿道口清洁
5. 潜在并发症 支气管胸膜瘘	1. 观察患者的体温变化 2. 观察患者咳嗽的性质，如刺激性咳嗽且健侧卧位时加剧、咳血痰、胸腔闭式引流管持续性大量漏气时及时通知医生 3. 呼吸道护理，遵医嘱雾化	患者未发生支气管胸膜瘘

三、其他护士评价

护理问题	护理措施	护理评价
1. 焦虑 与担心术后痊愈有关	1. 针对患者病情及思想活动，随时做好心理疏导 2. 向患者详细讲解手术的作用，以增强患者战胜疾病的信心	患者术后紧张、焦虑情绪得到有效缓解，心情舒畅
2. 潜在并发症：下肢静脉血栓形成 与患者手术及卧床有关	1. 养成良好的排便习惯，保持大便通畅 2. 指导患者主动运动（踝泵运动） 3. 指导家属给予患者被动运动（环抱挤压运动）	患者踝泵运动20次/时，家属环抱挤压运动30分/3小时，患者双下肢无肿胀

续表

护理问题	护理措施	护理评价
3. 知识缺乏 与缺乏肺叶切除术后知识和留置管路有关	1. 讲解胸管及尿管的自护知识，悬挂警示标识 2. 讲解同病种成功案例，增强患者战胜疾病的信心 3. 讲解用药知识，健康教育	患者掌握相关知识，胸管及尿管保留通畅，管路无脱出

四、护士长评价

1. 查房效果评价　通过这次查房我们对肺结核的治疗有了全新的认识，掌握了手术与非手术治疗的护理措施，同时明确了患者存在的主要护理问题，应采取的护理措施，指出该患者的护理要点：术前给予抗结合治疗 6 ~ 8 个月，大部分病变可以被吸收，为手术的最佳时机，术后继续给予抗结核治疗 6 ~ 12 个月，以防结核复发。

2. 护理措施落实评价　管床护士提出的各项护理措施均落实到位。注意做好患者的心理护理及出院指导，规律生活、充分休息、避免劳累、指导患者有关服药的相关知识，如遵医嘱服药，维持足够的用药剂量和时间，同时指导患者观察用药后的不良反应，如有异常，及时返院，定期复查。

3. 护理问题评价　责任护士提出护理问题及相关因素准确，N1、N2 级护士补充护理问题准确，能根据护理计划及时、准确地落实护理措施并进行效果评价。

4. 补充护理问题

护理问题	护理措施	护理评价
有皮肤完整性受损的危险 与患者蛋白低、卧床有关	1. 嘱患者翻身 1 次/2 小时 2. 保持床单位清洁干燥 3. 严格床旁交接，做到“六勤” 4. 使用海绵垫	患者皮肤完整

五、安全管理

1. 风险管理　针对肺叶切除及留置胸管患者，应进行管路的评估，将防范措施落实到位，避免发生意外脱管。

2. 疾病安全管理 肺结核疾病的消毒隔离最为重要，痰菌阳性时，指导患者及家属保持室内空气流通，痰液咳入带盖的痰杯中，用含有有效氯5000mg/L的消毒液浸泡1小时后弃去，接触痰液后用流动水清洗双手，戴口罩。

六、专业前沿知识

肺结核患者根据病变范围及程度实施肺段、肺叶或全肺切除术，也可实施胸廓成形术，但由于疗效有限，术后易发脊柱畸形，效果不如肺切除术，胸廓成形术近30年很少采用；然而，胸腔镜手术创伤小、并发症概率小，也随之取代开胸术。

第五章　脓胸

一、病历汇报

【现病史】患者男性，56 岁，主因右侧胸闷不适半个月，发热 1 天入院。患者于半个月前无诱因开始出现左侧胸闷不适，无咳嗽、咳痰，无发热，无胸痛，无头晕、头痛。为求进一步治疗入院。

【既往史】既往“高血压”病史 3 年，最高 180/100mmHg，未规律服药，未监测血压。

【查体】患者神志清楚，两肺呼吸音减弱，未闻及干湿啰音，T 36.8℃，P 88 次/分，R 20 次/分，BP 120/70mmHg。

【实验室及辅助检查】CT 检查示：左侧大量胸腔积液、积气。

【入院诊断】脓胸。

【主要治疗措施】给予消炎、祛痰、保肝、氧气吸入治疗。

二、经评估提出护理问题如下

护理问题	护理措施	护理评价
1. 气体交换受损　与脓液压迫肺组织有关	1. 给予患者半卧位，氧气吸入 3 升/分 2. 鼓励患者深呼吸，有效咳嗽排痰	目前患者左侧胸闷不适较前缓解
2. 焦虑、恐惧　与环境陌生、生活环境改变及对疾病知识缺乏了解，担心预后有关	1. 介绍病区环境、人员、制度，为患者创造安全舒适的环境 2. 向患者讲解脓胸疾病的相关知识如检查、饮食、治疗，讲解情绪与疾病的关系，以保持乐观情绪的重要性，介绍成功病例，使患者树立战胜疾病的信心	目前患者情绪稳定，积极配合各项检查治疗
3. 知识缺乏　缺乏对疾病认知与疾病相关检查、饮食、治疗知识	向患者讲解相关检查注意事项、饮食、治疗知识等	患者已基本掌握相关检查前后注意事项、饮食内容并积极配合

于入院第二日 9:00 局麻下行左侧胸腔闭式引流术，左侧胸管接胸瓶，引出灰黄色脓性液体 600ml，咳嗽时无气体溢出，水柱波动 1～2厘米，给予消炎、化痰、保肝治疗。经评估提出护理问题如下：

护理问题	护理措施	护理评价
1. 急性疼痛　与手术有关	1. 观察疼痛的部位、性质、持续时间 2. 提供心理支持 3. 必要时应用药物，观察用药后效果	患者胸部疼痛
2. 知识缺乏　与留置胸管有关	1. 讲解管路自护知识，避免引流管打折、受压、堵塞 2. 观察引流液的颜色、性质、量 3. 悬挂警示标识	患者掌握胸管自护知识，胸管保留通畅
3. 感染　与肺部感染有关	1. 观察体温变化并做好记录 2. 严格无菌操作，保持敷料清洁干燥，保持引流通畅，观察引流液的颜色、性质、量 3. 鼓励患者深呼吸、咳嗽、排痰，给予抗炎药物	患者白细胞 13.7 $\times 10^9$/L
4. 营养失调　低于机体需要量	1. 嘱患者加强营养，多食高蛋白、高维生素食物 2. 遵医嘱静脉补液	患者总蛋白 24g/L

三、其他护士评价

护理问题	护理措施	护理评价
紧张、焦虑　与担心手术预后有关	1. 针对患者病情及思想活动，随时做好心理疏导 2. 向患者详细讲解闭式引流术的作用，以增强患者战胜疾病的信心	患者术后紧张、焦虑情绪得到有效缓解，心情舒畅

四、护士长评价

1. 查房效果评价　通过这次查房我们对脓胸又有了进一步的了解，同时明确了患者存在的主要护理问题、应采取的护理措施和护理重点。

2. 护理措施落实评价　管床护士提出的各项护理措施均落实到位。注意做好患者的心理护理及皮肤护理，预防压疮的形成。

3. 护理问题评价　补充护理问题。

护理问题	护理措施	护理评价
有皮肤完整性受损的危险与手术卧床有关	1. 填写压疮风险预警单，使用海绵垫 2. 严格交接，翻身拍背 4 次/日 3. 讲解预防压疮的重要性，悬挂警示标识 4. 多食蛋白多的食物，加强营养	患者无压疮形成

五、安全管理

1. 风险管理　针对有脓胸的患者，应进行营养和皮肤完整性受损的评估，将防范措施落实到位，避免发生意外。

2. 疾病安全管理　脓胸的患者，协助患者取患侧卧位，呼吸困难的患者取半卧位，饮食宣教要到位，做好呼吸道的护理，观察患者有无体温过高等。

六、专业前沿知识

严重脓胸者行胸膜剥脱术后观察并记录引流液的颜色、性质、量，评估患者有无低血容量的表现。胸廓成形术后评估患者有无反常呼吸、脊柱侧弯等。

第六章　食管疾病

病例　食管癌

一、病历汇报

【现病史】患者男性，54 岁，主因进食哽咽感 1 月入院。测 T 36.4℃，P 98 次/分，R 20 次/分，BP 170/90mmHg。

【既往史】无。

【查体】患者神志清楚，两肺呼吸音清，未闻及干湿啰音，腹平软，无压痛及反跳痛。

【实验室及辅助检查】白蛋白 30g/L，食管上段占位。

【入院诊断】食管上段占位。

【主要治疗措施】给予抑酸抗炎药物治疗。

二、经评估提出护理问题如下

护理问题	护理措施	护理评价
1. 焦虑、恐惧　与环境陌生、生活环境改变及对疾病知识缺乏了解，担心预后有关	1. 介绍病区环境、人员、制度，为患者创造安全舒适的环境 2. 向患者讲解疾病的相关知识如检查、饮食、治疗，讲解情绪与疾病的关系，以保持乐观情绪的重要性，介绍成功病例，使患者树立战胜疾病的信心	目前患者情绪稳定，积极配合各项检查治疗
2. 知识缺乏　缺乏对疾病认知与疾病相关检查、饮食、治疗知识	向患者讲解相关检查注意事项、饮食、治疗知识等	患者已基本掌握相关检查前后注意事项、饮食内容并积极配合

入院第三日于 9:00 在全麻下行左侧开胸食管癌切除食管胃弓上吻合术，术毕于 13:30 返回病房。测 T 36.2℃，P 96 次/分，R 20次

/分，BP 160/88mmHg，保留胃肠减压，引流液为血性，胸管接胸瓶引流液为血性，尿管保留通畅，给予一级护理，生命体征监测，氧气吸入3升/分，抗炎、祛痰、抑酸，提高免疫力治疗。经评估提出护理问题如下：

护理问题	护理措施	护理评价
1. 潜在并发症：出血　与手术有关	1. 观察患者引流液的颜色、性质、量，如有异常及时通知医生 2. 术后每2小时挤压胸管一次 3. 监测患者生命体征，如心率、吸吸、血压、氧饱和度的变化	患者无出血
2. 急性疼痛　与手术有关	1. 观察患者疼痛的部位、持续时间、性质，必要时遵医嘱用药，观察用药后反应，效果评价 2. 分散患者的注意力，减少外界刺激，保持病室环境安静	患者疼痛耐受
3. 清理呼吸道无效　与有痰不易咳出有关	1. 指导患者有效咳嗽、排痰 2. 给予患者半卧位 3. 遵医嘱雾化吸入	患者能有效咳嗽、排痰
4. 营养失调、低于机体需要量　与禁食有关	遵医嘱静脉补液，监测患者营养指标	患者白蛋白30g/L

三、其他护士评价

护理问题	护理措施	护理评价
1. 紧张、焦虑　与担心术后有关	1. 针对患者病情及思想活动，随时做好心理疏导 2. 向患者详细讲解手术的作用，以及就患者病情而言，PCI是目前创伤小、恢复快、治疗效果最佳的方法，以增强患者战胜疾病的信心	患者术后紧张、焦虑情绪得到有效缓解，心情舒畅
2. 知识缺乏　与缺乏疾病知识和留置管路有关	1. 讲解管路的自护知识，悬挂警示标识 2. 讲解同病种成功案例，增强患者战胜疾病的信心 3. 讲解用药知识，健康教育	患者掌握相关知识，管路无脱出

四、护士长评价

1. 查房效果评价 通过这次查房我们对食管癌又有了进一步的了解，同时明确了患者存在的主要护理问题、应采取的护理措施和护理重点。

2. 护理措施落实评价 管床护士提出的各项护理措施均落实到位。注意做好患者的心理护理及出院指导，包括饮食、用药、活动及复查等内容，鼓励患者适量活动。

3. 护理问题评价 补充护理问题。

护理问题	护理措施	护理评价
1. 便秘 与卧床和禁食有关	1. 指导患者家属正确按摩腹部的方法，适当增加活动量，以促进排便 2. 必要时使用开塞露或遵医嘱灌肠 3. 指导患者低盐低脂饮食，适当运动，控制体重，减少危险因素 4. 戒烟、酒	患者3天无大便
2. 有皮肤完整性受损的危险 与患者蛋白低、卧床有关	1. 嘱患者翻身1次/2小时 2. 保持床单位清洁干燥 3. 使用海绵垫，严格床旁交接，悬挂警示标识	患者皮肤完整
3. 潜在并发症：吻合口瘘	观察患者体温变化和胸液的性质	患者无吻合口瘘

五、安全管理

1. 风险管理 针对食管癌患者，应进行管路的评估，将防范措施落实到位，避免发生意外脱管。

2. 疾病安全管理 吻合口瘘和乳糜胸为最严重并发症，加强护理。避免发生意外，加强饮食宣教。

六、专业前沿知识

食管癌是我国常见的恶性肿瘤之一，手术切除是根治食管癌的主要方法，做好食管癌术后护理工作，能有效改善晚期食管癌患者的生存质量，恢复自主进食，营养水平及体质状态有了显著提高，从而延长生命。

第七章　心脏疾病

病例 1　冠状动脉旁路移植术

一、病历汇报

【现病史】患者男，65 岁，主因发作性胸痛 5 年，加重 5 小时急诊入住心内科监护室。经会诊认为有冠状动脉旁路移植术手术指征，而转入心胸外科，测 T 36.4℃，P 78 次/分，R 20 次/分，BP 130/90mmHg。

【既往史】既往“高血压”病史 10 年，最高 180/110mmHg，未规律服药，未监测血压。

【查体】患者神志清楚，两肺呼吸音稍减弱，未闻及干湿啰音，心界无扩大，心律齐，各瓣膜区未闻及明显病理性杂音。

【实验室及辅助检查】冠脉造影检查提示：左主干末端狭窄 80%，累及前降支开口狭窄 80%，回旋支开口狭窄 90%，右冠道中段散在斑块，狭窄 40% ~50%。

【入院诊断】冠心病，急性广泛前壁高侧壁心肌梗死，高血压病 2 级，极高危。

【主要治疗措施】给予抗凝、改善循环、营养心肌、氧气吸入、雾化吸入等药物治疗，择期行冠状动脉旁路移植术。

二、经评估提出护理问题如下

护理问题	护理措施	护理评价
1. 潜在并发症：猝死　与疾病有关	1. 密切观察患者生命体征，安置抢救室 2. 给予测血压、脉搏、呼吸 4 次/日	目前患者生命体征平稳

续表

护理问题	护理措施	护理评价
2. 潜在并发症：出血　与应用抗凝抗血小板药物有关	1. 密切观察患者皮肤黏膜有无出血，尿、便有无出血 2. 延长注射部位按压时间 3. 嘱患者勿用坚硬物挖耳抠鼻以免引起出血	目前患者无出血
3. 急性疼痛　与发作性胸痛有关	1. 观察患者胸部疼痛性质、有无放射部位、持续时间 2. 告知患者卧床休息 3. 遵医嘱使用止痛药物，并观察用药效果	目前患者胸闷疼痛症状已缓解
4. 焦虑、恐惧　与环境陌生、生活环境改变及对疾病知识缺乏了解，担心预后有关	1. 介绍病区环境、人员、制度，为患者创造安全舒适的环境 2. 向患者讲解冠心病相关知识，如检查、饮食、治疗，讲解情绪与疾病的关系，以保持乐观情绪的重要性，介绍成功病例，使患者树立战胜疾病的信心	目前患者情绪稳定，积极配合各项检查治疗
5. 知识缺乏　缺乏对疾病认知与疾病相关检查、饮食、治疗知识	向患者讲解相关检查注意事项、饮食、治疗知识等	患者已基本掌握相关检查前后注意事项、饮食内容并积极配合

于入院3日后9:00行冠状动脉旁路移植术，术毕于14:30返回重症医学科监护病房。T 36.5℃，P 92次/分，R 19次/分，BP 115/73mmHg。给予生命体征监测、一级护理、流食、氧气吸入3升/分、抗炎、营养心肌、祛痰等药物治疗。经评估提出护理问题如下：

护理问题	护理措施	护理评价
1. 潜在并发症：猝死　与手术有关	密切观察患者生命体征，监测心率、呼吸、血压、脉搏1次/h，如有异常及时通知医生，安置患者于抢救室，准备好抢救物品及药品	患者生命体征平稳
2. 低效性呼吸型态　与手术创伤有关	1. 指导患者深呼吸及有效咳嗽排痰，遵医嘱雾化吸入4次/日 2. 给予半卧位，氧气吸入3升/分	患者呼吸平稳

续表

护理问题	护理措施	护理评价
3. 有体液失衡的危险	1. 遵医嘱给予静脉补液，监测患者血液电解质指标 2. 观察患者心率的变化，有无口渴和表情淡漠等，如有异常，及时通知医生	患者体液平衡，无口渴症状，电解质指标在正常范围内
4. 舒适的改变与术后肢体活动受限、长时间卧床有关	1. 指导患者适当抬高患肢，术侧手行半抓拳活动 2. 协助患者取舒适卧位（半坐卧位、侧卧位）	患者术后第六日下床活动，生活部分自理

三、其他护士评价

护理问题	护理措施	护理评价
1. 紧张、焦虑与担心手术预后有关	1. 针对患者病情及思想活动，随时做好心理疏导 2. 向患者详细讲解冠状动脉旁路移植术后护理配合要点，讲解成功案例，以增强患者战胜疾病的信心	患者术后紧张、焦虑情绪得到有效缓解，心情舒畅
2. 潜在并发症：下肢静脉血栓	1. 抬高患肢，嘱患者主动活动双下肢，主动活动下肢6次/日，被动活动下肢活动6次/日 2. 观察患者皮肤伤口情况，有无红肿、发热和硬结等	患者无下肢静脉血栓形成

四、护士长评价

1. 查房效果评价　通过这次查房我们对冠状动脉旁路移植术又有了进一步的了解，同时明确了患者存在的主要护理问题、应采取的护理措施和护理重点。

2. 护理措施落实评价　管床护士提出的各项护理措施均落实到位。注意做好患者的心理护理及出院指导，包括饮食、用药、活动及复查等内容，鼓励患者适量活动。

3. 护理问题评价　补充护理问题。

护理问题	护理措施	护理评价
便秘　与术后卧床有关	1. 指导患者增加膳食纤维多的食物，嘱患者家属给予患者腹部顺时针按摩 2. 必要时遵医嘱应用缓泻剂 3. 早期下床活动	患者应用开塞露后排便一次

五、安全管理

1. 风险管理　针对有高血压病史的冠心病患者，应养成良好的生活习惯。戒烟酒，避免情绪激动，保持良好的心态，保持大便通畅，预防脑血管意外。

2. 疾病安全管理　做好健康教育，尤其是出院宣教，患者出院后如有心绞痛、持续发热、乏力、呼吸困难、脉搏不规律时及时就医。

六、专业前沿知识

现代研究认为：高血压是冠心病易患因素之一，有相当比例的冠心病患者患有高血压，而高血压又有促进冠心病发生发展的作用。研究还表明：平均每天少摄入5%食盐，平均舒张压可降低4mmHg。限制摄盐量不仅有利于控制血压，还能够减轻心脏负荷，对冠心病的防治有重要意义。我们应该拓宽护士知识面，提高饮食宣教的健康教育能力。

病例2　二尖瓣-机械瓣置换

一、病历汇报

【现病史】患者男性，60岁，6月前开始出现活动后心悸、气短症状，自觉心跳加快，心跳间歇感，有胸痛，偶有夜间睡眠中憋醒，坐起后好转，并出现间断尿量减少，下肢浮肿。入院测T 36.4℃，P 98次/分，R 20次/分，BP 170/90mmHg。

【既往史】无。

【查体】患者神志清楚，两肺呼吸音稍减弱，未闻及干、湿啰音，心界无扩大，心律齐，各瓣膜区未闻及明显病理性杂音。

【实验室及辅助检查】心电图提示：二尖瓣后叶瓣下腱索断裂并脱垂，二尖瓣大量反流，三尖瓣少中量反流，肺动脉高压。

【入院诊断】心脏瓣膜病。

【主要治疗措施】改善循环，调节水、电解质平衡，利尿等药物治疗。

护理问题	护理措施	护理评价
1. 潜在并发症：猝死　与疾病有关	1. 密切观察患者生命体征，准备好抢救药物随时准备抢救 2. 给予心电图、血压、血氧饱和度监测	目前患者生命体征平稳
2. 潜在并发症：出血　与应用抗凝抗血小板药物有关	1. 密切观察患者皮肤黏膜有无出血，尿便有无出血 2. 延长注射部位按压时间 3. 嘱患者勿用坚硬物挖耳抠鼻以免引起出血	目前患者无出血
3. 慢性疼痛　与胸闷、疼痛有关	1. 观察患者疼痛性质、部位、持续时间 2. 告知患者 12 小时内绝对卧床休息 3. 遵医嘱使用止痛药物，并观察用药效果	目前患者胸闷、疼痛症状已缓解
4. 焦虑、恐惧　与环境陌生、生活环境改变及对疾病知识缺乏了解，担心预后有关	1. 介绍病区环境、人员、制度，为患者创造安全舒适的环境 2. 向患者讲解疾病的相关知识如检查、饮食、治疗，讲解情绪与疾病的关系，以保持乐观情绪的重要性，介绍成功病例，使患者树立战胜疾病的信心	目前患者情绪稳定，积极配合各项检查治疗
5. 知识缺乏　缺乏对疾病认知与疾病相关检查、饮食、治疗知识	向患者讲解相关检查注意事项、饮食、治疗知识等	患者已基本掌握相关检查前后注意事项、饮食内容并积极配合

于入院后第三日 8:30 在全麻体外循环下行二尖瓣－机械瓣置换术，术毕于 12:30 转往重症医学科治疗，于术后第三天转入心胸外科。测 T 36.2℃，P 96 次/分，R 20 次/分，BP 118/88mmHg，患者纵隔、心包引流管接胸瓶，引流液为血性，尿管保留通畅，尿色黄，

给予一级护理，氧气吸入3升/分，调节水电解质平衡，抗感染，祛痰，抑酸保护胃黏膜，益气固脱，养阴生津，抗凝降血脂等治疗。经评估提出护理问题如下：

护理问题	护理措施	护理评价
1. 潜在并发症：猝死　与心肌缺血、缺氧有关	1. 密切观察患者生命体征，准备好抢救药物随时准备抢救 2. 给予心电图、血压、血氧饱和度监测 3. 遵医嘱用药	目前患者生命体征平稳
2. 潜在并发症：出血　与手术及使用抗凝剂有关	1. 严密观察伤口有无渗血情况 2. 观察患者心包、纵隔引流液的颜色、性质、量 3. 观察患者的口腔黏膜、牙龈有无出血，有无血尿、血便等情况 4. 如有出血情况，立即通知医生处理	患者无出血，无黏膜、牙龈出血，无血尿、血便
3. 清理呼吸道无效　与术后有痰不易咳出有关	1. 指导患者有效咳嗽排痰 2. 遵医嘱用药和雾化吸入	患者配合雾化有痰自行咳出
4. 潜在并发症：心律失常　与手术有关	1. 术后严密观察心率、心律、血压变化，遵医嘱准确用药 2. 嘱家人24小时陪伴，使用床档，协助生活护理 3. 给予安全指导，嘱患者避免情绪激动或紧张，缓慢变动体位，保持大便通畅，若出现头晕等症状立即平卧并通知医护人员	患者住院期间生命体征平稳，无心律失常
5. 潜在并发症：机械瓣功能障碍　与术后可能发生细菌性心内膜炎等有关	观察患者有无晕厥、发绀、呼吸困难、无脉等	患者无不适症状
6. 知识缺乏　与缺乏相关疾病知识有关	1. 指导患者管路的自护知识，悬挂警示标识 2. 讲解用药宣教、饮食指导、功能锻炼	患者掌握相关理论知识且无管路脱出

三、其他护士评价

护理问题	护理措施	护理评价
有感染的危险与手术切口和留置尿管有关	1. 严格无菌操作，保持伤口敷料清洁干燥，渗出时及时通知医生 2. 给予患者半卧位，定时翻身拍背 3. 消毒尿道口 2 次/日	患者无感染

四、护士长评价

1. 查房效果评价　通过这次查房我们对心脏瓣膜病又有了进一步的了解，同时明确了患者存在的主要护理问题、应采取的护理措施和护理重点。

2. 护理措施落实评价　管床护士提出的各项护理措施均落实到位。注意做好患者的心理护理及出院指导，包括饮食、用药、活动及复查等内容，鼓励患者适量活动。

3. 护理问题评价　补充护理问题。

护理问题	护理措施	护理评价
1. 潜在并发症：心包填塞　与手术有关	1. 观察患者有无呼吸困难、面色苍白、颈静脉怒张、吞咽困难等症状 2. 监测患者有无脉弱、奇脉 3. 观察心包引流液的颜色、性质、量	患者无心包填塞
2. 紧张、焦虑与担心手术预后有关	1. 针对患者病情及思想活动，随时做好心理疏导 2. 向患者详细讲解手术的作用，讲解同病种成功病例，以增强患者战胜疾病的信心	患者术后紧张、焦虑情绪得到有效缓解，心情舒畅

五、安全管理

1. 风险管理　针对心脏瓣膜病的患者，应进行坠床跌倒的评估，将防范措施落实到位，避免发生意外。

2. 疾病安全管理　在二尖瓣机械瓣置换术后应终身服用抗凝药物，易引起出血；做好皮下出血点的观察。指导患者用药剂量准确，时间和用法准确，按时定期复查。

六、专业前沿知识

目前治疗心脏严重瓣膜性疾病的有效手段仍是心脏机械瓣膜置换术。但由于人工机械瓣膜不是人体本身的组织，血液容易在机械瓣膜及其周围发生凝固，造成血栓栓塞，因此机械瓣膜置换术后需终生抗凝，而术后抗凝正确与否直接影响患者的生存质量。将精细化护理运用于机械瓣膜置换术后抗凝治疗，增进了护理人员的专业知识水平，满足了患者及家属对术后抗凝知识的渴求，更有效地提高了护理质量，提高了患者的生存质量。

病例3　室间隔缺损

一、病历汇报

【现病史】患者男性，23岁，主因阵发性心悸2年，加重2个月于上午8∶00入院。测T 36.4℃，P 98次/分，R 20次/分，BP 120/90mmHg。患者出生后8个月因感冒就诊于当地医院就发现心脏杂音，之后逐渐发现哭闹和安静状态下颜面口唇部青紫，但患者未进行下一步治疗，此后活动耐力逐渐下降，喜蹲踞，并逐渐开始出现手指末端指节增大变粗。

【既往史】平素身体健康，无高血压、冠心病、糖尿病等病史，无肝炎、结核、菌痢等传染病史，无手术、输血、过敏史。

【查体】患者神志清楚，于胸骨左缘三、四肋间可闻及一期收缩期粗糙杂音。

【实验室及辅助检查】超声检查：右室增大，左心正常，室间隔缺损膜周回声中断22mm，剑下四腔可见主动脉和肺动脉均开口于右室。

【入院诊断】室间隔缺损。

【主要治疗措施】给予二级护理、低盐低脂饮食、抑酸、抗炎药物治疗。

二、经评估提出护理问题如下

护理问题	护理措施	护理评价
1. 焦虑　与环境陌生、生活环境改变及对室间隔缺损疾病知识缺乏了解，担心预后有关	1. 介绍病区环境、人员、制度，为患者创造安全舒适的环境 2. 向患者讲解疾病的相关知识如检查、饮食、治疗，讲解情绪与疾病的关系，以及保持乐观情绪的重要性，介绍成功病例，使患者树立战胜疾病的信心	目前患者情绪稳定，积极配合各项检查治疗
2. 知识缺乏　缺乏对疾病认知与疾病相关检查、饮食、治疗知识	1. 向患者讲解相关检查注意事项、饮食、治疗知识等 2. 做好凝血机制、交叉配血试验和术前常规的检查	患者已基本掌握相关检查前后注意事项、饮食内容并积极配合

于13:40在全麻体外循环下行室间隔缺损修补术，过程顺利，术毕于16:30返回病房。测T 36.2℃，P 96次/分，R 20次/分，BP 160/88mmHg，患者经口气管插管，呼吸机辅助呼吸，心包、纵隔、尿管引流，颈内深静脉置管静脉治疗。经评估提出护理问题如下：

护理问题	护理措施	护理评价
1. 潜在并发症：出血	1. 观察患者引流液的颜色、性质、量，如有异常及时通知医生 2. 监测患者生命体征，如心率、吸吸、血压、氧饱和度的变化	患者无出血
2. 急性疼痛　与手术有关	1. 观察患者疼痛的部位、持续时间、性质，必要时遵医嘱用药，观察用药后反应，效果评价 2. 分散患者注意力，减少外界刺激，保持病室环境安静 3. 指导患者咳嗽时保护伤口，适当做深呼吸，缓解疼痛	患者应用止痛泵，疼痛评分2分，能耐受
3. 清理呼吸道无效　与有痰不易咳出有关	1. 指导患者有效咳嗽排痰 2. 给予患者半卧位 3. 遵医嘱雾化吸入 4. 拍背排痰	患者能有效咳嗽排痰，为白色黏痰

续表

护理问题	护理措施	护理评价
4. 低效性呼吸型态 与手术、应用呼吸机辅助呼吸有关	1. 营造良好的病室环境，温度维持在18～22℃，湿度维持在50%～60% 2. 鼓励患者深呼吸和有效咳痰 3. 动态观察患者呼吸情况，保持呼吸道通畅 4. 正确设置呼吸机参数，呼吸机辅助呼吸	患者呼吸平稳，血氧饱和度97%～100%
5. 有感染的危险 与患者肺部感染及留置各种管路有关	1. 严格无菌操作，保持敷料清洁干燥，维持有效的引流，观察引流液的颜色、性质、量 2. 头偏向一侧，以防发生吸入性肺炎 3. 遵医嘱使用抗生素药物 4. 消毒尿道口2次/日，保持会阴清洁 5. 呼吸机管路严格按消毒原则消毒	患者无感染，体温37℃

三、其他护士评价

护理问题	护理措施	护理评价
1. 焦虑 与担心术后有关	1. 针对患者病情及思想活动，随时做好心理疏导 2. 向患者详细讲解手术的作用，以增强患者战胜疾病的信心	患者术后紧张、焦虑情绪得到有效缓解，心情舒畅
2. 知识缺乏 与缺乏疾病知识和留置管路有关	1. 讲解管路的自护知识，悬挂警示标识 2. 讲解同病种成功案例，增强患者战胜疾病的信心 3. 讲解用药知识，健康教育	患者掌握相关知识，管路无脱出
3. 自理能力缺陷 与手术有关	1. 家人伴守 2. 协助患者翻身、坐起、喂饭、饮水等 3. 教会患者使用呼叫器 4. 将日常生活用品放在伸手可取之处	患者自理能力评分20分，家属陪伴，护士协助生活护理

四、护士长评价

1. 查房效果评价 通过这次查房我们对室间隔缺损又有了进一步的了解，同时明确了患者存在的主要护理问题，应采取的护理措施，指出该患者的护理要点：并发症方面的观察和术前、术后的护理。室间隔缺损是左、右心室之间的间隔先天性发育不全导致的左、右心室之间形成异常通路，是发病率最高的小儿先天性心脏病之一。本次查房责任护士汇报病历全面，提出护理问题及相关因素准确，能根据护理计划及时、准确地落实护理措施且效果评价及时。上级护士能正确对下级护士进行指导，补充护理问题准确，护理措施具体可行。

2. 护理措施落实评价 管床护士提出的各项护理措施均落实到位。注意做好患者的心理护理及出院指导，包括饮食、用药、活动及复查等内容，鼓励患者适量活动。

3. 护理问题评价 责任护士提出护理问题及相关因素准确，N1、N2 级护士补充护理问题准确，能根据护理计划及时、准确地落实护理措施并进行效果评价。

4. 补充护理问题

护理问题	护理措施	护理评价
1. 潜在并发症：心律失常 与手术有关	1. 持续心电监护，密切观察心率、心律的变化，如有异常，及时通知医生 2. 在用药期间，观察药物的疗效及副作用	患者窦性心律
2. 潜在并发症：急性左心衰 与左心室容量增大、输液量过多、输液速度过快有关	1. 观察患者有无呼吸困难、咳嗽咳痰、咳血等肺水肿症状 2. 持续监测心功能 3. 记录 24 小时出入量，控制输液速度，注意观察并保持左房压不高于中心静脉压	患者未发生左心衰

五、安全管理

1. 风险管理 针对先天性心脏病术后患者，留置管路较多，应进行管路的评估，将防范措施落实到位，避免发生意外脱管，预防猝死的发生。

2. 疾病安全管理 先天性心脏病患者体质弱，易感染疾病，在住院期间一定要做好无菌操作及预防交叉感染，嘱其注意个人卫生，减少细菌及病毒入侵，天气变化注意防寒保暖，勿在人多、寒冷或湿热的地方活动久留，以免加重心脏负担。

六、专业前沿知识

近年来，医疗技术的不断发展为先天性心脏病的治疗开辟了新途径。比如：应用先天性心脏病介入治疗关闭动脉血管、房间隔缺损和室间隔缺损；应用球囊导管扩张狭窄的瓣膜和血管。心脏外科手术方面，体外循环、深低温麻醉下心脏直视手术的发展以及带瓣管道的使用，使某些复杂心脏畸形在婴儿期甚至新生儿期就可以进行手术，从而大大提高了先天性心脏病根治手术效果。

病例4　法洛四联症

一、病历汇报

【现病史】患者男性，1岁，不满一月时查体发现心脏杂音，进一步超声提示：先天性心脏病、法洛四联症。于上午8:00入院。测T 36.4℃，P 130次/分，R 28次/分，BP 117/53mmHg。

【既往史】无。

【查体】患者神志清楚，营养良好，发育正常，精神反应良好，口唇及四肢末端可见轻度发绀，杵状指，双肺呼吸音清，未闻及干湿性啰音，心音有力，律齐，胸骨左缘3、4肋间可闻及3/6级收缩期杂音，不伴震颤。

【实验室及辅助检查】白细胞总数9.14×10^9/L，粒细胞百分比56.1%，淋巴细胞百分比34.8%。心电图示：电轴右偏，右心房扩大，右心室肥厚。

【入院诊断】法洛四联症。

【主要治疗措施】给予吸氧、祛痰、抗炎药物治疗。

二、经评估提出护理问题如下

护理问题	护理措施	护理评价
1. 活动无耐力 与氧的供需失调有关	1. 使患儿安静，合理安排患儿活动 2. 使患儿处于膝胸卧位，使静脉血留在下肢，因而暂时减少体静脉血回流，有助于使患儿安静 3. 遵医嘱给予吸氧	患儿家长协助患儿四肢活动
2. 有感染的危险 与疾病引起机体免疫下降有关	1. 遵医嘱用药，观察药效 2. 观察患儿体温变化	患儿术前未发生感染
3. 知识缺乏 与家长缺乏对先天性心脏病及法洛四联症疾病认知与疾病相关检查、饮食、治疗知识有关	1. 向家长讲解相关检查注意事项、饮食、治疗知识等 2. 指导家长给患儿多饮水，尤其在睡前或早晨时更应该注意	家长已基本掌握相关检查前后注意事项、饮食内容并积极配合

于9:00在全麻体外循环下行法洛四联症根治术，术毕转入重症监护室，病情平稳后，于10:00转入我科。T 36.2℃，P 134次/分，R 25次/分，BP 110/68mmHg，给予一级护理，生命体征监测，氧气吸入3升/分，强心、利尿、抗感染、适当补液，维持内环境稳定等治疗。经评估提出护理问题如下：

护理问题	护理措施	护理评价
1. 急性疼痛 与手术创伤有关	1. 观察患儿疼痛的部位、持续时间、性质，必要时遵医嘱用药，观察用药后反应，效果评价 2. 分散患儿注意力，减少外界刺激，保持病室环境安静 3. 安抚患儿，使用安抚奶嘴 4. 集中操作，减少刺激，做到“四轻”	患儿应用止痛泵，患儿疼痛减轻，哭闹较少
2. 有感染的危险 与先天性心脏病术后易发感染有关	1. 遵医嘱给予患者抗生素药物治疗 2. 遵守无菌操作原则，观察伤口及敷料情况，保持清洁干燥 3. 减少人员探视，防止发生交叉感染	患儿未发生感染，体温正常，伤口无红肿

续表

护理问题	护理措施	护理评价
3. 有受伤的危险 与患儿年龄小有关	1. 家人伴守，使用床档 2. 及时巡视病房，防止发生坠床 3. 清除地面障碍物，防止下床活动时跌倒 4. 加强患儿家属的宣教，增强防范意识	患儿安全使用床档，家长陪伴，未发生受伤事件
4. 清理呼吸道无效 与患儿年龄小、有痰不会咳出有关	1. 给予患儿翻身拍背 2. 遵医嘱雾化吸入 3. 拥抱患儿，协助咳嗽排痰	患儿雾化后能咳出白色稀薄痰

三、其他护士评价

护理问题	护理措施	护理评价
1. 恐惧　与患儿害怕输液、打针有关	1. 动作轻柔，集中操作，减少不良刺激 2. 与患儿多说话，增进感情 3. 母亲陪伴，增加安全感	患儿恐惧减轻，哭闹减少。
2. 知识缺乏 与家长缺乏疾病知识和留置管路有关	1. 向家属讲解管路的自护知识，悬挂警示标识 2. 向家属讲解同病种成功案例，增强家属战胜疾病的信心 3 向家属讲解用药知识，健康教育	患儿家属掌握相关知识，管路无脱出

四、护士长评价

1. 查房效果评价　通过这次查房我们对法洛四联症又有了进一步的了解，同时明确了患者存在的主要护理问题、应采取的护理措施，指出该患儿的护理要点：针对患者是幼儿，护士能个性化提出护理问题，本次查房上级护士能正确对下级护士进行指导，补充护理问题准确，护理措施具体可行。

2. 护理措施落实评价　管床护士提出的各项护理措施均落实到位。注意做好患儿的心理护理及出院指导，出院宣教也极为重要，术后一个月内避免剧烈的活动；遵医嘱服用强心利尿药，不可随意服药、停药或增减剂量；加强营养食用高蛋白、粗纤维或母乳喂养；出院后 3 个月复查心脏彩超；观察伤口有无红肿。

3. 护理问题评价 责任护士提出护理问题及相关因素准确，N1、N2级护士补充护理问题准确，能根据护理计划及时、准确地落实护理措施并进行效果评价。

4. 补充护理问题

护理问题	护理措施	护理评价
潜在并发症：低心排综合征	1. 严密监测患儿意识，血压、脉搏、中心静脉压、末梢循环情况，如有异常，及时通知医生 2. 保持心包、纵隔、胸腔引流管通畅，妥善固定，防止扭曲、受压、脱出，保持尿管通畅，记录每小时尿量 3. 根据病情，及时调整补液速度及种类，及时有效地使用正性肌力药物和血管活性药物，补充血容量	患者无低心排发生

五、安全管理

1. 风险管理 针对患者为婴幼儿，预防受伤意外发生，家长24小时陪护。

2. 疾病安全管理 患儿术前缺氧发作护理极为重要，多数患儿缺氧发作发生于受外界刺激、环境改变、常规术前检查、抽血、扎针等，因在应激状态下，诱发右室漏斗部痉挛，完全堵塞，使右向左分流增加，肺血流进一步减少所致，患儿呼吸困难，发绀明显加重，甚至可能发生晕厥。所以我们术前病情观察及护理措施要及时、到位、准确。

六、专业前沿知识

法洛四联症最好是积极考虑手术治疗，而且是越早越好，以免耽误孩子的病情。一般来说，如果条件允许，应首选根治性手术治疗。手术年龄根据病情而定，如婴儿缺氧发作，屡发呼吸道感染或晕厥，应及早手术，如果在合适时间手术，手术成功率高，预后良好。

病例 5　预激综合征

一、病历汇报

【现病史】患者女性，63 岁。患者 2 天前无明显诱因出现胸闷、胸痛，休息两小时未缓解，于上午 8:00 入院。测T 36.4℃，P 172 次/分，R 20 次/分，BP 170/90mmHg。

【既往史】既往“发作性心悸、黑矇”病史 30 年，每次持续数秒钟，突发突止，高血压病史 5 年。

【查体】患者神志清楚，两肺呼吸音清，未闻及干湿啰音，腹平软，无压痛及反跳痛，P 172 次/分。

【实验室及辅助检查】心电图检查示：房颤伴心室预激。

【入院诊断】心律失常，预激综合征，阵发性心房颤动。

【主要治疗措施】一级护理，持续心电监测，氧气吸入，同步直流电复律，抗心律失常及补液药物治疗。

二、经评估提出护理问题如下

护理问题	护理措施	护理评价
1. 心律失常　与患者疾病有关	1. 遵医嘱严密观察患者心率及心律的变化，如有异常及时通知医生 2. 遵医嘱药物复律，同步直流电复律，观察用药疗效及不良反应	心电监测示房颤心律
2. 焦虑　与环境陌生、生活环境改变及对疾病知识缺乏了解，担心预后有关	1. 介绍病区环境、人员、制度，为患者创造安全舒适的环境 2. 向患者讲解疾病的相关知识，如检查、饮食、治疗，讲解情绪与疾病的关系，以保持乐观情绪的重要性，介绍成功病例，使患者树立战胜疾病的信心	目前患者情绪稳定，积极配合各项检查治疗
3. 知识缺乏　缺乏对应激综合征及房颤疾病认知与疾病相关检查、饮食、治疗知识	向患者讲解相关检查注意事项、饮食、治疗知识等。	

续表

护理问题	护理措施	护理评价
4. 潜在并发症猝死	1. 遵医嘱严密观察患者心率及心律的变化，如有异常及时通知医生 2. 家人伴守，讲解安全注意事项 3. 备好抢救物品、药品、除颤仪，做好抢救准备	患者已基本掌握相关检查前后注意事项、饮食内容并积极配合 患者未发生猝死

于9:00在局麻下行预激综合征射频消融术，术毕于10:30返回病房。测T 36.2℃，P 96次/分，R 20次/分，BP 119/88mmHg，给予一级护理，生命体征监测，氧气吸入3升/分，常规补液，右侧股动脉穿刺处加压包扎，沙袋压迫，右下肢制动8小时。经评估提出护理问题如下：

护理问题	护理措施	护理评价
1. 潜在并发症：出血　与右侧股动脉穿刺有关	1. 观察患者穿刺点有无渗血、渗液，如有异常及时通知医生 2. 术后绝对卧床，右下肢制动8小时 3. 监测患者生命体征，如心率、吸吸、血压、氧饱和度的变化	患者无出血
2. 潜在并发症：下肢静脉血栓形成　与患者手术及卧床有关	1. 养成良好的排便习惯，保持大便通畅 2. 指导患者主动运动（踝泵运动） 3. 指导家属给予患者被动运动（环抱挤压运动） 4. 观察右侧肢体有无红肿，足背动脉搏动情况，肢体远端皮肤颜色、温度和感觉	患者左侧下肢踝泵运动20次/时，左侧下肢家属环抱挤压运动30分/3小时，患者双下肢无肿胀
3. 潜在并发症：血气胸、血栓栓塞　与射频消融术有关	1. 术后立即心电图检查，持续心电监护，加强巡视 2. 观察有无胸闷、胸痛、呼吸困难等不适症状，及时通知医生	患者未发生血气胸及血栓栓塞

三、其他护士评价

护理问题	护理措施	护理评价
1. 焦虑　与担心术后有关	1. 针对患者病情及思想活动，随时做好心理疏导 2. 向患者详细讲解手术的作用，以增强患者战胜疾病的信心	患者术后紧张、焦虑情绪得到有效缓解，心情舒畅

续表

护理问题	护理措施	护理评价
2. 知识缺乏　与缺乏导管射频消融术相关知识有关	1. 讲解同病种成功案例，增强患者战胜疾病的信心 2. 讲解用药知识，健康教育	患者掌握相关知识

四、护士长评价

1. 查房效果评价　通过这次查房我们对应激综合征以及血管射频消融治疗有了进一步的了解，此技术损伤范围在1～3mm，不会造成机体危害，痛苦小，恢复快，目前已成为根治心动过速最有效的治疗方法。本次查房，责任护士明确了患者存在的主要护理问题，应采取的护理措施，指出该患者的护理要点，责任护士汇报病历全面，提出护理问题及相关因素准确，能根据护理计划及时、准确地落实护理措施且效果评价及时。上级护士能正确对下级护士进行指导，补充护理问题准确，护理措施具体可行。

2. 护理措施落实评价　管床护士提出的各项护理措施均落实到位。注意做好患者的心理护理及出院指导，包括饮食、用药、活动及复查等内容，鼓励患者适量活动。

3. 护理问题评价　责任护士提出护理问题及相关因素准确，N1、N2级护士补充护理问题准确，能根据护理计划及时、准确地落实护理措施并进行效果评价。

4. 补充护理问题

护理问题	护理措施	护理评价
知识缺乏　与缺乏出院饮食相关知识有关	1. 低盐低脂清淡饮食，少食多餐 2. 不喝刺激性饮料，如浓茶、咖啡、可乐等 3. 多食新鲜蔬菜水果等，保持大便通畅	患者掌握相关知识，进食小米粥、素炒芹菜

五、安全管理

1. 风险管理　预激综合征伴房颤者，此类房颤冲动大部分或全部经旁路传至心室，心室率多在200次/分左右，个别可达300次/分左右，除心悸等不适外尚可发生休克、心力衰竭、室颤甚至死亡。

2. 疾病安全管理 并非所有的心动过速都是预激综合征，心动过速的发生有多种原因、多种类型，况且不同类型的心动过速其用药原则是完全不同的，有的甚至是相反的，所以分清心动过速的类型是安全、有效治疗的前提。

六、专业前沿知识

导管射频消融术为目前中国心脏介入治疗中使用的心律失常治疗方式。该方法集合了射频消融、DSA介入技术、血管成像技术等多种医疗手段，对于各种生理电异常引起的心律失常都极其有效，不影响心脏，微创，无副作用，恢复快，痛苦小，应用于心律失常以及预激综合征伴心律失常。

病例6 胸主动脉夹层

一、病历汇报

【现病史】患者男性，53岁，5小时前无明显诱因于夜间出现胸部剧烈疼痛，呈撕裂样，口服硝酸甘油无好转，于上午8:00入院。测T 36.4℃，P 86次/分，R 18次/分，BP 130/90mmHg。

【既往史】既往高血压病史8年，最高血压达190/170mmHg，不规律服用降压药。

【查体】口唇无发绀，无颈静脉怒张，双肺呼吸音清，心界不大，双下肢无浮肿。

【实验室及辅助检查】主动脉CTA示：主动脉夹层动脉瘤，累及主动脉弓、降主动脉。

【入院诊断】主动脉夹层。

【主要治疗措施】给予一级护理，氧气吸入，控制血压，镇静止痛对症治疗。

二、经评估提出护理问题如下

护理问题	护理措施	护理评价
1. 潜在并发症：出血　与瘤体破裂有关	1. 加强巡视，告知患者卧床休息，避免剧烈咳嗽和用力排便及避免情绪激动 2. 备好急救物品和药品，随时做好抢救及手术的准备	患者未发生出血
2. 急性疼痛　与动脉缺血、夹层形成有关	1. 遵医嘱使用镇静止痛药物，观察药效及不良反应 2. 采取舒适的体位，创造清洁、安静、舒心的病房环境 3. 转移患者注意力，使患者心情放松	患者疼痛缓解
3. 组织灌注无效　与血液涡流、血管真腔狭窄有关	1. 触摸并对比四肢动脉搏动强弱，判断有无组织灌注不足 2. 监测每小时尿量，检查尿常规、肾功能等	患者组织灌注量得以改善
4. 焦虑　与环境陌生、生活环境改变及对主动脉夹层疾病知识缺乏了解，担心预后有关	1. 介绍病区环境、人员、制度，为患者创造安全舒适的环境 2. 向患者讲解疾病的相关知识，如检查、饮食、治疗，讲解情绪与疾病的关系，以及保持乐观情绪的重要性，介绍成功病例，使患者树立战胜疾病的信心	目前患者情绪稳定，积极配合各项检查治疗
5. 知识缺乏　缺乏对主动脉夹层疾病认知与疾病相关检查、饮食、治疗知识	向患者讲解相关检查注意事项、饮食、治疗知识等	患者已基本掌握相关检查前后注意事项、饮食内容并积极配合

于六天后9:00在全麻下行主动脉夹层切除人工血管替换术，术毕安返病房。患者保留胸管，引流液为血性，尿管保留通畅，尿色黄，给予一级护理，生命体征监测，氧气吸入3升/分，抗炎、祛痰、抑酸、正肌，提高免疫力治疗。经评估提出护理问题如下：

护理问题	护理措施	护理评价
1. 潜在并发症：出血	1. 观察患者引流液的颜色、性质、量，如有异常及时通知医生 2. 术后每分钟挤压胸管一次，若血性液体持续引流2小时超过4ml/（kg.h），考虑有活动性出血，及时报告医生 3. 监测患者生命体征，如心率、吸吸、血压、氧饱和度的变化	患者无出血

续表

护理问题	护理措施	护理评价
2. 急性疼痛 与手术有关	1. 观察患者疼痛的部位、持续时间、性质，必要时遵医嘱用药，观察用药后反应，效果评价 2. 分散患者注意力，减少外界刺激，保持病室环境安静	患者应用止痛泵
3. 清理呼吸道无效 与有痰不易咳出有关	1. 指导患者有效咳嗽排痰 2. 给予患者半卧位 3. 遵医嘱雾化吸入	患者能有效咳嗽排痰
4. 有感染的危险 与伤口切口和手术有关	1. 遵医嘱使用抗生素 2. 术后患者由于支架的植入，可出现异物反应，出现高热，注意有无感染发生，及时通知医生 3. 注意患者有无胸痛、胸闷或腹痛现象 4. 病室每日进行消毒，限制家属探视	患者未发生感染
5. 有体液失衡的危险 与引流过多，组织灌注不足有关	1. 遵医嘱静脉补液，监测患者营养指标 2. 遵医嘱适当补充电解质，如钾、镁和钙 3. 记录每小时尿量，观察尿液的颜色、性质，监测肾功能	患者出入量平衡，尿量1800～2000ml

三、其他护士评价

护理问题	护理措施	护理评价
1. 潜在并发症：下肢静脉血栓形成 与患者手术有关	1. 养成良好的排便习惯，保持大便通畅 2. 指导患者主动运动（踝泵运动） 3. 指导家属给予患者被动运动（环抱挤压运动）	患者未发生下肢静脉血栓
2. 焦虑 与担心术后有关	1. 针对患者病情及思想活动，随时做好心理疏导 2. 向患者详细讲解手术的作用，以增强患者战胜疾病的信心	患者术后紧张、焦虑情绪得到有效缓解，心情舒畅
3. 知识缺乏 与缺乏术后知识和留置管路有关	1. 讲解管路的自护知识，悬挂警示标识 2. 讲解同病种成功案例，增强患者战胜疾病的信心 3. 讲解用药知识，避免引发血压高的诱因，健康教育	患者掌握相关知识，管路无脱出

四、护士长评价

1. 查房效果评价 通过这次查房我们对主动脉夹层又有了进一步的了解，主动脉夹层首选内科治疗，近端主动脉夹层是手术治疗的绝对适应证，主动脉夹层切除和人工血管重造或替换术是目前常用的手术方式。在主动脉内植入带膜支架的介入治疗因创伤小、成功概率高、恢复快，已成为主动脉夹层的优选方案。在本次查房中，管床护士明确了患者存在的主要护理问题、应采取的护理措施，指出该患者的护理要点责任护士汇报病历全面，提出护理问题及相关因素准确，能根据护理计划及时、准确地落实护理措施且效果评价及时。上级护士能正确对下级护士进行指导，补充护理问题准确，护理措施具体可行。

2. 护理措施落实评价 管床护士提出的各项护理措施均落实到位。注意做好患者的心理护理及出院指导，包括饮食、用药、活动及复查等内容，鼓励患者适量活动。

3. 护理问题评价 责任护士提出护理问题及相关因素准确，N1、N2 级护士补充护理问题准确，能根据护理计划及时、准确地落实护理措施并进行效果评价。

4. 补充护理问题

护理问题	护理措施	护理评价
1. 潜在并发症：脑功能障碍与患者手术有关	1. 观察患者意识、瞳孔、肢体活动情况 2. 遵医嘱给予营养神经和脱水药物，观察疗效和不良反应 3. 氧气吸入，保证充分供氧，防止脑部缺血缺氧	患者神志清醒
2. 有皮肤完整性受损的危险与患者蛋白低、卧床有关	1. 嘱患者翻身 1 次/2 小时 2. 保持床单位清洁干燥 3. 严格床旁交接，悬挂警示标识，病床加用气垫	患者皮肤完整

五、安全管理

1. 风险管理　主动脉夹层常发生于近端胸主动脉，该病隐匿、凶险、诊断率较低、易发生主动脉夹层破裂，血压升高可引起主动脉瘤破裂，出现急性胸痛、失血性休克、昏迷、晕厥、死亡，所以要预防猝死的发生。

2. 疾病安全管理　目前主动脉夹层发病机制仍不清楚，但与高血压息息相关，血压增高使主动脉腔内压力过大，主动脉中层结构受破坏，引起中层结构的裂开，发生夹层，这就要求患者有自我血压管理的能力。我们应指导患者及家属学会家庭血压测量方法及“四定”：定时间、定体位、定血压计、定肢体；遵医嘱服用降压药；指导患者外出随身携带降压药和硝酸甘油类药物，以备应急；了解急救医疗体系，出现严重并发症，及时呼叫。

六、专业前沿知识

急性主动脉夹层是威胁生命的外科急症，由于临床表现急、症状复杂，很难早期正确诊断，常造成患者突然死亡。国际急性主动脉夹层注册是全球多研究中心组成的联合体，创建于1996年，目前涵盖11个国家的30多家医院，其协作中心设在美国密歇根大学。国际急性主动脉夹层注册通过循证医学研究方法对注册的全球各地急性胸主动脉夹层病例进行疾病管理和结果评估的系统分析，其宗旨在于加深对急性主动脉夹层的病因、临床表现及特点、临床预测指标、影像学预测指标和理想治疗策略的认识，从而提高该病的发现率和治疗率。该机构对于总结急性主动脉夹层的治疗经验和推动专业发展具有积极的意义。随着循证医学的不断发展，国际急性主动脉夹层注册也在不断研究并定期发布结果。

第八章　胃十二指肠疾病

病例 1　胃十二指肠溃疡急性穿孔

一、病历汇报

【现病史】患者男性，40 岁，主因上腹疼痛，伴腰部放射，伴恶心、呕吐，伴胃寒，腹胀，最高体温 38.5℃，急诊以“十二指肠穿孔”收入院。

【既往史】患者有“2 型糖尿病”病史 10 年，有服药，具体不详，有“胃溃疡”病史 6 年。

【查体】测 T 38.3℃，P 96 次/分，R 20 次/分，BP 150/80mmHg。患者腹部平坦，全腹软，剑突下压痛，伴反跳痛。

【实验室及辅助检查】急诊查 CT 提示：腹膜后区、肠系膜局限性渗出伴积气，十二指肠水平部局部肠壁轻度水肿、肠壁模糊，提示十二指肠水平段穿孔可能。

【入院诊断】胃十二指肠溃疡急性穿孔。

【主要治疗措施】遵医嘱给予抗炎、护胃、镇痛、补液等治疗。

二、经评估提出护理问题如下

护理问题	护理措施	效果评价
1. 急性疼痛 与胃十二指肠黏膜受侵蚀或胃肠内容物对腹膜的刺激有关	1. 进行疼痛评估，观察、记录患者疼痛性质、程度及伴随症状 2. 给予心理护理、精神安慰 3. 协助患者采取舒适体位如半卧位，指导其进行有节律的深呼吸，达到放松和减轻疼痛的目的 4. 指导患者使用松弛术、分散注意力等方法 5. 遵医嘱给予消炎解痉或止痛药物，以缓解疼痛	患者对疼痛能耐受

续表

护理问题	护理措施	效果评价
2. 焦虑、恐惧 与环境陌生、生活环境改变及对疾病知识缺乏了解，担心手术预后等有关	1. 介绍病区环境、人员、制度，为患者创造安全舒适的环境 2. 向患者讲解疾病相关知识，如检查、饮食、治疗，讲解情绪与疾病的关系，以及保持乐观情绪的重要性，介绍成功病例，使患者树立战胜疾病的信心 3. 分散患者注意力，如听音乐、与人交谈等	患者情绪稳定，积极配合检查及治疗
3. 知识缺乏 缺乏对疾病认知与疾病相关检查、饮食、治疗知识	向患者讲解相关检查注意事项、饮食、治疗知识等	患者掌握相关检查前后注意事项、饮食内容并积极配合

入院后第二日 8:30 患者在全麻下行胃大部分切除术，术毕于 12:40 返回病房，测 T 37.9℃，P 90 次/分，R 20 次/分，BP 140/80mmHg，氧气吸入 3 升/分，胃管、腹腔引流管、尿管均保持通畅，颜色、性质、量均正常。经评估提出护理问题如下：

护理问题	护理措施	效果评价
1. 急性疼痛 与手术创伤、放置引流管，引流管摩擦、牵拉有关	1. 进行疼痛评估，观察、记录疼痛性质、程度及伴随症状 2. 给予心理护理、精神安慰 3. 指导患者咳嗽、深呼吸时按压腹部，以保护伤口，减轻疼痛 4. 病情平稳后协助患者采取半卧位，指导其进行有节律的深呼吸，达到放松和减轻疼痛的目的 5. 妥善固定引流管，防止引流管来回移动所引起的疼痛 6. 指导患者使用松弛术、分散注意力等方法，如听音乐等，以减轻患者对疼痛的敏感性 7. 药物止痛：对诊断明确的剧烈疼痛患者，可分遵医嘱应用止痛药物	患者对疼痛能耐受

续表

护理问题	护理措施	效果评价
2. 潜在并发症：出血、感染、脱管　与手术创伤、缝线结扎不紧、手术留置尿管、胃管，术后抵抗力差，术后带管活动、牵拉、受压有关	1. 密切观察患者神志、面色、生命体征，腹部伤口渗血渗液，胃管、腹腔引流管引流液颜色、性质、量，发现异常及时通知医生 2. 遵医嘱正确应用止血药物 3. 监测体温变化，严格进行无菌操作，各引流管勿太高防止逆流，按时更换各引流袋 4. 遵医嘱给予患者抗菌药物治疗 5. 向患者及家属讲解引流管自护知识 6. 妥善固定引流管并保留适当的长度以利翻身，防止牵拉引流管 7. 悬挂警示标识及做好记录	患者生命体征平稳，腹部伤口包扎完好无渗出，引流管固定良好，各引流管引流颜色、性质均正常
3. 潜在并发症：深静脉血栓　与手术应激、患者高龄、手术后卧床等有关	1. 密切观察患者生命体征、肢体活动情况、感觉、皮肤颜色、温度、肢体有无肿胀 2. 指导患者床上有效咳嗽、深呼吸，肢体主动运动，给予患者按摩双下肢，鼓励患者术后早期下床活动	患者生命体征平稳，肢体活动好，无肿胀，感觉正常
4. 有皮肤完整性受损的危险　与患者高龄，消瘦，术后禁食、水，卧床有关	1. 保持床单位整洁、无渣屑 2. 保持皮肤清洁、干燥，避免排泄物、汗液等浸渍 3. 增加翻身次数 1 次/2 小时 4. 悬挂警示标识，建立翻身卡，受压部位、骨凸处应用减压贴保护，病床使用海绵垫 5. 增加营养，提高抵抗力，改善全身营养状况，进食高热量、高蛋白、富含维生素食物，遵医嘱给予患者静脉输入氨基酸、白蛋白等	患者现皮肤完整
5. 营养失调：低于机体需要量　与禁食、水，胃肠减压，手术创伤等有关	1. 遵医嘱给予患者胃肠外营养治疗，合理安排输液顺序 2. 监测患者生命体征，化验结果	患者生命体征平稳，营养指标得到改善
6. 舒适的改变　与手术创伤、卧床有关	1. 给予患者心理安慰 2. 勤活动、勤翻身，保持舒适卧位 3. 保持病房环境舒适整洁，利于休息	患者身心舒畅
7. 知识缺乏　缺乏疾病手术后康复知识	向患者家属讲解手术后饮食、运动、用药、引流管自护知识	患者及家属掌握术后饮食、运动、用药、引流管自护知识等

续表

护理问题	护理措施	效果评价
8. 潜在并发症：倾倒综合征　与手术创伤有关	1. 指导患者少食多餐，避免吃过甜、过咸、过浓的流质饮食 2. 宜食低碳化合物、高蛋白饮食 3. 用餐时限制饮水喝汤 4. 进餐后平卧20分钟	患者未发生倾倒综合征

三、其他护士评价

护理问题	护理措施	效果评价
1. 紧张、焦虑　与担心手术预后有关	1. 向患者讲解情绪与疾病的关系，以及保持乐观情绪的重要性，介绍成功病例，使患者树立战胜疾病的信心 2. 分散患者注意力，如听音乐、与人交谈等	患者情绪稳定
2. 潜在并发症：水、电解质和酸碱平衡紊乱　与长时间留置胃肠减压、禁食水有关	1. 合理安排输液顺序 2. 了解患者化验结果 3. 监测患者生命体征变化	患者生命体征平稳，未发生水、电解质和酸碱平衡紊乱

四、护士长评价

1. 查房效果评价　胃十二指肠溃疡急性穿孔是我科室常见疾病和重点疾病，通过本次护理查房我们对胃大部分切除术患者术后护理有了进一步的认识，同时明确了患者存在的主要护理问题、应采取的护理措施和护理要点，包括呼吸道护理，防止肺部感染发生，腹腔引流管妥善固定，保持通畅等。责任护士汇报病历全面，提出护理问题及相关因素准确，能根据护理计划及时、准确地落实护理措施且效果评价及时。上级护士能正确对下级护士进行指导，补充护理问题准确，护理措施具体可行。

2. 护理措施落实评价　责任护士能根据护理计划及时、准确地落实护理措施，其中指导患者床上有效咳嗽、深呼吸，肢体主动运动，给予患者按摩双下肢，鼓励患者术后早期下床活动。保持病房环境舒适整洁，利于休息。

3. 护理问题评价 责任护士提出护理问题及相关因素准确，N1、N2级护士补充护理问题准确，能根据护理计划及时、准确地落实护理措施并进行效果评价。

4. 补充护理问题

护理问题	护理措施	效果评价
有体液不足的危险 与出血，禁食、水等有关	1. 遵医嘱给予患者补充液体及电解质 2. 正确指导患者饮食 3. 了解患者化验结果 4. 监测患者生命体征变化	患者生命体征平稳，未发生水、电解质和酸碱平衡紊乱

五、安全管理

1. 鼓励患者早起下床活动，防止肠粘连。

2. 高龄患者有压疮、坠床跌倒或下肢静脉血栓形成风险时，落实科室相应护理计划及护理措施。

六、专业前沿知识

胃大部分切除术术后应警惕并发症的发生，严格禁止摄入食物，持续对胃肠实施减压；同时及时地给予补液，以便建立静脉营养供给途径；积极地进行抗感染治疗；护士需精确地记录梗阻患者每天的胃液量，防止水、电解质紊乱出现，及时给患者补充钾；对于梗阻部位发生在吻合口者，采用地塞米松和高渗盐水进行洗胃处理，以利于梗阻部位水肿消失；护士当给予患者半卧体位，督促、嘱咐患者适当地进行床下运动；严格依照医嘱给患者实施理疗。护士要时刻注意各引流管是否滑脱及有无堵塞，一定要使引流管总是处于畅通状态；密切注意引流液的颜色、质量等物理性质，一旦患者引流管出现了长时间无引流液的情况后，当迅速地寻找原因并及时予以处理；对于需要进行负压引流的管道，切记要使其维持在负压状态；在引流期间，护士要定时按压引流管道，一般每间隔1～2小时便对引流管实施一次按压，以便及时地将管道内的血块等固体物质清除出来，防止引流管被堵；协助患者进行翻身，并将引流管位置放置妥当，以避免引流管滑脱。

病例 2　胃癌

一、病历汇报

【现病史】患者男性，39 岁，主因 2 年余前无明显诱因下出现上腹部饱胀不适，无恶心、呕吐，时有嗳气、反酸，门诊以“腹痛性质待查”收入院。

【既往史】既往“慢性胃炎”病史两年，未规律服药。

【查体】测 T 36.5℃，P 74 次/分，R 18 次/分，BP 120/80mmHg。患者精神可，纳差，睡眠良好，二便无特殊；无胸闷、气短，无心慌、心悸、心前区不适感，偶有恶心症状；体重明显减轻。

【入院诊断】胃恶性肿瘤。

【主要治疗措施】遵医嘱给予抗炎、镇痛、补液、抑酸等治疗。

二、经评估提出护理问题如下

护理问题	护理措施	效果评价
1. 焦虑、恐惧 与环境陌生、生活环境改变及对疾病知识缺乏了解，担心手术预后等有关	1. 介绍科室相关制度、人员及住院环境，介绍检查科室的位置，为患者创造安全舒适的环境 2. 向患者讲解疾病相关知识，如检查、饮食、治疗，讲解情绪与疾病的关系，以及保持乐观情绪的重要性 3. 分散患者注意力，如听音乐、与人交谈等 4. 嘱患者避免情绪激动、过度劳累、突然用力、饱餐、吸烟等危险因素	患者情绪稳定，积极配合检查及治疗

续表

护理问题	护理措施	效果评价
2. 知识缺乏　缺乏对疾病认知与疾病相关检查、饮食、治疗知识	向患者讲解相关检查注意事项、饮食、治疗知识等	患者掌握相关检查前后注意事项、饮食内容并积极配合

入院后三天，8:30 患者在全麻下行胃癌根治术。术毕于 11:40 返回病房，测 T 36.7℃，P 78 次/分，R 19 次/分，BP 120/70mmHg，氧气吸入 3 升/分，胃管、腹腔引流管、尿管均保持通畅，颜色、性质、量均正常。经评估提出护理问题如下：

护理问题	护理措施	效果评价
1. 疼痛　与手术创伤，放置引流管，引流管摩擦、牵拉有关	1. 进行疼痛评估，观察、记录疼痛性质、程度及伴随症状 2. 给予心理护理、精神安慰 3. 指导患者咳嗽、深呼吸时按压腹部，以保护伤口，减轻疼痛 4. 病情平稳后协助患者采取半卧位，指导其进行有节律的深呼吸，达到放松和减轻疼痛的目的 5. 妥善固定引流管，防止引流管来回移动所引起的疼痛 6. 指导患者使用松弛术、分散注意力等方法，如听音乐等，以减轻患者对疼痛的敏感性 7. 药物止痛：对诊断明确的剧烈疼痛患者，可遵医嘱应用止痛药物	患者对疼痛能耐受
2. 潜在并发症：出血　与手术有关	1. 遵医嘱给予血氧饱和度监测、心电监测每小时记录一次 2. 遵医嘱给予止血药物和抑酸药物，安抚患者卧床休息，保持引流管通畅，避免管道脱落、受压、扭曲、堵塞等，每日更换引流袋 3. 观察引流液的颜色、性质、量，若血性液体 >100ml/h，及时通知医生 注意观察伤口敷料有无渗血渗液	患者生命体征平稳，腹部伤口包扎完好，无渗血渗液，引流管固定良好，各引流管引流颜色性质均正常
3. 舒适的改变：腹胀　与年龄，手术持续时间，术后卧床，应用麻醉药、止痛药有关	1. 评估患者舒适程度 2. 观察患者腹部情况，有无排气 3. 鼓励患者活动，更换体位，以促进肠蠕动的恢复	现患者无腹胀发生

续表

护理问题	护理措施	效果评价
4. 潜在并发症：术后肠粘连 与术后卧床有关	鼓励患者多翻身，及早下床活动，促进肠蠕动恢复，预防肠粘连	患者无肠粘连发生
5. 潜在并发症：有双下肢深静脉血栓发生的危险 与术后卧床有关	1. 密切观察患者生命体征，如肢体活动情况、感觉、皮肤颜色、温度、肢体有无肿胀 2. 床头悬挂警示标示，主动下肢活动 4 次/日，被动活动、家属环形挤压按摩 4 次/日，应用抗血栓泵 2 次/日	患者生命体征平稳，肢体活动好，无下肢静脉血栓发生
6. 有皮肤完整性受损的危险 与长期受压导致局部组织缺血缺氧坏死有关	1. 保持床单位整洁、无渣屑 2. 保持皮肤清洁、干燥，避免排泄物、汗液等浸渍 3. 增加翻身次数 1 次/2 小时 4. 悬挂警示标识，建立翻身卡，受压部位、骨凸处应用减压贴保护，病床使用海绵垫 5. 增加营养，提高抵抗力，改善全身营养状况，进食高热量、高蛋白、富含维生素食物，遵医嘱给予患者静脉输入氨基酸、白蛋白等	患者现皮肤完整
7. 营养失调：低于机体需要量 与禁食、水，胃肠减压，手术创伤等有关	1. 遵医嘱给予患者胃肠外营养治疗，合理安排输液顺序 2. 监测患者生命体征、化验结果	患者生命体征平稳，营养指标得到改善
8. 自理能力缺陷 与手术创伤卧床有关	1. 给予患者心理安慰 2. 勤活动勤翻身，保持舒适卧位 3. 保持病房环境舒适整洁，利于休息	患者身心舒畅
9. 知识缺乏 缺乏疾病手术后康复知识	再次向患者家属讲解手术后饮食、运动、用药、引流管自护知识	患者及家属掌握术后饮食、运动、用药、引流管自护知识等

三、其他护士评价

护理问题	护理措施	效果评价
1. 有感染的危险：口腔感染　与禁食、水，留置胃管有关	1. 口腔护理 2 次/日 2. 观察口腔黏膜 2 次/日	患者目前口腔黏膜完整无破溃
2. 自理能力缺陷　与手术有关	1. 协助患者如厕、穿衣、饮食等，将日常用品放于患者伸手可及处 2. 按摩和被动运动患肢、鼓励指导和协助患者进行肢体功能训练	患者表示理解并积极配合

四、护士长评价

1. 查房效果评价　随着胃癌的发病率逐渐年轻化，收入我科的胃癌患者人数有上升趋势。通过本次护理查房我们明确了患者存在的主要护理问题、应采取的护理措施和护理要点，有一定的临床指导意义。责任护士汇报病历全面，提出护理问题及相关因素准确，能根据护理计划及时、准确地落实护理措施且效果评价及时。上级护士能正确对下级护士进行指导，补充护理问题准确，护理措施具体可行。

2. 护理问题评价　责任护士提出护理问题及相关因素准确，N1、N2 级护士补充护理问题准确，能根据护理计划及时、准确地落实护理措施并进行效果评价。

3. 补充护理问题

护理问题	护理措施	效果评价
低效性呼吸型态　与术后卧床、活动量少、切口疼痛、呼吸运动受限、肺部炎症有关	1. 保持病室内空气新鲜，每天通风 2 次，并注意保暖 2. 鼓励患者咳嗽、咳痰，协助患者翻身、拍背，拍背时要由下向上，由外向内	患者目前呼吸状况良好

五、安全管理

1. 患者疼痛时遵医嘱给予解痉镇痛药物，严格遵照医嘱按时按量执行。高龄患者有压疮、坠床跌倒或下肢静脉血栓形成风险时，落实科室相应护理计划及护理措施。

2. 对患者做好健康教育：保持良好的心态，适量运动，养成健康、规律的生活方式；戒烟戒酒，避免摄入浓茶、咖啡等对胃黏膜有损害的食物；进食应规律，少量多餐，细嚼慢咽，循序渐进，避免刺激性食物及烟熏油炸的食物；应多进食水果、蔬菜，鱼、虾、瘦肉等高蛋白质，低脂肪、富含维生素的食物，以促进伤口的恢复和愈合。

3. 如出现腹痛、腹胀、黑便等症状应及时就医检查。

六、专业前沿知识

晚期胃癌在临床就诊的患者中占了很大比例。对这类晚期胃癌采取何种治疗方案最为合适，一直存有争议。既往多数患者放弃根治手术切除机会。但随着胃癌现代治疗理论的发展和技术进步，目前对晚期胃癌的治疗观念也有所转变，一些以往认为无法切除或者切除后效果不好，通过手术切除（如联合脏器切除）获得了较为理想的效果，延长了生存期，改善了生活质量的病例已陆续有报道，因此，对晚期胃癌，应改变旧的消极意识，采取积极治疗的新观念。

第九章　阑尾炎

病例1　急性阑尾炎

一、病历汇报

【现病史】患者男性，32岁，主因转移性右下腹痛6小时，急诊以“急性阑尾炎”收入院。测T 36.9℃，P 80次/分，R 20次/分，BP 130/80mmHg。

【既往史】既往“慢性胃炎”病史两年，未规律服药。

【查体】全腹软，未及腹部肿块，剑突下轻压痛，无反跳痛；右下腹压痛明显，反跳痛阳性，结肠充气试验阳性，肠鸣音正常。

【入院诊断】急性阑尾炎。

【主要治疗措施】拟全麻下行腹腔镜阑尾切除术，根据情况放置腹腔引流管。术后选择有效的抗生素和补液治疗等。

二、经评估提出护理问题如下

护理问题	护理措施	护理评价
1. 急性疼痛　与阑尾炎症刺激壁腹膜有关	1. 观察患者腹部症状和体征，观察患者疼痛性质、部位、持续时间 2. 协助患者取舒适的体位，如半卧位，可放松腹肌，减轻腹部张力，缓解疼痛	目前患者腹痛症状较前缓解
2. 焦虑　与环境陌生、生活环境改变及对疾病知识缺乏了解，担心预后有关	1. 介绍病区环境、人员、制度，为患者创造安全舒适的环境 2. 向患者讲解疾病的相关知识，如检查、饮食、治疗，讲解情绪与疾病的关系，以及保持乐观情绪的重要性，介绍成功病例，使患者树立战胜疾病的信心	目前患者情绪稳定，积极配合各项检查治疗

续表

护理问题	护理措施	护理评价
3. 知识缺乏 缺乏对疾病认知与疾病相关检查、饮食、治疗知识	1. 向患者讲解相关检查注意事项、饮食、治疗知识等 2. 术前宣教：向患者及家属讲解手术前的相关知识	患者已基本掌握相关检查前后注意事项、饮食内容并积极配合

于入院当日9:00行腹腔镜阑尾切除术，术毕于10:30返回病房。测T 36.6℃，P 80次/分，R 20次/分，BP 130/80mmHg，给予生命体征监测，氧气吸入3升/分，抗炎补液等治疗。经评估提出护理问题如下：

护理问题	护理措施	护理评价
1. 有感染的危险 与腹部切口感染有关	1. 观察伤口敷料情况，保持伤口的清洁、干燥 2. 观察引流液的颜色、性质、量，并作好记录，如有出血情况，立即通知医生处理	患者伤口敷料清洁干燥，伤口无感染、无出血
2. 营养失调：低于机体需要量 与禁食和手术创伤有关	1. 禁食或进食不足时，遵医嘱经胃肠外途径补充足够热量，以维持患者良好的营养状态 2. 待肛门排气，胃肠功能恢复后遵医嘱予高蛋白、高纤维素、易消化的低脂食物，禁胀气食物	患者住院期间营养指标良好
3. 知识缺乏 与患者缺乏导管自护知识有关	1. 床头悬挂警示标识 2. 指导患者和家属妥善固定管路，避免导管受压、打折、脱落，保持引流通畅及导管脱落的自护知识 3. 对患者进行饮食指导	患者掌握导管自护知识，导管保留通畅
4. 躯体活动障碍 与全麻术后体位受限、卧床有关	1. 指导患者术后去枕平卧6小时 2. 6小时后协助患者取舒适卧位并指导患者尽早下床活动	患者术后6小时下床活动

三、其他护士评价

护理问题	护理措施	护理评价
焦虑　与担心手术预后有关	1. 针对患者病情及思想活动，随时做好心理疏导 2. 向患者详细讲解手术的作用，以及就患者病情而言，腹腔镜手术是目前具有创伤小、恢复快、治疗效果最佳的方法，以增强患者战胜疾病的信心	患者术后紧张、焦虑情绪得到有效缓解，心情舒畅

四、护士长评价

1. 查房效果评价　通过这次查房我们对急性阑尾炎又有了进一步的了解，同时明确了患者存在的主要护理问题、应采取的护理措施和护理重点，包括观察患者术后有无腹胀、腹痛及其他不适症状，鼓励患者尽早下地活动，促进肠道的活动，预防肠粘连。

2. 护理措施落实评价　管床护士提出的各项护理措施均落实到位。注意做好患者的心理护理及出院指导，包括饮食、用药、活动及复查等内容，鼓励患者适量活动。

3. 护理问题评价　补充护理问题。

护理问题	护理措施	护理评价
沐浴/卫生自理缺陷	1. 加强基础护理 2. 患者常用的生活物品放在患者易取处 3. 协助患者在病房内活动	患者生活基本自理

五、安全管理

1. 风险管理　针对留置腹腔引流管患者的评估，将防范措施落实到位，避免发生意外脱管。

2. 疾病安全管理　在 PCI 术后拔出鞘管时，伤口局部加压易引发血管迷走反射，易引起低血压；应备好利多卡因，协助医生在拔除鞘管前局部麻醉，减轻患者的疼痛感；备齐阿托品、多巴胺等抢救药物，密切观察心率、血压、呼吸的变化，及早发现病情变化；迷走反射性低血压表现为血压下降伴心率减慢、恶心、呕吐、出冷汗，严重时心跳停止。

六、专业前沿知识

腹腔镜阑尾切除术与开腹阑尾切除术两种手术方法的适应证基本相同，腹腔镜具有安全、效果好、术后疼痛少、功能恢复快及术后肠粘连少等优越性。术后并发症的发生率、平均住院时间、术后恢复时间等方面明显优于开腹手术。腹腔镜阑尾切除术与开腹阑尾切除术比较具有明显的优势，可作为急性阑尾炎治疗的首选术式。

第十章 结、直肠疾病

病例1 直肠癌

一、病历汇报

【现病史】患者男性，42岁，主因腹痛11天余，无腹泻、腹胀，门诊以“腹痛性质待查”收入院。

【既往史】既往“高血压”病史3年，最高170/90mmHg，未规律服药，未监测血压。

【查体】测T 37.7℃，P 80次/分，R 20次/分，BP 130/80mmHg。患者现精神差，无头晕，有轻度头痛，无胸闷、气短，无心慌、心悸、心前区不适感，偶有恶心症状，距肛缘约7厘米触及直肠前臂肿块，质脆，上缘未能触及，直肠不全梗阻，指套退出染黏液血便。

【入院诊断】直肠癌合并腹腔广泛转移。

【主要治疗措施】遵医嘱给予抗炎、镇痛、补液等治疗。

二、经评估提出护理问题如下

护理问题	护理措施	效果评价
1. 焦虑、恐惧与环境陌生、生活环境改变及对疾病知识缺乏了解，担心手术预后等有关	1. 介绍科室相关制度、人员及住院环境，介绍检查科室的位置，为患者创造安全舒适的环境 2. 向患者讲解疾病相关知识，如检查、饮食、治疗，讲解情绪与疾病的关系，以及保持乐观情绪的重要性 3. 分散患者注意力，如听音乐、与人交谈等 4. 嘱患者避免情绪激动、过度劳累、突然用力、饱餐、吸烟等危险因素	患者情绪稳定，积极配合检查及治疗

续表

护理问题	护理措施	效果评价
2. 知识缺乏　缺乏对疾病认知与疾病相关检查、饮食、治疗知识	向患者讲解相关检查注意事项、饮食、治疗知识等	患者掌握相关检查前后注意事项、饮食内容并积极配合

于入院后第三日 8:30 患者在全麻下行剖腹探查术。术毕于 10:40 返回病房，测 T 36.1℃，P 80 次/分，R 20 次/分，BP 130/80mmHg，氧气吸入 3 升/分，胃管、腹腔引流管、尿管均保持通畅，颜色、性质、量均正常。经评估提出护理问题如下：

护理问题	护理措施	效果评价
1. 急性疼痛　与手术创伤，放置引流管，引流管摩擦、牵拉有关	1. 进行疼痛评估，观察、记录疼痛性质、程度及伴随症状 2. 给予心理护理、精神安慰 3. 指导患者咳嗽、深呼吸时按压腹部，以保护伤口，减轻疼痛 4. 病情平稳后协助患者采取半卧位，指导其进行有节律的深呼吸，达到放松和减轻疼痛的目的 5. 妥善固定引流管，防止引流管来回移动所引起的疼痛 6. 指导患者使用松弛术、分散注意力等方法，如听音乐等，以减轻患者对疼痛的敏感性 7. 药物止痛：对诊断明确的剧烈疼痛患者，可遵医嘱应用止痛药物	患者对疼痛能耐受
2. 潜在并发症：出血　与手术有关	1. 遵医嘱给予血氧饱和度监测、心电监测每小时记录一次 2. 遵医嘱给予止血药物和抑酸药物，安抚患者卧床休息，保持引流管通畅，避免管道脱落、受压、扭曲、堵塞等，每日更换引流袋 3. 观察引流液的颜色、性质、量，若血性液体 >100ml/h，及时通知医生 4. 注意观察伤口敷料有无渗血渗液	患者生命体征平稳，腹部伤口包扎完好，无渗血渗液，引流管固定良好，各引流管引流颜色、性质均正常
3. 潜在并发症：术后肠粘连　与术后卧床有关	鼓励患者多翻身，及早下床活动，促进肠蠕动恢复，预防肠粘连	患者无肠粘连发生

续表

护理问题	护理措施	效果评价
4. 潜在并发症：有双下肢深静脉血栓发生的危险 与术后卧床有关	1. 密切观察患者生命体征，肢体活动情况、感觉、皮肤颜色、温度、肢体有无肿胀 2. 床头悬挂警示标识 3. 主动下肢活动4次/日，被动活动，家属环形挤压按摩4次/日 4. 应用抗血栓泵2次/日	患者生命体征平稳，肢体活动好，无下肢静脉血栓发生
5. 有皮肤完整性受损的危险 与长期受压导致局部组织缺血缺氧坏死有关	1. 保持床单位整洁、无渣屑 2. 保持皮肤清洁、干燥，避免排泄物、汗液等浸渍 3. 增加翻身次数，1次/2小时 4. 悬挂警示标识，建立翻身卡，受压部位、骨凸处应用减压贴保护，病床使用海绵垫 5. 增加营养，提高抵抗力，改善全身营养状况，进食高热量、高蛋白、富含维生素食物，遵医嘱给予患者静脉输入氨基酸、白蛋白等	患者现皮肤完整
6. 营养失调 低于机体需要量 与禁食、水，胃肠减压，手术创伤等有关	1. 遵医嘱给予患者胃肠外营养治疗，合理安排输液顺序 2. 监测患者生命体征，化验结果	患者生命体征平稳，营养指标得到改善
7. 舒适的改变 与手术创伤、卧床有关	1. 给予患者心理安慰 2. 勤活动勤翻身，保持舒适卧位 3. 保持病房环境舒适整洁，利于休息	患者身心舒畅
8. 知识缺乏 缺乏疾病手术后康复知识	再次向患者家属讲解手术后饮食、运动、用药、引流管自护知识	患者及家属掌握术后饮食、运动、用药、引流管自护知识等

三、其他护士评价

护理问题	护理措施	效果评价
1. 有感染的危险：口腔感染 与禁食、水，留置胃管有关	1. 口腔护理2次/日 2. 观察口腔黏膜2次/日	患者目前口腔黏膜完整无破溃

续表

护理问题	护理措施	效果评价
2. 自理能力缺陷与手术有关	1. 协助患者如厕、穿衣、饮食等，将日常用品放于患者伸手可及处 2. 按摩和被动运动患肢，鼓励、指导和协助患者进行肢体功能训练	患者表示理解并积极配合

四、护士长评价

1. 查房效果评价　直肠癌是我科室常见疾病和重点疾病，通过本次护理查房我们对直肠癌患者术后护理有了进一步的认识，同时明确了患者存在的主要护理问题、应采取的护理措施和护理要点，包括呼吸道护理，防止肺部感染发生，腹腔引流管妥善固定，保持通畅等。责任护士汇报病历全面，提出护理问题及相关因素准确，能根据护理计划及时、准确地落实护理措施且效果评价及时。上级护士能正确对下级护士进行指导，补充护理问题准确，护理措施具体可行。

2. 护理问题评价　责任护士提出护理问题及相关因素准确，N1、N2 级护士补充护理问题准确，能根据护理计划及时、准确地落实护理措施并进行效果评价。

3. 补充护理问题

护理问题	护理措施	效果评价
低效性呼吸型态与术后卧床、活动量少、切口疼痛、呼吸运动受限、肺部炎症有关	1. 保持病室内空气新鲜，每天通风 2 次，并注意保暖 2. 鼓励患者咳嗽咳痰，协助患者翻身、拍背，拍背时要由下向上，由外向内	患者目前呼吸状况良好

五、安全管理

患者疼痛时遵医嘱给予解痉镇痛药物，严格遵照医嘱按时按量执行。高龄患者有压疮、坠床/跌倒或下肢静脉血栓形成风险时，落实科室相应护理计划及护理措施。

六、专业前沿知识

加速康复外科是指采用一系列有循证医学证据的围术期处理的优化措施，减少手术患者生理和心理的创伤应激，达到患者快速康复的目的。在结直肠癌患者围术期的具体措施包括：加强对患者及其家属的心理支持及健康教育；缩短术前禁食、水时间，术前根据患者具体情况放置胃管和导尿管，创口采用可吸收缝线、不常规放置腹腔引流管，在维持患者生命体征平稳的前提下，限制术后输液量，鼓励患者早期下床活动，从而促进患者康复，降低医疗支出的目的，目前在国内外多个学科领域得以推广应用。

病例 2　结肠癌

一、病历汇报

【现病史】患者女性，42 岁，主因右下腹疼痛性包块半年，门诊以“腹痛性质待查”收入院。

【既往史】否认“肝炎”“结核”等传染病史，否认“高血压病”“糖尿病”史，否认手术外伤史，否认药物、食物过敏史。

【查体】测 T 36.8℃，P 80 次/分，R 20 次/分，BP 110/70mmHg，神志清，精神可，发育正常，营养良好，自主体位。实验室及器械检查：B 超：右下腹混合性包块，约 3.6cm × 4.0cm × 2.7cm；肠镜示：升结肠近肝曲约 4cm × 5cm 新生物阻塞肠腔，表面不平，易出血，肠镜不能通过。

【入院诊断】升结肠肿瘤。

【主要治疗措施】手术治疗。

二、经评估提出护理问题如下

护理问题	护理措施	效果评价
1. 焦虑、恐惧　与环境陌生，生活环境改变及对疾病知识缺乏了解，担心手术预后等有关	1. 介绍科室相关制度、人员及住院环境，介绍检查科室的位置，为患者创造安全舒适的环境 2. 向患者讲解疾病相关知识如检查、饮食、治疗，讲解情绪与疾病的关系，以及保持乐观情绪的重要性 3. 分散患者注意力，如听音乐、与人交谈等 4. 嘱患者避免情绪激动、过度劳累、突然用力、饱餐、吸烟等危险因素	患者情绪稳定，积极配合检查及治疗
2. 知识缺乏　缺乏对疾病认知与疾病相关检查、饮食、治疗知识	向患者讲解相关检查注意事项、饮食、治疗知识等	患者掌握相关检查前后注意事项、饮食内容并积极配合

于入院后第三日 8:30 患者在全麻下行根治性右半结肠切除术。术毕于 12:40 返回病房，测 T 36.1℃，P 80 次/分，R 20 次/分，BP 130/80mmHg，氧气吸入 3 升/分，胃管、腹腔引流管、尿管均保持通畅，颜色、性质、量均正常。经评估提出护理问题如下：

护理问题	护理措施	效果评价
1. 疼痛　与手术创伤，放置引流管，引流管摩擦、牵拉有关	1. 进行疼痛评估，观察、记录疼痛性质、程度及伴随症状 2. 给予心理护理、精神安慰 3. 指导患者咳嗽、深呼吸时按压腹部，以保护伤口，减轻疼痛 4. 病情平稳后协助患者采取半卧位，指导其进行有节律的深呼吸，达到放松和减轻疼痛的目的 5. 妥善固定引流管，防止引流管来回移动所引起的疼痛 6. 指导患者使用松弛术、分散注意力等方法，如听音乐等，以减轻患者对疼痛的敏感性 7. 药物止痛：对诊断明确的剧烈疼痛患者，可遵医嘱应用止痛药物	患者对疼痛能耐受

续表

护理问题	护理措施	效果评价
2. 潜在并发症：出血　与手术有关	1. 遵医嘱给予血氧饱和度监测、心电监测每小时记录一次 2. 遵医嘱给予止血药物和抑酸药物，安抚患者卧床休息，保持引流管通畅，避免管道脱落、受压、扭曲、堵塞等，每日更换引流袋 3. 观察引流液的颜色、性质、量，若血性液体＞100ml/h，及时通知医生 4. 注意观察伤口敷料有无渗血渗液	患者生命体征平稳，腹部伤口包扎完好，无渗血、渗液，引流管固定良好，各引流管引流颜色、性质均正常
3. 潜在并发症：术后肠粘连　与术后卧床有关	鼓励患者多翻身，及早下床活动，促进肠蠕动恢复，预防肠粘连	现患者无肠粘连发生
4. 潜在并发症：有双下肢深静脉血栓发生的危险　与术后卧床有关	1. 密切观察患者生命体征，如肢体活动情况、感觉、皮肤颜色、温度、肢体有无肿胀 2. 床头悬挂警示标识 3. 主动下肢活动 4 次/日，被动活动、家属环形挤压按摩 4 次/日 4. 应用抗血栓泵 2 次/日	患者生命体征平稳，肢体活动好，无下肢静脉血栓发生
5. 有皮肤完整性受损的危险　与长期受压导致局部组织缺血缺氧坏死有关	1. 保持床单位整洁、无渣屑 2. 保持皮肤清洁、干燥，避免排泄物、汗液等浸渍 3. 增加翻身次数，1 次/2 小时 4. 悬挂警示标识，建立翻身卡，受压部位、骨凸处应用减压贴保护，病床使用海绵垫 5. 增加营养，提高抵抗力，改善全身营养状况，进食高热量、高蛋白、富含维生素食物，遵医嘱给予患者静脉输入氨基酸、白蛋白等	患者现皮肤完整
6. 营养失调　低于机体需要量　与禁食、水，胃肠减压，手术创伤等有关	1. 遵医嘱给予患者胃肠外营养治疗，合理安排输液顺序 2. 监测患者生命体征、化验结果	患者生命体征平稳，营养指标得到改善
7. 舒适的改变　与手术创伤、卧床有关	1. 给予患者心理安慰 2. 勤活动，勤翻身，保持舒适卧位 3. 保持病房环境舒适整洁，利于休息	患者身心舒畅
8. 知识缺乏　缺乏疾病手术后康复知识	再次向患者家属讲解手术后饮食、运动、用药、引流管自护知识	患者及家属掌握术后饮食、运动、用药、引流管自护知识等

三、其他护士评价

护理问题	护理措施	效果评价
1. 有感染的危险：口腔感染　与禁食水、留置胃管有关	1. 口腔护理 2 次/日 2. 观察口腔黏膜 2 次/日	患者目前口腔黏膜完整无破溃
2. 自理能力缺陷与手术有关	1. 协助患者如厕、穿衣、饮食等，将日常用品放于患者伸手可及处 2. 按摩和被动运动患肢、鼓励指导和协助患者进行肢体功能训练	患者表示理解并积极配合

四、护士长评价

1. 查房效果评价　结肠癌是我科室常见疾病和重点疾病，通过本次护理查房我们对结肠癌患者术后护理有了进一步的认识，同时明确了患者存在的主要护理问题、应采取的护理措施和护理要点，包括呼吸道护理，防止肺部感染发生，腹腔引流管妥善固定、保持通畅等。责任护士汇报病历全面，提出护理问题及相关因素准确，能根据护理计划及时、准确地落实护理措施且效果评价及时。上级护士能正确对下级护士进行指导，补充护理问题准确，护理措施具体可行。

2. 护理问题评价　责任护士提出护理问题及相关因素准确，N1、N2 级护士补充护理问题准确，能根据护理计划及时、准确地落实护理措施并进行效果评价。

3. 补充护理问题

护理问题	护理措施	效果评价
低效性呼吸型态与术后卧床、活动量少、切口疼痛、呼吸运动受限、肺部炎症有关	1. 保持病室内空气新鲜，每天通风 2 次，并注意保暖 2. 鼓励患者咳嗽咳痰，协助患者翻身、拍背，拍背时要由下向上，由外向内	患者目前呼吸状况良好

五、安全管理

患者疼痛时遵医嘱给予解痉镇痛药物，严格遵照医嘱按时按量执行。高龄患者有压疮、坠床/跌倒或下肢静脉血栓形成风险时，落实科室相应护理计划及护理措施。

六、专业前沿知识

早期癌内镜下可以根治的病变可以采取内镜微创治疗，中晚期癌治疗方法是以手术为主，辅以化疗、免疫治疗以及其他支持治疗的综合方案，以提高手术切除率，降低复发率，提高生存率。手术治疗的原则：尽量根治，保护盆腔自主神经，保存性功能、排尿功能和排便功能，提高生存质量。手术方法如下：

（1）右半结肠切除术适用于盲肠、升结肠及结肠肝曲部的癌肿；

（2）左半结肠切除术适用于降结肠、结肠脾曲部癌肿；

（3）横结肠切除术适用于横结肠癌肿；

（4）乙状结肠癌肿除切除乙状结肠外，还应做降结肠切除或部分直肠切除；

（5）伴有肠梗阻的手术原则，患者情况允许，可作一期切除吻合。如患者情况差，可先作结肠造口术，待病情好转后行二期根治性切除术；

（6）不能作根治术的手术原则，肿瘤浸润广泛，或与周围组织、脏器固定不能切除时，肠管已梗阻或可能梗阻，可作短路手术，也可作结肠造口术。如果远处脏器转移而局部肿瘤尚允许切除时，可用局部姑息切除，以解除梗阻、慢性失血、感染中毒等症状。

病例3　溃疡性结肠炎

一、病历汇报

【现病史】患者男性，55岁，主因反复解黏液血便2年余，复发加重 4 天以“溃疡性结肠炎”收入我科。

【既往史】否认“高血压、冠心病”病史。无肝炎、结核、伤寒等传染病史，否认外伤、输血史，否认食物、药物过敏史，预防接种史不详。

【实验室及辅助检查】肠镜示：炎症性肠病；盆腔 CT 平扫 + 增强：溃疡性结肠可能性大，乙状结肠最明显。

【查体】测 T 37.8℃，P 86 次/分，R 20 次/分，BP 110/60mmHg，查体发现双下肢凹陷水肿，肠镜检查提示溃疡性结肠炎可能，自发病以来，患者精神状态一般，体力差，食欲食量下降，睡眠差，体重下降约 20kg，小便基本正常。

【入院诊断】溃疡性结肠炎。

【主要治疗措施】遵医嘱给予抗炎、补液等治疗。

二、经评估提出主要护理问题如下

护理问题	护理措施	效果评价
1. 焦虑、恐惧　与环境陌生、生活环境改变及对疾病知识缺乏了解有关	1. 介绍病区环境、人员、制度，为患者创造安全舒适的环境 2. 向患者讲解疾病相关知识，如检查、饮食、治疗，讲解情绪与疾病的关系，以及保持乐观情绪的重要性，使患者树立战胜疾病的信心	患者情绪稳定，积极配合检查及治疗
2. 腹泻　与结肠炎症有关	1. 全身症状明显的患者应卧床休息，注意腹部保暖，可用暖水袋腹部热敷，以减弱肠道运动，减少排便次数，并有利于腹痛等症状的减轻 2. 加强肛周皮肤的护理，排便后应用温水清洗肛周，保持清洁干燥，涂无菌凡士林或抗生素软膏以保护肛周皮肤，或促进损伤处愈合 3. 稳定患者情绪，以减轻症状	患者大便次数减少，恢复正常的排便形态
3. 腹痛　与肠道炎症、溃疡有关	1. 嘱患者注意休息，给予舒适的体位，保持安静 2. 观察并记录患者腹痛的部位、性质及程度，发作的时间、频率、持续时间 3. 局部热疗法：除急腹症外，对疼痛局部可应用热水袋进行热敷，从而解除肌肉痉挛而达到止痛效果 4. 遵医嘱给予解痉药物	患者主诉腹痛减轻或缓解

三、其他护士评价

护理问题	护理措施	效果评价
1. 营养失调：与低于机体需要量、大量蛋白质丢失和机体吸收障碍有关	1. 指导患者进食质软、易消化、少纤维素又富含营养的食物。一般为高热、高蛋白、低渣饮食；为患者提供良好的就餐环境，增进食欲 2. 加强口腔护理，保持口腔湿润、清洁，以增进食欲 3. 严重禁食者，按医嘱给予静脉高营养，如脂肪乳、氨基酸等	体重增加，无贫血症状或贫血症状得到改善，水电解质平衡，无脱水征
2. 有体液不足的危险：与摄入减少有关	1. 根据医嘱，增加液体入量 2. 进行健康教育，告知患者在发热、感染时摄入一定量水分的必要性，教给患者或家属如何观察脱水以及怎样增加体液入量的方法	住院期间保证24小时机体需要量

四、护士长评价

1. 查房效果评价 通过本次护理查房我们明确了患者存在的主要护理问题、应采取的护理措施和护理要点，有一定的临床指导意义。责任护士汇报病历全面，提出护理问题及相关因素准确，能根据护理计划及时、准确地落实护理措施且效果评价及时。上级护士能正确对下级护士进行指导，补充护理问题准确，护理措施具体可行。

2. 护理问题评价 责任护士提出护理问题及相关因素准确，N1、N2级护士补充护理问题准确，能根据护理计划及时、准确地落实护理措施并进行效果评价。

3. 护理问题评价

护理问题	护理措施	效果评价
潜在并发症：感染、出血、穿孔、深静脉血栓、中毒性巨肠炎、急性肠穿孔、肠梗阻	观察粪便的量、性状、排便次数，做好记录。观察腹痛的部位、性质、程度及生命体征的变化。有无皮肤干燥、弹性差等脱水征象。监测有无水及电解质失衡的现象。及时发现大出血、肠穿孔等并发症	患者未发生并发症

五、安全管理

疾病安全管理：爆发性急性发作期和严重慢性型患者应卧床休息，高龄患者有压疮、坠床或下肢静脉血栓形成风险时，落实科室相应护理计划及护理措施。

六、专业前沿知识

注意饮食卫生，不要暴饮暴食。以清淡、高热量、少油腻、少纤维、易消化、富含营养食物为宜，如鱼、瘦肉、水蒸蛋、豆制品等。发作期间进无渣半流食（如豆浆、水蒸蛋、面条、稀饭等）。勿食牛奶、乳制品、生蔬菜、芹菜、笋类、咖啡、巧克力、冰汽水和辛辣食物等以免加重病情或导致症状复发。

病例 4　结肠破裂

一、病历汇报

【现病史】患者男性，55 岁，主因外伤后腹部疼痛不适 3 小时余急诊以“肠破裂”收入我科。

【既往史】否认“高血压、冠心病”病史，无肝炎、结核、伤寒等传染病史，否认外伤、输血史，否认食物、药物过敏史，预防接种史不详。

【查体】测 T 37.9℃　P 87 次/分　R 22 次/分　BP 117/75mmHg。B 超检查：腹腔积液，活跃的气体回声及肠管活动异常。

【入院诊断】肠破裂。

【主要治疗措施】手术治疗。

二、经评估提出主要护理问题如下

护理问题	护理措施	效果评价
1. 恐惧焦虑与环境改变、对手术的畏惧有关	1. 介绍病区环境、人员、制度，为患者创造安全舒适的环境 2. 向患者讲解疾病治疗方法，讲解情绪与疾病的关系，以及保持乐观情绪的重要性，使患者树立战胜疾病的信心	患者情绪稳定，积极配合检查及治疗
2. 急性疼痛与疾病有关	1. 进行疼痛评估，观察、记录患者疼痛性质、程度及伴随症状 2. 给予心理护理、精神安慰	患者对疼痛能耐受

入院后当日 12:30 患者在全麻下行剖腹探查术 + 结肠破裂修补术 + 清创术 + 腹盆腔引流术，术毕于 15:40 返回病房，测 T 36.9℃，P 90 次/分，R 20 次/分，BP 130/80mmHg，氧气吸入 3 升/分，血氧饱度 99%，胃管、腹腔引流管、尿管均保持通畅，颜色、性质、量均正常。

经评估提出主要护理问题如下：

护理问题	护理措施	效果评价
1. 急性疼痛与手术创伤，放置引流管，引流管摩擦、牵拉有关	1. 进行疼痛评估，观察、记录疼痛性质、程度及伴随症状 2. 给予心理护理、精神安慰 3. 指导患者咳嗽、深呼吸时按压腹部，以保护伤口，减轻疼痛 4. 病情平稳后协助患者采取半卧位，指导其进行有节律的深呼吸，达到放松和减轻疼痛的目的 5. 妥善固定引流管，防止引流管来回移动所引起的疼痛 6. 指导患者使用松弛术、分散注意力等方法，如听音乐等，以减轻患者对疼痛的敏感性 7. 药物止痛：对诊断明确的剧烈疼痛患者，可遵医嘱应用止痛药物	患者对疼痛能耐受

续表

护理问题	护理措施	效果评价
2. 潜在并发症：出血　与手术有关	1. 遵医嘱给予血氧饱和度监测、心电监测，每小时记录一次 2. 遵医嘱给予止血药物和抑酸药物，安抚患者卧床休息，保持引流管通畅，避免管道脱落、受压、扭曲、堵塞等，每日更换引流袋 3. 观察引流液的颜色、性质、量，若血性液体 >100ml/h，及时通知医生 4. 注意观察伤口敷料有无渗血渗液	患者生命体征平稳，腹部伤口包扎完好，无渗血渗液，引流管固定良好，各引流管引流颜色性质均正常
3. 潜在并发症：术后肠粘连　与术后卧床有关	鼓励患者多翻身，及早下床活动，促进肠蠕动恢复，预防肠粘连	现患者无肠粘连发生
4. 潜在并发症：有双下肢深静脉血栓发生的危险　与术后卧床有关	1. 密切观察患者生命体征，如肢体活动情况、感觉、皮肤颜色、温度、肢体有无肿胀 2. 床头悬挂警示标识 3. 主动下肢活动 4 次/日，被动活动、家属环形挤压按摩 4 次/日 4. 应用抗血栓泵 2 次/日	患者生命体征平稳，肢体活动好，无下肢静脉血栓发生
5. 有皮肤完整性受损的危险　与长期受压导致局部组织缺血缺氧坏死有关	1. 保持床单位整洁、无渣屑 2. 保持皮肤清洁、干燥，避免排泄物、汗液等浸渍 3. 增加翻身次数 1 次/2 小时 4. 悬挂警示标识，建立翻身卡，受压部位、骨凸处应用减压贴保护，病床使用海绵垫 5. 增加营养，提高抵抗力，改善全身营养状况，进食高热量、高蛋白、富含维生素食物，遵医嘱给予患者静脉输入氨基酸、白蛋白等	患者现皮肤完整
6. 营养失调：低于机体需要量　与禁食、水，胃肠减压，手术创伤等有关	1. 遵医嘱给予患者胃肠外营养治疗，合理安排输液顺序 2. 监测患者生命体征、化验结果	患者生命体征平稳，营养指标得到改善
7. 舒适的改变　与手术创伤、卧床有关	1. 给予患者心理安慰 2. 勤活动，勤翻身，保持舒适卧位 3. 保持病房环境舒适整洁，利于休息	患者身心舒畅
8. 知识缺乏　缺乏疾病手术后康复知识	再次向患者家属讲解手术后饮食、运动、用药、引流管自护知识	患者及家属掌握术后饮食、运动、用药、引流管自护知识等

三、其他护士评价

护理问题	护理措施	效果评价
1. 有感染的危险：口腔感染与禁食、水，留置胃管有关	1. 口腔护理 2 次/日 2. 观察口腔黏膜 2 次/日	患者目前口腔黏膜完整无破溃
2. 自理能力缺陷与手术有关	1. 协助患者如厕、穿衣、饮食等，将日常用品放于患者伸手可及处 2. 按摩和被动运动患肢，鼓励、指导和协助患者进行肢体功能训练	患者表示理解并积极配合

四、护士长评价

1. 查房效果评价 通过本次护理查房我们对结肠破裂患者术后护理有了进一步的认识，同时明确了患者存在的主要护理问题、应采取的护理措施和护理要点，包括呼吸道护理，防止肺部感染发生，腹腔引流管妥善固定，保持通畅等。责任护士汇报病历全面，提出护理问题及相关因素准确，能根据护理计划及时、准确地落实护理措施且效果评价及时。上级护士能正确对下级护士进行指导，补充护理问题准确，护理措施具体可行。

2. 护理问题评价 责任护士提出护理问题及相关因素准确，N1、N2 级护士补充护理问题准确，能根据护理计划及时、准确地落实护理措施并进行效果评价。

3. 补充护理问题

护理问题	护理措施	效果评价
低效性呼吸型态与术后卧床、活动量少、切口疼痛、呼吸运动受限、肺部炎症有关	1. 保持病室内空气新鲜，每天通风 2 次，并注意保暖 2. 鼓励患者咳嗽咳痰，协助患者翻身、拍背，拍背时要由下向上，由外向内	患者目前呼吸状况良好

五、安全管理

患者疼痛时遵医嘱给予解痉镇痛药物，严格遵照医嘱按时按量执行。高龄患者有压疮、坠床/跌倒或下肢静脉血栓形成风险时，落实科室相应护理计划及护理措施。

六、专业前沿知识

加强对患者及其家属的心理支持及健康教育，术前根据患者具体情况放置胃管和导尿管，创口采用可吸收缝线，在维持患者生命体征平稳的前提下，限制术后输液量，鼓励患者早期下床活动，从而促进患者康复，降低医疗支出，目前在国内外多个学科领域得以推广应用。

病例 5　肠梗阻

一、病历汇报

【现病史】患者男性，55 岁，主因腹痛、腹胀伴停止排气、排便 4 天，门诊以“肠梗阻”收入我科。

【既往史】否认“高血压、冠心病”病史，无肝炎、结核、伤寒等传染病史，否认外伤、输血史，否认食物、药物过敏史，预防接种史不详。

【查体】测 T 36.4℃　P 70 次/分　R 24 次/分　BP 109/65mmHg。患者神清，精神差，强迫体位，全身皮肤黏膜无黄染，全身浅表淋巴结无肿大，胸廓对称，无畸形，胸壁静脉无曲张，双肺呼吸运动对称，呼吸音清，无鸣音，心律齐，无杂音，腹平坦，肌软，四肢无畸形，运动良好，生理反射存在。

【实验室及辅助检查】腹部 B 超示：肠管扩张，腹腔积液，腹部立位平片可见液气平面。

【入院诊断】肠梗阻。

【主要治疗措施】遵医嘱给予抗炎、补液治疗。

二、经评估提出护理问题如下

护理问题	护理措施	效果评价
1. 焦虑、恐惧 与环境改变有关	1. 热情接待患者，介绍病区环境及有关规章制度，介绍责任护士、医生及病友 2. 提供安静、舒适的病区环境，减少不良刺激，注意休息，保证睡眠 3. 经常巡视病房，关心、安慰患者，耐心讲解患者提出的问题	患者情绪稳定，能配合治疗。
2. 急性疼痛　与疾病有关	1. 嘱患者注意休息，给予舒适的体位，保持安静，观察并记录患者腹痛的部位、性质及程度，发作的时间、频率、持续时间 2. 遵医嘱给予解痉药物	主诉腹痛减轻或缓解
3. 体液不足　与长期禁食、水及呕吐，引流液丢失有关	1. 遵医嘱给予患者补充液体及电解质 2. 了解患者化验结果 3. 监测患者生命体征变化	住院期间保证 24 小时机体需要量

三、其他护士评价

护理问题	护理措施	效果评价
1. 潜在并发症：水、电解质和酸碱平衡紊乱　与长时间留置胃肠减压、禁食水有关	1. 合理安排输液顺序 2. 了解患者化验结果 3. 监测患者生命体征变化	患者生命体征平稳，未发生水、电解质和酸碱平衡紊乱
2. 体温升高：与腹腔感染有关	按时监测体温，合理应用抗生素，体温异常及时处理	患者体温正常

四、护士长评价

1. 查房效果评价　通过本次护理查房我们明确了患者存在的主要护理问题、应采取的护理措施和护理要点，有一定的临床指导意义。责任护士汇报病历全面，提出护理问题及相关因素准确，能根据护理计划及时、准确地落实护理措施且效果评价及时。上级护士能正确对下级护士进行指导，补充护理问题准确，护理措施具体可行。

2. 护理问题评价 责任护士提出护理问题及相关因素准确，N1、N2级护士补充护理问题准确，能根据护理计划及时、准确地落实护理措施并进行效果评价。

3. 补充护理问题

护理问题	护理措施	效果评价
潜在并发症：口腔感染	口腔护理：向患者解释口腔卫生的重要性，卧床期间，给予口腔护理，每日2次 指导患者或家属掌握口腔护理方法，干燥者可涂石蜡油等湿润剂	患者口腔清洁、无异味

五、安全管理

1. 少食刺激性强的辛辣食物，宜食营养丰富、高维生素、易消化吸收的食物；反复发生粘连性肠梗阻的患者少食粗纤维食物，避免暴饮暴食，饭后忌剧烈活动。

2. 便秘者应注意通过调整饮食、腹部按摩等方法保持大便通畅，无效者可适当予以口服缓泻剂，避免用力排便。

六、专业前沿知识

治疗原则是解除梗阻和矫正全身生理紊乱，非手术治疗适用于粘连性肠梗阻、麻痹性或痉挛性肠梗阻、蛔虫或粪块堵塞引起的肠梗阻以及肠套叠早期患者，其基本方法包括：禁食禁饮、胃肠减压、解痉止痛、矫正体液失调、防止感染和中毒。

手术治疗适用于绞窄性肠梗阻、非手术治疗无效的肠梗阻或必须用手术解除梗阻的肠梗阻（如肿瘤、肠畸形等）。

病例 6　肛门、直肠周围脓肿

一、病历汇报

【现病史】患者男性，46 岁，主因 3 个月前患者无诱因地出现肛门左后方肿胀、疼痛，呈现持续性的跳痛，3 天前肿痛加剧，自觉肛门坠胀明显，门诊以“肛周脓肿”收入我科。

【既往史】否认“高血压、冠心病”病史，无肝炎、结核、伤寒等传染病史，否认外伤、输血史，否认食物、药物过敏史，预防接种史不详。

【查体】T 37.8℃，P 80 次/分，R 20 次/分，BP 130/70mmHg，肛门位置正常，于肛门左后方 5 点处距肛缘约 1.5cm 可见一大小约 1.5cm ×1cm 肿块，表面红肿不明显，边界清晰，触之质韧，中央区可扪及波动感，压痛较明显。

【实验室及辅助检查】诊断性穿刺：局部穿刺抽到脓液可诊断。

【入院诊断】肛周脓肿。

【主要治疗措施】手术治疗。

二、经评估提出主要护理问题如下

护理问题	护理措施	效果评价
1. 恐惧：焦虑与环境改变，知识缺乏，对手术的畏惧有关	1. 介绍病区环境、人员、制度，为患者创造安全舒适的环境 2. 向患者讲解疾病相关知识，如检查、饮食、治疗，讲解情绪与疾病的关系，以及保持乐观情绪的重要性，使患者树立战胜疾病的信心	患者情绪稳定，积极配合检查及治疗
2. 急性疼痛与肛周脓肿有关	1. 进行疼痛评估，观察、记录患者疼痛性质、程度及伴随症状 2. 给予心理护理、精神安慰 3. 遵医嘱给予止痛药物，以缓解疼痛	患者对疼痛能耐受

入院当日 16:30 患者在腰麻下行肛周脓肿切开引流术，术毕于 17:40

返回病房，测 T 37.9℃，P 78 次/分，R 19 次/分，BP 130/80mmHg，伤口敷料包扎好，无渗血渗液。

经评估提出主要护理问题如下：

护理问题	护理措施	效果评价
1. 疼痛　与手术有关	1. 体位：指导患者采取舒适体位，避免局部受压加重疼痛 2. 温水坐浴：指导患者每日早晚及便后用温水，温度 39 ~ 41℃，自己感觉舒适即可，每次 20 ~ 30 分钟 3. 遵医嘱给予止痛药	患者对疼痛能耐受
2. 便秘　与疼痛惧怕排便有关	1. 饮食：多饮水，以清淡并含有较多纤维素的食品为宜，如菠菜、芹菜、冬瓜等。水果类如西瓜、苹果、香蕉、梨等；可选绿茶、菊花茶、金银花茶、绿豆汤等饮料。忌食辛辣、坚硬不消化食物 2. 遵医嘱予以缓泻剂	患者未发生便秘

三、其他护士评价

护理问题	护理措施	效果评价
体温位升高与感染有关	1. 遵医嘱应用抗生素，控制感染 2. 切口的护理：保持肛周清洁，定时换药 3. 对症处理：高热患者给予物理降温	体温恢复正常

四、护士长评价

1. 查房效果评价　通过本次护理查房我们明确了患者存在的主要护理问题、应采取的护理措施和护理要点，有一定的临床指导意义。责任护士汇报病历全面，提出护理问题及相关因素准确，能根据护理计划及时、准确地落实护理措施且效果评价及时。上级护士能正确对下级护士进行指导，补充护理问题准确，护理措施具体可行。

2. 护理问题评价　责任护士提出护理问题及相关因素准确，N1、N2 级护士补充护理问题准确，能根据护理计划及时、准确地落实护理措施并进行效果评价。

3. 补充护理问题

护理问题	护理措施	效果评价
潜在并发症：尿潴留、肛门失禁	1. 由于术中麻醉，术后伤口疼痛，老年人前列腺增生肥大等原因，易致小便困难或尿意频繁、淋沥不尽，指导患者轻揉小腹部或热敷膀胱区 2. 指导患者做提肛运动，可增强括约肌功能，促进局部血液循环	患者未发生并发症

五、安全管理

1. 养成定时排便习惯，避免久蹲不起或过分使劲用力。

2. 作腹部按摩：从右下腹开始向上、向左、再向下顺时针按摩，每天 2 ~ 3 次，每次 10 ~ 20 回。

六、专业前沿知识

经手术治疗后出院时，给予必要的指导是一个不可忽视的重要环节。正确地从饮食、卫生、起居、生活与工作等方面做好预防工作，积极做好本病的自我保健和治疗，克服畏惧、紧张情绪。如病情有变，应及时到医院检查治疗，避免疾病进一步发展。所以对出院的患者要指导其做到以下几点：①忌辛辣烟酒，多食蔬菜水果，保持大便软化畅通；②大便后用高锰酸钾液坐浴，保持肛周清洁卫生；③3 个月后到门诊复查，检查治疗情况，防止瘘道形成。如已形成瘘道，应确定进一步的治疗方案。

病例 7　痔

一、病历汇报

【现病史】患者男性，55 岁，主因便时肛门内肿物脱出 5 年，症状加重，脱出肿物不可回纳，门诊以“混合痔”收入我科。

【既往史】否认“高血压、冠心病”病史，无肝炎、结核、伤寒等传染病史，否认外伤、输血史，否认食物、药物过敏史，预防接种史不详。

【查体】T 36.7℃，P 68 次/分，BP 132/76mmHg，R 18 次/分，皮肤、黏膜无黄染，巩膜无黄染。颈软，气管居中，甲状腺无肿大。全身浅表淋巴结未触及。两肺呼吸音清，未闻及啰音。心律齐，各瓣膜区未闻及杂音。腹软，无压痛，肝脾肋下未触及。双下肢无浮肿。神经系统无异常。

【实验室及辅助检查】肛门口母痔区肿物跨齿线，直肠指诊无触到肿块，肛垫充血肥大下移。

【入院诊断】混合痔。

【主要治疗措施】手术治疗。

二、经评估提出主要护理问题如下

护理问题	护理措施	效果评价
1. 恐惧、焦虑与环境改变，知识缺乏，对手术的畏惧有关	1. 介绍病区环境、人员、制度，为患者创造安全舒适的环境 2. 向患者讲解疾病相关知识，如检查、饮食、治疗，讲解情绪与疾病的关系，以及保持乐观情绪的重要性，使患者树立战胜疾病的信心	患者情绪稳定，积极配合检查及治疗
2. 舒适度改变与肿块脱出有关	1. 提供舒适的病房环境 2. 及时更换床单位 3. 告知患者如何减少痔块脱出	患者情绪稳定，睡眠未受影响，能配合治疗和护理

入院第三日 10:30 患者在腰麻下行痔上黏膜环切术，术毕于 12:40 返回病房，测 T 36.9℃，P 77 次/分，R 18 次/分，BP 130/80mmHg，伤口敷料包扎好，无渗血渗液。

经评估提出主要护理问题如下：

护理问题	护理措施	效果评价
1. 疼痛　与手术有关	1. 体位：指导患者采取舒适体位，避免局部受压加重疼痛 2. 温水坐浴：指导患者每日早晚及便后用温水，温度 39 ~ 41℃，自己感觉舒适即可，每次 20 ~ 30 分钟 3. 遵医嘱给予止痛药	患者对疼痛能耐受
2. 便秘　与疼痛惧怕排便有关	1. 饮食：多饮水，以清淡并含有较多纤维素的食品为宜，如菠菜、芹菜、冬瓜等。水果类如西瓜、苹果、香蕉、梨等；可选绿茶、菊花茶、金银花茶、绿豆汤等饮料。忌食辛辣、坚硬不消化食物 2. 遵医嘱予以缓泻剂	患者未发生便秘

三、其他护士评价

护理问题	护理措施	效果评价
体温位升高与感染有关	1. 遵医嘱应用抗生素，控制感染 2. 切口的护理：保持肛周清洁，定时换药 3. 对症处理：高热患者给予物理降温	体温恢复正常

四、护士长评价

1. 查房效果评价　通过本次护理查房我们明确了患者存在的主要护理问题、应采取的护理措施和护理要点，有一定的临床指导意义。责任护士汇报病历全面，提出护理问题及相关因素准确，能根据护理计划及时、准确地落实护理措施且效果评价及时。上级护士能正确对下级护士进行指导，补充护理问题准确，护理措施具体可行。

2. 护理问题评价　责任护士提出护理问题及相关因素准确，N1、N2 级护士补充护理问题准确，能根据护理计划及时、准确地落实护理措施并进行效果评价。

3. 补充护理问题

护理问题	护理措施	效果评价
潜在并发症：尿潴留，出血	1. 由于术中麻醉、术后伤口疼痛、老年人前列腺增生肥大等原因，易致小便困难或尿意频繁、淋沥不尽，指导患者轻揉小腹部或热敷膀胱区 2. 观察创口敷料渗血渗液情况	患者术后生命体征平稳，肛周敷料外层干燥，无便血便痛，未有并发症发生

五、安全管理

1. 养成定时排便习惯，避免久蹲不起或过分使劲用力。

2. 作腹部按摩：从右下腹开始向上、向左、再向下顺时针按摩，每天 2～3 次，每次 10～20 回。

六、专业前沿知识

坚持每晚热水或中药坐浴，养成定时排便习惯，及时治疗泄泻或便秘，保持肛门清洁避免刺激，便纸宜柔软，不穿紧身裤子和粗糙内裤，防止过度疲劳，进行适当体育锻炼。

病例 8　肛瘘

一、病历汇报

【现病史】患者男性，53 岁，主因反复肛旁肿痛 1 年余，门诊以“肛瘘”收入我科。

【既往史】否认“高血压、冠心病”病史，无肝炎、结核、伤寒等传染病史，否认外伤、输血史，否认食物、药物过敏史，预防接种史不详。

【查体】T 36.2℃，P 78 次/分，BP 132/76mmHg，R 18 次/分，可见外口常在肛门周围皮肤上或臀部形成一突起或凹陷。周围皮肤因脓液刺激，常有脱皮发红，有时有肉芽组织由外口内突出。

【实验室及辅助检查】肛缘后侧距肛 2cm 见两肛瘘外口，皮下探及条索硬结通向肛内。

【入院诊断】肛瘘。

【主要治疗措施】手术治疗。

二、经评估提出主要护理问题如下

护理问题	护理措施	效果评价
1. 恐惧、焦虑　与环境改变，知识缺乏，对手术的畏惧有关	1. 介绍病区环境、人员、制度，为患者创造安全舒适的环境 2. 向患者讲解疾病相关知识，如检查、饮食、治疗，讲解情绪与疾病的关系，以及保持乐观情绪的重要性，使患者树立战胜疾病的信心	患者情绪稳定，积极配合检查及治疗
2. 急性疼痛：与疾病有关	1. 进行疼痛评估，观察、记录患者疼痛性质、程度及伴随症状 2. 给予心理护理、精神安慰 3. 遵医嘱给予止痛药物，以缓解疼痛	患者对疼痛能耐受

入院当日 14:30 患者在腰麻下行肛瘘切除术，术毕于 16:40 返回病房，测 T 36.9℃，P 77 次/分，R 18 次/分，BP 130/80mmHg，伤口敷料包扎好，无渗血渗液。

经评估提出主要护理问题如下：

护理问题	护理措施	效果评价
1. 焦虑：与手术及术后康复有关	1. 将患者安置在环境安静、整洁的病室内，利于休息 2. 为患者讲解肛瘘术后需要配合的事项，保持乐观情绪的重要性，使患者树立战胜疾病的信心	患者能放松心情，稳定情绪
2. 知识缺乏：与缺乏疾病相关知识有关	耐心为患者讲解病情，提供与疾病相关治疗和护理知识，使患者对自身疾病有一个总体了解	患者能够了解自身疾病情况

三、其他护士评价

护理问题	护理措施	效果评价
营养失调　与患者为减少排便摄入不足有关	应指导患者养成良好的正确饮食习惯，进食高蛋白质、高维生素、低脂肪、易消化食物，防止便秘和腹泻，禁食辛辣刺激食物，使患者了解惧怕疼痛和排便，对疾病的康复没有积极的帮助	患者能够按照责任护士的指导，戒烟酒，正常饮食

四、护士长评价

1. 查房效果评价　通过本次护理查房我们明确了患者存在的主要护理问题、应采取的护理措施和护理要点，有一定的临床指导意义。责任护士汇报病历全面，提出护理问题及相关因素准确，能根据护理计划及时、准确地落实护理措施且效果评价及时。上级护士能正确对下级护士进行指导，补充护理问题准确，护理措施具体可行。

2. 护理问题评价　责任护士提出护理问题及相关因素准确，N1、N2 级护士补充护理问题准确，能根据护理计划及时、准确地落实护理措施并进行效果评价。

3. 补充护理问题

护理问题	护理措施	效果评价
1. 潜在并发症：感染、出血	患病部位反复污染易受感染，应遵医嘱每日抗炎	患者感染部位局限。
2. 尿潴留：与术后麻醉有关	术后小便前控制饮水量，待小便排出后恢复正常饮水，发生尿潴留应听流水声、轻揉小腹，或用热水袋热敷刺激小便排出。如不缓解，应遵医嘱行导尿术	经热敷后患者顺利排出小便

五、安全管理

术后观察排便情况，若排便困难、大便变细可能肛门狭窄，应早期进行扩肛治疗，若排便次数多，不能控制考虑肛门失禁，及时报告医生，术后3日指导患者提肛运动。

六、专业前沿知识

肛瘘的主要原因为污染粪便滞留肛隐窝产生肛腺炎引起，还包括直肠肛门损伤，肛门裂反复感染，会阴部手术，结核，溃疡性大肠炎，克罗恩病伴发肛瘘，直肠肛管癌症波及深部并发肛瘘，血性感染。

第十一章　乳腺疾病

病例 1　急性乳腺炎

一、病历汇报

【现病史】患者女性，25 岁，主因发现左乳包块伴疼痛 4 天伴发热 2 天，门诊以“急性乳腺炎”收入我科。

【既往史】否认“高血压、冠心病”病史，无肝炎、结核、伤寒等传染病史，否认外伤、输血史，否认食物、药物过敏史，预防接种史不详。

【查体】测 T 38.1℃，P 80 次/分，R 20 次/分，BP 118/67mmHg，发现左乳下方硬结，疼痛较轻微，两天前约鸡蛋大小，伴发热，体温最高 38.6 度。

【实验室及辅助检查】B 超提示：左乳声像改变，考虑积乳伴脓肿形成。

【入院诊断】急性乳腺炎。

【主要治疗措施】遵医嘱给予抗炎、镇痛等治疗。

二、经评估提出主要护理问题如下

护理问题	护理措施	效果评价
1. 焦虑、恐惧　与环境陌生、生活环境改变及对疾病知识缺乏了解有关	1. 介绍病区环境、人员、制度，为患者创造安全舒适的环境 2. 向患者讲解疾病相关知识，如检查、饮食、治疗，讲解情绪与疾病的关系，以及保持乐观情绪的重要性，使患者树立战胜疾病的信心	患者情绪稳定，积极配合检查及治疗
2. 体温过高　与炎症反应有关	1. 定时测量体温，遵医嘱用药或给予物理降温 2. 注意个人卫生，注意水分的补充	体温恢复正常

三、其他护士评价

护理问题	护理措施	效果评价
知识缺乏　缺乏哺乳期乳房保健知识	1. 避免乳汁淤积：养成定时哺乳习惯，哺乳后应清洗乳头 2. 防止乳头破损，用手指按摩乳头	患者能够说出预防急性乳腺炎的方法，学会正确挤乳方法

四、护士长评价

1. 查房效果评价　通过这次查房我们对乳腺炎有了进一步的了解，同时明确了患者存在的主要护理问题、应采取的护理措施和护理重点。

2. 护理措施落实评价　管床护士提出的各项护理措施均落实到位。注意做好患者的心理、饮食、用药等内容的护理。

3. 护理问题评价

护理问题	护理措施	效果评价
疼痛　与乳汁淤积、炎性肿胀有关	1. 用乳罩托起肿大的乳房，以减轻疼痛，有利于血液循环，控制炎症发展 2. 局部热敷：每次 20～30 分钟，每天 3～4 次，促进血液循环，利于炎症消散	患者自述疼痛减轻

五、安全管理

疾病安全管理　掌握正确的挤奶方式，每次哺乳时尽量让婴儿吸净，避免婴儿含着乳头睡觉，乳头破损应暂停哺乳，用吸乳器吸出乳汁，伤口愈合后再哺乳。

六、专业前沿知识

如有切开引流，应注意保持引流的通畅，并观察切口有无渗血、渗液，敷料有无脱落，伤口有无感染等。

病例2　乳腺癌

一、病历汇报

【现病史】患者女性，42岁，主因右乳肿物1月余，门诊以“右乳肿物”收入院。

【既往史】否认“肝炎、结核”等传染病史，否认“高血压、糖尿病”病史，否认手术外伤史，否认药物、食物过敏史。

【查体】测T 36.7℃，P 80次/分、R 18次/分、BP 104/78mmHg，双乳对称，发现右侧乳房内下可触及一约3×2.5平方厘米大小肿物，质硬、边界不清楚，活动欠佳，不伴有疼痛，无乳头凹陷及血性溢液，乳房局部皮肤无红肿，左乳未见明显异常，同侧腋窝及锁骨上无触及淋巴结。

【入院诊断】右乳肿物性质待查。

【主要治疗措施】手术治疗。

二、经评估提出护理问题如下

护理问题	护理措施	效果评价
1. 焦虑、恐惧与担心疾病、环境陌生、手术、影响体形有关	1. 热情接待患者，介绍病区环境及有关规章制度，介绍责任护士、医生及病友 2. 提供安静、舒适的病区环境，减少不良刺激，注意休息，保证睡眠 3. 向患者做好术前宣教，说明术前准备的重要性和目的，使其能积极配合 4. 经常巡视病房，关心安慰患者，耐心讲解患者提出的问题 5. 适当地向患者及家属介绍相关疾病，介绍同类疾病患者现身说法 6. 向患者说明术后可通过使用义乳或乳房重建术来矫正	患者情绪稳定，能配合治疗。
2. 知识缺乏与缺乏疾病、手术相关知识有关	1. 根据病情向患者及家属适当简明讲解疾病病因，手术治疗的目的、意义和重要性 2. 讲解术前准备及术后注意事项 3. 向患者简明描述手术室环境，手术步骤，消除其恐惧 4. 嘱其术前睡眠要充足，要预防感冒	患者对疾病、手术有所了解

于入院后第三日10:30患者在全麻下行右乳癌改良根治术。术毕于13:40返回病房，测T 36.1℃，P 80次/分，R 20次/分，BP 109/70mmHg，氧气吸入3升/分，伤口引流管保持通畅，颜色、性质、量均正常，血氧饱和度98%，切口敷料干燥，胸带加压包扎适宜，患肢无肿胀，桡动脉搏动有力。经评估提出护理问题如下：

护理问题	护理措施	效果评价
1. 舒适的改变　与手术创伤、各种管道限制、麻醉的副作用有关	1. 术后6小时去枕平卧，待生命体征稳定后取舒适体位 2. 如出现恶心、呕吐时嘱其头偏向一侧，查其原因（如使用镇痛泵），必要时按医嘱使用止吐药 3. 向患者说明疼痛出现的必然性，评估疼痛的部位、性质、持续时间，指导放松疗法，分散注意力 4. 妥善放置各种引流管，翻身时注意引流管固定	自诉疼痛减轻，安置好各种管道，无恶心、呕吐等不适。
2. 潜在并发症：创口感染，皮下积液，皮瓣坏死，患侧上肢水肿	1. 保持引流管通畅，保持持续有效的负压吸引，妥善固定，观察引流液的色、质、量的变化，并记录，下床活动时勿将引流管高于创口 2. 观察患侧上肢皮温、血运、感觉及活动 3. 保持胸带包扎松紧度适宜，若发现异常情况，应及时报告医生，协助处理 4. 避免在患侧上肢静脉输液，测血压以及避免提重物，制订患侧上肢功能锻炼计划，并协助实施	患者生命体征平稳，伤口包扎完好，无渗血渗液，引流管固定良好，引流管引流颜色性质均正常，患肢无肿胀。
3. 知识缺乏　与缺乏患肢功能锻炼相关知识有关	1. 术后当天，患肢制动，适当抬高患肢 2. 术后第1~2天，握拳、伸指、屈腕活动 3. 术后第3~4天，屈肘活动 4. 术后第5~7天，患肢做抬上臂活动，避免外展 5. 术后第8天，肩部活动，逐步增加肩部活动范围 6. 术后第10天起，指导患者做上臂的全关节活动	患者掌握锻炼方法，积极配合

三、其他护士评价

护理问题	护理措施	效果评价
自我形象紊乱与乳房切除有关	1. 加强心理护理，做好患者及家属（尤其是丈夫）的思想工作，让家属多关心患者 2. 向患者讲解如果病情愈合好的话，可以使用义乳或乳房重建术来矫正	患者及家属能适应乳房切除术后自身外观的改变

四、护士长评价

1. 查房效果评价　今天我们查房除了复习了乳腺癌的相关知识，重点讨论了患者手术前后的心理护理问题及术后观察的重点、术后健康指导及出院指导的内容。大家对这次的查房做了很好的准备，特别是对该患者的心理问题分析得很详细，在指导患者进行自查及患侧上肢功能锻炼等方面演示得很清楚，希望通过这次的查房大家要掌握乳腺癌术前术后的护理要点、重点，要重视类似患者的护理。

2. 护理问题评价　责任护士提出护理问题及相关因素准确，N1、N2 级护士补充护理问题准确，能根据护理计划及时、准确地落实护理措施并进行效果评价。

3. 补充护理问题

护理问题	护理措施	效果评价
低效性呼吸型态与术后创口疼痛、全麻、手术损伤胸膜引起气胸、胸带加压包扎有关	1. 术毕返回病房后，予心电监护，氧气吸入，去枕平卧 6 小时 2. 严密观察生命体征的变化，尤其是呼吸频率、节律及氧饱和度 3. 观察患者的神志意识、面色，口唇有无发绀 4. 观察胸带包扎松紧是否合适，观察肢端血运，活动及感觉	患者呼吸平稳，血氧饱和度正常

五、安全管理

乳腺癌根治手术，术中可能对同侧腋窝、胸部的血管、淋巴管等造成损伤，术后患侧又加压包扎，患侧上肢血运循环相对较差，故不宜行注射及测压、抽血等。术后早期避免患侧上肢外展及肩关节的活动主要是防止拉伤皮瓣。

六、专业前沿知识

乳腺癌早期一般表现主要是无痛性单发的小肿块，质地硬；中晚期表现可能因肿瘤侵犯乳房悬韧带而使皮肤呈“酒窝征”，肿瘤细胞阻塞淋巴管而呈“橘皮样”改变，肿块固定，局部皮肤破溃，全身呈恶液质等表现。转移途径以淋巴转移为主，可有局部扩展及血运转移。所以我们可以学会自查，这样可以早期发现，自查一般在月经干净后一周内进行。自查者站在镜前，两臂放松垂于身侧，向前弯腰或双手高举于头枕后，比较双侧乳房是否对称、乳头有无内陷及皮肤颜色后将一手高举在枕后，另一手指平放于对侧乳房，从外向乳头逐圈检查有无肿块（两手交换进行另一侧检查），再检查两侧腋窝有无肿大的淋巴结，用拇指及示指轻轻挤压乳头检查有无溢乳。

第十二章　腹外疝

病例 1　腹股沟疝

一、病历汇报

【现病史】患者男性，58 岁，主因患者发现左侧腹股沟包块 3 年，门诊以“左侧腹股沟斜疝”收入我科。

【既往史】否认“高血压、冠心病”病史。无肝炎、结核、伤寒等传染病史，否认外伤、输血史，否认食物、药物过敏史，预防接种史不详。

【查体】测 T 36.6℃，P 95 次/分，R 20 次/分，BP 139/80mmHg。左侧腹股沟处可见梨形包块，约 5cm×5cm×5cm，质软，不透光，已降入阴囊。患者平卧，轻松还纳包块可消失，腹股沟外环可容纳 1 拇指，堵住外环口嘱患者咳嗽增高时，手指有冲击感，包块不突出。

【入院诊断】左侧腹股沟斜疝。

【主要治疗措施】手术治疗。

二、经评估提出主要护理问题如下

护理问题	护理措施	效果评价
1. 知识缺乏　缺乏预防腹压升高的有关知识	1. 防止剧烈咳嗽：注意保暖，防止受凉引起的咳嗽 2. 保持大便通畅：便秘者给予药物，嘱患者避免用力排便	患者能知道预防腹压增高的相关知识

续表

护理问题	护理措施	效果评价
2. 焦虑　与对环境陌生，不了解该疾病及对手术恐惧有关	1. 提供舒适的环境，减少不必要的外界刺激 2. 关心体贴患者，鼓励患者说出自己的感受，发泄不良情绪，尽量满足其提出的合理要求 3. 向患者介绍主管医生的资历、手术成功率，增加手术信心。行术前宣教介绍拟定的手术名称及手术的范围及麻醉方式，消除其对手术的恐慌心理	患者焦虑减轻，表现为情绪稳定，睡眠良好

入院后第四日 10: 30 患者在腰麻下行左侧腹股沟斜疝无张力修补术，术毕于 12: 40 返回病房，测 T 36. 9℃，P 77 次/分，R 18 次/分，BP 130/80mmHg，伤口敷料包扎好，无渗血渗液，阴囊无血肿。

经评估提出主要护理问题如下：

护理问题	护理措施	效果评价
1. 疼痛　与手术有关	1. 观察疼痛的部位、性质及时间 2. 理解、同情患者的感受，帮助患者调节舒适的体位 3. 患者咳嗽时，协助其按压腹部伤口，防止腹压增大而增加切口张力，引起疼痛加剧 4. 必要时使用止痛药	患者未诉疼痛
2. 潜在并发症：伤口感染	观察体温变化及局部切口有无红、肿、热、痛。切口敷料是否干燥，有无渗血渗液	患者伤口敷料干燥

三、其他护士评价

护理问题	护理措施	效果评价
潜在并发症：出血	观察伤口敷料有无渗血	患者伤口无渗血

四、护士长评价

1. 查房效果评价　通过本次护理查房我们明确了患者存在的主要护理问题、应采取的护理措施和护理要点，有一定的临床指导意义。责任护士汇报病历全面，提出护理问题及相关因素准确，能根据护理计划及时、准确地落实护理措施且效果评价及时。上级护士能正确对下级护士进行指导，补充护理问题准确，护理措施具体可行。

2. 护理问题评价　责任护士提出护理问题及相关因素准确，N1、N2级护士补充护理问题准确，能根据护理计划及时、准确地落实护理措施并进行效果评价。

3. 补充护理问题

护理问题	护理措施	效果评价
尿潴留　与术后麻醉有关	术后小便前控制饮水量，待小便排出后恢复正常饮水，发生尿潴留应听流水声、轻揉小腹，或用热水袋热敷刺激小便排出。如不缓解，应遵医嘱行导尿术	经热敷后患者顺利排出小便

五、安全管理

防止剧烈咳嗽：注意保暖，防止受凉引起的咳嗽。保持大便通畅：便秘者给予药物，嘱患者避免用力排便。

六、专业前沿知识

近年来，腹腔镜手术取得重大进展。腹腔镜下全腹膜外修补术（简称 TEP）只需两个 0.5cm、一个 1cm 的切口，不进入腹腔，在腹膜外将疝袋拉回腹腔，再用人造网片覆盖疝突出的缺口。此法适合双侧腹股沟疝及复发疝的治疗，且创伤小、恢复快、复发率低。

病例 2　切口疝

一、病历汇报

【现病史】患者男性，68 岁，主因腹部术后切口膨隆 1 年伴进行性增大，门诊以“腹壁切口疝”收入我科。

【既往史】否认“高血压、冠心病”病史，无肝炎、结核、伤寒等传染病史，否认外伤、输血史，否认食物、药物过敏史，预防接种史不详。

【查体】测 T 36.5℃，P 76 次/分，R 19 次/分，BP 148/90mmHg。腹部 CT 示：腹壁切口疝，疝内容物为部分肠道。

【入院诊断】腹壁切口疝。

【主要治疗措施】手术治疗。

二、经评估提出主要护理问题如下

护理问题	护理措施	效果评价
1. 知识缺乏　缺乏预防腹压升高的有关知识	1. 防止剧烈咳嗽：注意保暖，防止受凉引起的咳嗽 2. 保持大便通畅：便秘者给予药物，嘱患者避免用力排便	患者能知道预防腹压增高的相关知识
2. 急性疼痛　与疾病有关	1. 进行疼痛评估，观察、记录患者疼痛性质、程度及伴随症状 2. 给予心理护理、精神安慰 3. 遵医嘱给予止痛药物，以缓解疼痛	患者对疼痛能耐受

入院后第四日 10:30 患者在腰麻下行腹壁切口疝无张力修补术，术毕于 12:40 返回病房，测 T 36.9℃，P 77 次/分，R 18 次/分，BP 130/80mmHg，伤口敷料包扎好，无渗血渗液，伤口引流管通畅，颜色、性质、量均正常。

经评估提出主要护理问题如下：

护理问题	护理措施	效果评价
1. 焦虑　与手术及术后康复有关	1. 将患者安置在环境安静、整洁的病室内，利于休息 2. 为患者讲解肛瘘术后需要配合的事项，保持乐观情绪的重要性，使患者树立战胜疾病的信心	患者能放松心情，稳定情绪。
2. 知识缺乏　与缺乏疾病相关知识有关	耐心为患者讲解病情，提供与疾病相关治疗和护理知识，使患者对自身疾病有一个总体了解	患者能够了解自身疾病情况

三、其他护士评价

护理问题	护理措施	效果评价
营养失调　与患者为减少排便摄入不足有关	应指导患者养成良好的饮食习惯，防止便秘，对疾病的康复有积极的帮助	患者能够按照责任护士的指导，正常饮食

四、护士长评价

1. 查房效果评价　通过本次护理查房我们明确了患者存在的主要护理问题、应采取的护理措施和护理要点，有一定的临床指导意义。责任护士汇报病历全面，提出护理问题及相关因素准确，能根据护理计划及时、准确地落实护理措施且效果评价及时。上级护士能正确对下级护士进行指导，补充护理问题准确，护理措施具体可行。

2. 护理问题评价　责任护士提出护理问题及相关因素准确，N1、N2 级护士补充护理问题准确，能根据护理计划及时、准确地落实护理措施并进行效果评价。

3. 补充护理问题

护理问题	护理措施	效果评价
1. 潜在并发症：出血	观察伤口敷料有无渗血，引流管颜色、性质、量	患者伤口无渗血，引流管通畅，引出淡血性液 20ml
2. 尿潴留　与术后麻醉有关	术后小便前控制饮水量，待小便排出后恢复正常饮水，发生尿潴留应听流水声，轻揉小腹，或用热水袋热敷刺激小便排出。如不缓解，应遵医嘱行导尿术	经热敷后患者顺利排出小便

五、安全管理

防止剧烈咳嗽：注意保暖，防止受凉引起的咳嗽。保持大便通畅：便秘者给予药物，嘱患者避免用力排便。

六、专业前沿知识

切口疝是指腹腔内脏器或组织自腹部切口突出的疝，是剖腹手术的常见并发症，多发生于腹部纵行切口区，见于切口裂开、感染、二期愈合的切口，少数发生于没有切口裂开病史而出现在手术较长时间后。

第十三章　烧伤

病例　烧伤

一、病历汇报

【现病史】患者男性，40 岁，主因全身多处火焰烧伤伴疼痛 1 小时余，急诊以“烧伤Ⅱ°－Ⅲ°”收入我科。

【既往史】否认“高血压、冠心病”病史，无肝炎、结核、伤寒等传染病史，否认外伤、输血史，否认食物、药物过敏史，预防接种史不详。

【查体】测 T 37.5℃，P 99 次/分，R 20 次/分，BP 125/71mmHg。烧伤面积共约 52%，面颈部约 3%，面部轻度肿胀，双上肢约 12%，双下肢约 35%，创面灰黑，部分表皮已剥脱，基底红白相间，大小水疱形成，右侧胸部创面约 2%，红斑明显，部分表皮剥脱，基底红白相间，皮温稍高，创面轻度肿胀。

【入院诊断】烧伤Ⅱ°－Ⅲ°

【主要治疗措施】抗感染治疗。

二、经评估提出主要护理问题如下

护理问题	护理措施	效果评价
1. 疼痛　与创面换药，神经末梢手刺激有关	1. 向患者讲解疼痛的原因，帮助其放松，避免情绪紧张 2. 密切观察患者对疼痛的反应，给予支持与安慰 3. 遵医嘱使用镇痛药物	患者对疼痛能耐受

续表

护理问题	护理措施	效果评价
2. 皮肤完整性受损　与烧伤后导致皮肤组织破坏有关	1. 用烧伤护架撑起盖被，避免盖被直接接触创面 2. 保持敷料清洁干燥 3. 定时翻身 4. 用药护理	患者烧伤皮肤逐渐愈合

经评估提出主要护理问题如下：

护理问题	护理措施	效果评价
体液不足　与烧伤后体液大量丢失有关	1. 建立静脉输液通道 2. 合理安排输液种类和速度 3. 观察液体复苏效果	住院期间保证24小时机体需要量

三、其他护士评价

护理问题	护理措施	效果评价
潜在并发症　感染性休克、肢体畸形及功能障碍	1. 建立静脉通路，给予静脉补液，抗感染、抗休克治疗 2. 指导患者功能锻炼	患者未发生感染性休克，掌握功能锻炼方法

四、护士长评价

1. 查房效果评价　通过本次护理查房我们明确了患者存在的主要护理问题、应采取的护理措施和护理要点，有一定的临床指导意义。责任护士汇报病历全面，提出护理问题及相关因素准确，能根据护理计划及时、准确地落实护理措施且效果评价及时。上级护士能正确对下级护士进行指导，补充护理问题准确，护理措施具体可行。

2. 护理措施落实评价　责任护士提出护理问题及相关因素准确，N1、N2级护士补充护理问题准确，能根据护理计划及时、准确地落实护理措施并进行效果评价。

3. 护理问题评价

护理问题	护理措施	效果评价
体温过高 与感染有关	1. 遵医嘱应用抗生素，控制感染 2. 对症处理：高热患者给予物理降温	体温恢复正常

五、安全管理

1. 提供防火、灭火和自救等安全知识。

2. 制定康复计划并予以指导：①早期康复锻炼；②出院康复锻炼。

3. 鼓励患者在日常生活中尽量克服困难，做自己能做的事，增强参与家庭活动和社会活动的意识，恢复自信心，提高生活质量。

4. 鼓励其和家属做好整形手术和功能重建术的心理准备，以尽早恢复形体和功能，早日回归社会。

六、专业前沿知识

烧伤早期处理包括院前急救（现场急救和转运）和入院后的初期处理。一般情况下，正确的早期处理可以减轻烧伤程度，降低并发症的发生率和死亡率，是烧伤患者后续治疗的基础，与烧伤患者治疗转归有着密切的关系。烧伤前急救包括现场急救和转运，现场急救是烧伤救治最早的一个环节，处理不当常导致烧伤加重或贻误抢救时机，给入院后的救治带来诸多不便，烧伤作用范围广则烧伤面积大，持续时间长则烧伤程度深，现场急救的基本要求是迅速终止热源致伤和应急处理，针对不同烧伤原因，采取相应急救措施。

第十四章　肝脾疾病

病例 1　原发性肝癌

一、病历汇报

【现病史】患者女性，65 岁，主因右上腹痛伴腹胀 1 个月，为间断性胀痛，可向背部放散，伴腹胀，无皮肤巩膜黄染，无寒战、发热，无恶心，呕吐，大、小便正常，门诊以“肝占位”收入院。

【既往史】手术史：剖宫产术后 21 年，当时曾输血，具体血型及输血量不详，有“高血压病”10 年，最高达 220/100mmHg，现服用“硝苯地平片 10mg 口服 1 次/日”，自诉血压控制在（140 ~ 170）/（80 ~ 90）mmHg。有药物过敏史，对青霉素过敏。

【查体】测 T 36.9℃，P 62 次/分，R 20 次/分，BP 140/80mmHg。患者右上腹痛，伴腹胀，为间断性胀痛，无恶心、呕吐。皮肤黄染，弹性正常，无水肿，无蜘蛛痣，无肝掌。

【实验室及辅助检查】急诊查 CT 提示：右肺下叶背段支气管扩张，双肺下叶钙化结节双侧肺门增大，钙化结节；肾囊肿，双侧胸腔少量积液，肝占位性病变可能。

【入院诊断】原发性肝癌。

【主要治疗措施】遵医嘱给予护胃、抗炎、保肝、镇痛、补液等治疗。

二、经评估提出护理问题如下

护理问题	护理措施	效果评价
1. 急性疼痛　与肿瘤迅速生长导致肝包膜张力增加全身广泛性转移、侵犯后腹膜或癌症破裂出血有关	1. 进行疼痛评估，观察、记录患者疼痛性质、程度及伴随症状 2. 给予心理护理、精神安慰 3. 协助患者采取舒适体位如半卧位，指导其进行有节律的深呼吸，达到放松和减轻疼痛的目的 4. 指导患者使用松弛术、分散注意力等方法 5. 遵医嘱给予消炎利胆、解痉或止痛药物，以缓解疼痛	患者对疼痛能耐受
2. 潜在并发症：出血与手术创伤、缝线结扎不紧、术后抵抗力差、术后带管活动、牵拉、受压有关	1. 观察神志、瞳孔生命体征的变化，如有异常及时通知医生 2. 协助患者采取舒适体位如半卧位，避免下床活动	患者无出血
3. 焦虑　与环境陌生、生活环境改变及对疾病知识缺乏了解有关	1. 介绍病区环境、人员、制度，为患者创造安全舒适的环境 2. 向患者讲解疾病相关知识如检查、饮食、治疗，讲解情绪与疾病的关系，以及保持乐观情绪的重要性，介绍成功病例，使患者树立战胜疾病的信心	患者情绪稳定，积极配合检查及治疗
4. 知识缺乏　缺乏对肝占位认知与疾病相关检查、饮食、治疗知识	向患者讲解相关检查注意事项、饮食、治疗知识等	患者掌握相关检查前后注意事项、饮食内容并积极配合

于入院后第三日 8∶30 患者在全麻下行腹腔镜左半肝切除术，术毕于 13∶40，返回病房测 T 36℃，HR 62 次/分，R 20 次/分，BP 130/80mmHg，氧气吸入 3 升/分，胃管、尿管、肝断面、小网膜孔引流管均保持通畅，颜色、性质、量均正常。

经评估提出护理问题如下：

护理问题	护理措施	效果评价
1. 急性疼痛　与手术创伤、放置引流管，引流管摩擦、牵拉有关	1. 观察疼痛部位、程度，如有异常立即通知医生 2. 给予心理护理、精神安慰 3. 指导患者咳嗽、深呼吸时按压腹部，以保护伤口，减轻疼痛 4. 妥善固定引流管，防止引流管来回移动所引起的疼痛 5. 指导患者使用松弛术、分散注意力等方法，如听音乐等，以减轻患者对疼痛的敏感性 6. 药物止痛：明确诊断后遵医嘱使用止痛药物，半小时后观察用药后疼痛有无缓解，如无缓解，继续通知医生，遵医嘱给予相应处理	患者对疼痛能耐受
2. 知识缺乏　缺乏管路自护知识	1. 抢救药品设备处于完好备用状态，讲解胃管、尿管、小网膜孔、肝断面引流管的作用和自护知识，并明确标识 2. 保持管道有效通畅并妥善固定、防止滑脱 3. 悬挂防导管脱落警示标识 4. 如有脱管发生，执行意外脱管应急预案	患者未发生脱管
3. 潜在并发症：出血　与手术创伤、缝线结扎不紧、术后抵抗力差、术后带管活动、牵拉、受压有关	1. 观察引流液颜色、性质、量，1 次/1 小时，如有异常立即通知医生 2. 观察伤口渗血、渗液情况，如有异常及时通知医生	患者未发生出血
4. 潜在并发症：胆瘘　与缝线结扎不紧、术后感染，术后带管活动有关	1. 保持引流管通畅，注意观察引流液的颜色、性质、量，如有异常及时通知医生 2. 观察患者有无腹痛、腹胀、发热等情况，如有异常立即通知医生 3. 嘱患者尽量患侧卧位，避免下床活动 4. 有胆汁漏出腹外时，保持瘘口皮肤清洁、干燥，瘘口周围可涂氧化锌软膏保护	患者无胆瘘发生
5. 潜在并发症：肝断面感染　与手术创伤、机体抵抗力有关	1. 观察引流液颜色、性质、量，1 次/日，发现异常及时通知医生 2. 密切观察病情变化，发现异常及时通知医生	患者未发生肝断面感染
6. 潜在并发症：皮下气肿　与手术创伤有关	1. 密切观察生命体征变化，如有异常及时通知医生 2. 观察患者情绪变化，每日 1 次，嘱勿紧张	患者未发生皮下气肿

续表

护理问题	护理措施	效果评价
7. 潜在并发症：深静脉血栓形成 与术后卧床有关	督促患者主动活动双下肢4次/日，指导其进行踝泵运动	患者未发生下肢静脉血栓
8. 潜在并发症：感染 与机体抵抗力有关	1. 消毒尿道口2次/日，观察尿液颜色性质 2. 督促患者漱口2次/日	患者未发生泌尿系、口腔感染
9. 有皮肤完整性受损的危险 与患者术后体弱、禁食水、卧床有关	1. 督促患者翻身1次/2小时 2. 悬挂警示标识 3. 使用气垫床，向患者及家属讲解压疮知识及预防压疮的重要性 4. 保持床单位整洁、无渣屑 5. 保持皮肤清洁、干燥，避免排泄物、汗液等浸渍	患者现皮肤完整
10. 有受伤的危险 与虚弱、年龄、营养不良、行动不便有关	1. 患者需家人24小时寸步不离陪伴 2. 向家属讲解床档保护的重要性及使用方法	患者未受伤
11. 知识缺乏 缺乏管路自护知识	1. 讲解腹腔引流管的作用和自护知识，并明确标识 2. 保持管道有效通畅并妥善固定、防止滑脱 3. 悬挂防导管脱落警示标识 4. 如有脱管发生，执行意外脱管应急预案	患者引流管自护知识掌握
12. 知识缺乏 缺乏疾病术后康复知识	1. 向患者及家属讲解手术后饮食、用药及康复知识 2. 告知患者向对侧翻身时避免牵拉管路，如长度不够需将引流袋放置在床上 3. 告知患者向患侧翻身时避免管路扭曲、受压 4. 告知患者下床后引流管低于伤口，自然下垂手提，避免牵拉 5. 鼓励患者早期下床活动	患者及家属掌握术后饮食、运动、用药、引流管自护知识等

三、其他护士评价

护理问题	护理措施	效果评价
1. 焦虑　与担心肿瘤预后有关	1. 向患者讲解情绪与疾病的关系，以及保持乐观情绪的重要性，介绍成功病例，使患者树立战胜疾病的信心 2. 分散患者注意力，如听音乐、与人交谈等	患者情绪稳定
2. 自理缺陷　与移动能力受损、活动状态受损、术后要求卧床有关	1. 护理人员协助患者进行相关护理工作 2. 24 小时家人陪护满足患者的生活需求	目前患者自理能力重度依赖

四、护士长评价

1. 查房效果评价　腹腔镜肝切除术是我科室新开展的手术，通过本次护理查房我们对患者术后护理有了进一步的认识，明确了该患者的护理要点：术后并发症的观察是重点，具有一定的临床指导意义。责任护士汇报病历全面，提出护理问题及相关因素准确，能根据护理计划及时、准确地落实护理措施且效果评价及时。上级护士能正确对下级护士进行指导，补充护理问题准确，护理措施具体可行。

2. 护理措施落实评价　责任护士能根据护理计划及时、准确地落实护理措施，其中指导患者床上有效咳嗽、深呼吸，肢体主动运动，给予患者按摩双下肢，鼓励患者术后早期下床活动。能够动态地调整护理计划。护理措施落实率达 93.5%。

3. 护理问题评价　责任护士提出护理问题及相关因素准确，N1、N2 级护士补充护理问题准确，能根据护理计划及时、准确地落实护理措施并进行效果评价。

4. 补充护理问题

护理问题	护理措施	效果评价
有体液不足的危险 与出血和禁食、水等有关	1. 遵医嘱给予患者补充液体及电解质 2. 正确指导患者饮食 3. 了解患者化验结果 4. 监测患者生命体征变化	患者生命体征平稳，未发生水、电解质和酸碱平衡紊乱

五、安全管理

1. 风险管理：针对有高血压病史的患者，应进行坠床/跌倒的评估，将防范措施落实到位，避免发生意外。

2. 患者疼痛时遵医嘱给予解痉镇痛药物。长期卧床患者有压疮或深静脉血栓形成风险时，落实科室相应护理计划及护理措施。

六、专业前沿知识

腹腔镜肝切除术作为一种微创治疗手段，可选择性应用于肝脏各个部位、各类病变的手术治疗。该法具有创伤小、恢复快的优点，其近期疗效优于开腹手术，远期疗效与开腹手术相当。肝脏良性病变、小肝癌和转移性肝癌是现阶段腹腔镜肝切除术较理想的适应证。

病例 2 肝门胆管癌

一、病历汇报

【现病史】患者男性，69 岁，主因上腹痛一年余，腹胀，皮肤巩膜黄染呈进行性加重伴皮肤瘙痒，贫血、乏力、厌食，体重减轻。门诊以“肝门胆管癌?”收入院。

【既往史】既往慢性乙型病毒性肝炎 10 年，未正规治疗。

【查体】测 T 36.9℃，P 80 次/分，R 20 次/分，BP 140/90mmHg。患者上腹痛，皮肤巩膜黄染进行性加重伴皮肤瘙痒，皮肤弹性差，乏力，厌食，体重减轻，大便灰白陶土色，尿色深黄如浓茶，腹部可触及肿块。

【实验室及辅助检查】强化CT提示肝损害，恶性肝肿瘤。CA199：99.7g/ml，血浆D-二聚体3.34μg/ml，血色素112g/L，血红蛋白35g/L。

【入院诊断】肝门胆管癌。

【主要治疗措施】遵医嘱给予抗炎、保肝、镇痛、降温、补液等治疗。

二、经评估提出护理问题如下

护理问题	护理措施	效果评价
1. 急性疼痛 与肿瘤迅速生长导致肝包膜张力增加，全身广泛转移、侵犯后腹膜或癌症破裂出血有关	1. 进行疼痛评估，观察、记录患者疼痛性质、程度及伴随症状 2. 给予心理护理、精神安慰 3. 协助患者采取舒适体位如半卧位，指导其进行有节律的深呼吸，达到放松和减轻疼痛的目的 4. 指导患者使用松弛术、分散注意力等方法 5. 遵医嘱给予消炎利胆、解痉或止痛药物，以缓解疼痛	患者对疼痛能耐受
2. 焦虑 与环境陌生、生活环境改变及对疾病知识缺乏了解、担心手术预后等有关	1. 介绍病区环境、人员、制度，为患者创造安全舒适的环境 2. 向患者讲解疾病相关知识如检查、饮食、治疗，讲解情绪与疾病的关系，以及保持乐观情绪的重要性，介绍成功病例，使患者树立战胜疾病的信心 3. 分散患者注意力，如听音乐、与人交谈等	患者情绪稳定积极配合检查及治疗
3. 知识缺乏 缺乏肝门胆管癌疾病相关检查及饮食、治疗知识	向患者讲解相关检查注意事项、饮食、治疗知识等	患者掌握相关检查前后注意事项、饮食内容并积极配合

于入院后第三日8：30患者在全麻下行左半肝切除、胆肠ROUX-Y吻合术，术毕于14：40返回病房测T 36.1℃，P 88次/分，R 20次/分，BP 136/85mmHg，氧气吸入3升/分，胃管、肝断面引流管、小网膜孔引流管、吻合口前引流管、吻合口后引流管、尿管均保持通畅，颜色、性质、量均正常。经评估提出护理问题如下：

护理问题	护理措施	效果评价
1. 急性疼痛　与手术创伤、放置引流管，引流管摩擦、牵拉有关	1. 进行疼痛评估，观察、记录疼痛性质、程度及伴随症状 2. 给予心理护理、精神安慰 3. 指导患者咳嗽、深呼吸时按压腹部，以保护伤口，减轻疼痛 4. 病情平稳后协助患者采取半卧位，指导其进行有节律的深呼吸，达到放松和减轻疼痛的目的 5. 妥善固定引流管，防止引流管来回移动所引起的疼痛 6. 指导患者使用松弛术、分散注意力等方法，如听音乐等，以减轻患者对疼痛的敏感性 7. 药物止痛：对诊断明确的剧烈疼痛患者，可遵医嘱应用止痛药物	患者对疼痛能耐受
2. 潜在并发症：出血、感染、脱管　与手术创伤、缝线结扎不紧、术后抵抗力差、术后带管活动、牵拉、受压有关	1. 密切观察患者神志、面色、生命体征，腹部伤口渗血渗液，胃管、腹腔引流管引流液颜色、性质、量，发现异常及时通知医生 2. 医嘱正确应用止血药物 3. 监测体温变化，严格进行无菌操作，各引流管勿太高防止逆流，按时更换各引流袋 4. 医嘱给予患者抗菌药物治疗 5. 患者及家属讲解引流管自护知识 6. 妥善固定引流管并保留适当的长度以利翻身，防止牵拉引流管 7. 悬挂警示标识及做好记录	患者生命体征平稳，腹部伤口包扎完好无渗出，引流管固定良好，各引流管引流颜色、性质均正常
3. 潜在并发症：胆瘘　与缝线结扎不紧、术后感染、术后带管活动有关	1. 观察引流液的颜色、性质、量 2. 观察有无腹痛、腹胀、发热等症状 3. 观察切口周围有无渗出等	现患者无胆瘘发生
4. 潜在并发症：深静脉血栓形成　与术后卧床有关	1. 密切观察患者生命体征，肢体活动情况、感觉、皮肤颜色、温度、肢体有无肿胀 2. 指导患者床上有效咳嗽、深呼吸，肢体主动运动，给予患者按摩双下肢，鼓励患者术后早期下床活动	患者生命体征平稳，肢体活动好，无肿胀，感觉正常
5. 有皮肤完整性受损的危险　与患者高龄、消瘦、术后禁食水、卧床有关	1. 保持床单位整洁、无渣屑 2. 保持皮肤清洁、干燥，避免排泄物、汗液等浸渍 3. 增加翻身次数，1 次/2 小时 4. 悬挂警示标识，建立翻身卡，受压部位、骨凸处应用减压贴保护，病床使用海绵垫 5. 增加营养，提高抵抗力，改善全身营养状况，进食高热量、高蛋白、富含维生素食物，遵医嘱给予患者静脉输入氨基酸、白蛋白等	患者现皮肤完整

续表

护理问题	护理措施	效果评价
6. 营养失调：低于机体需要量　与禁食、水，胃肠减压，手术创伤等有关	1. 遵医嘱给予患者胃肠外营养治疗合理安排输液顺序 2. 监测患者生命体征，化验结果	患者生命体征平稳，营养指标得到改善
7. 舒适受损　与手术创伤、卧床有关	1. 给予患者心理安慰 2. 勤活动，勤翻身，保持舒适卧位 3. 保持病房环境舒适整洁，利于休息	患者身心舒畅
8. 知识缺乏　缺乏疾病手术后康复知识	再次向患者家属讲解手术后饮食、运动、用药、引流管自护知识	患者及家属掌握术后饮食、运动、用药、引流管自护知识等

三、其他护士评价

护理问题	护理措施	效果评价
焦虑　与担心手术预后有关	1. 向患者讲解情绪与疾病的关系，以及保持乐观情绪的重要性，介绍成功病例，使患者树立战胜疾病的信心 2. 分散患者注意力，如听音乐、与人交谈等	患者情绪稳定

四、护士长评价

1. 查房效果评价　肝门胆管癌是本科室重点疾病，通过本次护理查房我们对肝门胆管癌切除患者术后护理有了进一步的认识，同时明确了患者存在的主要护理问题、应采取的护理措施和护理要点，有一定的临床指导意义。责任护士汇报病历全面，提出护理问题及相关因素准确，能根据护理计划及时、准确地落实护理措施且效果评价及时。上级护士能正确对下级护士进行指导，补充护理问题准确，护理措施具体可行。

2. 护理措施落实评价　责任护士能根据护理计划及时、准确地落实护理措施，其中指导患者床上有效咳嗽、深呼吸，肢体主动运动，给予患者按摩双下肢，鼓励患者术后早期下床活动。保持病房环境舒适整洁，利于休息。

3. 护理问题评价　责任护士提出护理问题及相关因素准确，N1、N2级护士补充护理问题准确，能根据护理计划及时、准确地落实护理措施并进行效果评价。

4. 补充护理问题

护理问题	护理措施	效果评价
1. 有体液不足的危险　与出血，禁食、水等有关	1. 遵医嘱给予患者补充液体及电解质 2. 正确指导患者饮食 3. 了解患者化验结果 4. 监测患者生命体征变化	患者生命体征平稳，未发生水、电解质和酸碱平衡紊乱
2. 潜在并发症：肠瘘	1. 观察引流液的颜色、性质、量 2. 观察有无腹痛、腹胀发热等症状	患者无肠漏发生

五、安全管理

1. 若患者术后出现最严重并发症——出血、胆瘘、肠瘘，要及时发现，患者出现异常情况通知医生处理，做好再次手术准备。

2. 患者术后有压疮、坠床/跌倒或深静脉血栓形成风险时，制定个性化护理计划及落实护理措施到位。

3. 重点加强患者心理护理，减轻焦虑，增强其战胜疾病的信心。

六、专业前沿知识

肝门胆管癌纳米刀治疗：肝门胆管癌主要以手术切除为主，目前有一种全新高端肿瘤治疗方法——纳米刀消融治疗，该方法治疗肿瘤有损伤轻微、安全性好、精确度高及复发率低等优点。纳米刀通过释放高压电脉冲在癌细胞膜上形成“纳米级”永久性电穿孔，使肿瘤癌细胞快速凋亡，同时能够很好地保护周围胆管、血管、胰管、肠管及神经不受损伤，对于失去手术机会的浸润包绕肝门区大血管的晚期胆管肿瘤纳米刀具有独特优势。

病例3　肝动脉化疗栓塞介入术

一、病历汇报

【现病史】患者男性，68岁，主因腹胀、纳差半个月，为行肝动脉化疗栓塞术入院。测：T 36.4℃，P 72次/分，R 18次/分，BP /120/70mmHg。

【既往史】既往有“慢性乙型病毒性肝炎”病史20年，“2型糖尿病”病史10年，未予用药。

【查体】患者神志清，双肺呼吸音清，心律齐，腹部平坦，腹软，无压痛，无反跳痛，肝脾未及，Murphy（－），移动性浊音（－），肝肾区无叩击痛。

【实验室及辅助检查】腹部彩超示：下腹部可见回声暗区，最深2.8厘米，示肝硬化、腹腔积液；肝脏胰腺MRI示：肝内多发异常信号灶考虑多发占位性病变，考虑恶性肿瘤——肝癌可能性大；化验：葡萄糖12.87mmol/L，血红蛋白100g/L，总胆汁酸14.9μmol/L，白蛋白34g/L，总蛋白60g/L。

【入院诊断】原发性肝癌、肝硬化、慢性乙型病毒性肝炎、2型糖尿病。

【主要治疗措】给予清热解毒，利湿退黄，益气扶正，保肝护肝、消炎抑酸等药物治疗，拟行肝动脉化疗栓塞介入术（TACE），可有效抑制肝癌细胞的生长及转移发生。

二、经评估提出护理问题如下

护理问题	护理措施	护理评价
1. 慢性疼痛与肿瘤组织坏死有关	1. 观察患者疼痛特点、部位、性质、程度及放射部位，及时处理 2. 指导患者疼痛时弯腰、屈膝侧卧位 3. 保持环境安静、舒适，减少对患者的不良刺激 4. 遵医嘱给予止痛药并记录用药效果	患者疼痛减轻

续表

护理问题	护理措施	护理评价
2. 焦虑　与担心疾病预后有关	1. 向患者介绍治疗目的及方法 2. 向患者介绍成功病例 3. 指导患者放松疗法，聊天，听音乐，做深呼吸等	患者焦虑有所减轻
3. 睡眠型态紊乱　与环境不适应，担心疾病有关	1. 创造舒适、温馨、安静的病房环境，增加亲切感 2. 指导促进睡眠的方法，睡前温水泡脚，听舒缓音乐 3. 若有生理不适，应尽早解除，适当给予对症处理	患者睡眠状态良好
4. 预感性悲哀　与癌症确诊及预后对机体功能影响有关	1. 耐心倾听患者诉说，理解患者感受 2. 对患者提出的问题给予明确、有效、积极的解释 3. 介绍手术医生及护理技术力量，介绍手术相关知识 4. 动员家属给予患者心理和经济上的支持	患者情绪得到改善，逐步积极面对疾病。
5. 知识缺乏　缺乏对疾病治疗相关知识	向患者讲解相关注意事项及饮食、治疗知识	患者基本掌握并积极配合

患者于入院后第三日 8:00 行介入治疗术，术区已备皮，术晨禁食、水，碘过敏试验（－），术毕于 8：55 安返病房。测 T 36.1℃，HR 80 次/分，R 19 次/分，BP 120/80mmHg，医嘱给予生命体征监测，右下肢制动 24 小时，沙袋压迫穿刺部位 6 小时，吸氧 3 升/分，保肝抑酸治疗。12:00 测 T 37.8℃，医嘱给予抗炎、退热治疗。

经评估提出护理问题如下：

护理问题	护理措施	护理评价
1. 恶心　与抗癌药物对胃肠道直接毒性损害有关	1. 遵医嘱静脉补液，鼓励患者多饮水，已促进造影剂排出 2. 术后 1 ~3 日进食清淡、易消化饮食 3. 遵医嘱使用止吐药物 4. 保持口腔清洁	患者液体正常输入，无恶心、呕吐

续表

护理问题	护理措施	护理评价
2. 体温过高 与术后吸收热或感染有关	1. 密切观察病情，监测生命体征，如测量体温，4 次/日 2. 保持口腔清洁，皮肤清洁，补充营养，促进患者舒适 3. 如有异常及时通知医生物理降温，必要时药物降温	患者体温正常
3. 尿潴留 与患者术前术后心理准备不足有关	1. 安慰患者，消除患者焦虑、紧张情绪，关闭门窗，屏风遮挡，请无关人员回避 2. 协助患者取合适体位，利用条件反射诱导排尿 3. 遵医嘱药物治疗	患者在家属协助下正常排尿
4. 无能为力感 与身体制动有关	1. 呼叫器及生活所需品放在易取处 2. 给予适当生活护理，如洗脸、更衣等	目前患者能够自理
5. 潜在并发症：出血、血栓形成等 与介入化疗栓塞术及肝功能减退有关	1. 注意观察穿刺部位出血及血栓情况 2. 观察术侧动脉搏动情况，肢端的皮肤颜色、温度等	患者目前无并发症发生

三、其他护士评价

护理问题	护理措施	护理评价
活动无耐力 与介入化疗栓塞术及肝功能减退有关	1. 卧床期间尽量鼓励活动除患肢以外的肢体 2. 术后 24 小时需在护士协助下进行活动，并认真听取不适主诉，注意心率变化 3. 鼓励患者逐步增加活动量，让患者充满信心	患者活动能力逐步提高，并感觉良好

四、护士长评价

1. 查房效果评价 通过这次查房我们对肝动脉化疗栓塞术护理又有了进一步理解，同时明确了患者存在的主要护理问题、应采取的护理措施及护理重点。首先胃肠道反应，认真观察患者呕吐物的颜色、性质、量，及时报告医生，给予止吐对症治疗。术后一周进食清淡、易消化的半流饮食及蔬菜。术后心理护理，建立和谐的护患关系，以严肃认真的工作态度去感染患者，使其在心理上获得安全和信任。协助好病友间的关系，相互理解、关心、鼓励，从而树立患者战胜疾病的信心。

2. 护理措施落实评价　管床护士提出的各项护理措施相当到位，注意做好患者的心理护理及出院指导，包括饮食、用药、活动及复查等内容，鼓励患者适量活动。

3. 护理问题评价　补充护理问题

护理问题	护理措施	护理评价
1. 有皮肤完整性受损的危险　与术后卧床术肢制动有关	1. 给予患者翻身 1 次/2 小时，需要时减压贴保护皮肤 2. 观察术侧肢体周围皮肤情况，1 次/2 小时	患者皮肤完整，无压疮破溃
2. 知识缺乏　与缺乏介入手术相关知识有关	1. 术前练习床上大、小便，并在患者需要时提供大、小便器 2. 术前给予双侧腹股沟备皮，更换病号服，排空膀胱 3. 术肢制动 24 小时 4. 观察穿刺部位皮肤颜色、温度有无渗血及肿胀 5. 观察足背动脉搏动情况 1 次/2 小时	患者掌握术前宣教内容；术肢皮肤颜色、温度、足背动脉搏动正常

五、安全管理

1. 风险管理　针对蛋白低术后制动的患者，应进行预防压疮的风险评估，防范措施到位。

2. 疾病安全管理　患者在介入治疗中最常见的是碘过敏反应，偶出现过敏性休克。密切监测生命体征情况，如出现血压下降、脉搏细数、大汗淋漓，应平卧位，保暖，协助医生给予皮下注射肾上腺素，静脉给予地塞米松、氧气吸入等。

六、专业知识前沿

介入治疗是非手术治疗肝癌的首选方法，经皮穿刺股动脉送入导管至肿瘤供血动脉对肿瘤进行栓塞化疗是一种有效的肝癌治疗手段，具有创伤小等特点，其疗效已得到充分肯定但肝癌介入术后常出现一系列副反应，如发热、胃肠道反应、疼痛，甚至可发生血栓形成、上消化道出血、肝脓肿等并发症。肝癌患者病程短、预后差，其心理活动复杂，对肝癌患者实施相应的心理护理措施，显得尤为重要。

病例 4　肝囊肿

一、病历汇报

【现病史】患者女性，60 岁，主因“间断右上腹胀痛 1 月余”，门诊以“肝囊肿”收住肝胆外科一病区。

【既往史】既往体健，否认冠心病史，否认药物、食物过敏史。

【查体】患者诉右上腹胀痛，偶有恶心、无呕吐。T 36.9℃，P 80 次/分，R 20 次/分，BP 130/80mmHg。

【实验室及辅助检查】B 超提示：肝囊肿。

【入院诊断】肝囊肿。

【主要治疗措施】继续完善各项检查，择期手术。

二、经评估提出护理问题如下

护理问题	护理措施	护理评价
1. 急性疼痛：腹痛　与囊肿引起肝区胀痛有关	1. 保持床单位整洁 2. 观察患者腹部胀痛的程度及持续时间 3. 协助患者采取舒适体位如半卧位，指导其进行有节律的深呼吸，达到放松和减轻胀痛的目的 4. 指导患者使用松弛术、分散注意力等方法并给予心理支持 5. 遵医嘱使用药物	患者腹部胀痛有所缓解

续表

护理问题	护理措施	护理评价
2. 焦虑、恐惧与环境陌生、生活环境改变及对疾病知识缺乏了解，担心手术预后等有关	1. 介绍病区环境、人员、制度，为患者创造安全舒适的环境 2. 向患者讲解情绪与疾病的关系，以及保持乐观情绪的重要性，介绍成功病例，使患者树立战胜疾病的信心 3. 分散患者注意力，如听音乐、与人交谈等	患者情绪稳定，积极配合检查及治疗
3. 知识缺乏与缺乏对疾病认知和疾病相关检查、治疗、饮食知识有关	1. 向患者讲解相关检查注意事项、治疗知识等 2. 指导患者正确饮食	患者掌握相关检查前后注意事项、饮食内容并积极配合

经完善各项检查于入院后第二日 8:30 患者在全麻下行腹腔镜肝囊肿去盖引流术，术毕于 10:40 安返病房，测 T 36.1℃，HR 80 次/分，R 20 次/分，BP 130/80mmHg，氧气吸入 3 升/分，腹腔引流管、尿管均保持通畅，颜色、性质、量均正常，经评估提出护理问题如下：

护理问题	护理措施	护理评价
1. 急性疼痛与手术创伤、放置引流管，引流管摩擦、牵拉有关	1. 进行疼痛评估，观察、记录疼痛性质、程度及伴随症状 2. 给予心理护理、精神安慰 3. 指导患者咳嗽、深呼吸时按压腹部，以保护伤口，减轻疼痛 4. 病情平稳后协助患者采取半卧位，指导其进行有节律的深呼吸，达到放松和减轻疼痛的目的 5. 妥善固定引流管，防止引流管来回移动所引起的疼痛 6. 指导患者使用松弛术、分散注意力等方法，如听音乐等，以减轻患者对疼痛的敏感性 7. 药物止痛：对诊断明确的剧烈疼痛患者，可遵医嘱应用止痛药物	患者对疼痛能耐受
2. 舒适的改变：腹胀　与年龄，手术持续时间，术后卧床，应用麻醉药、止痛药有关	1. 评估患者舒适程度 2. 观察患者腹部情况，有无排气 3. 鼓励患者活动，更换体位，以促进肠蠕动的恢复	患者腹胀有所缓解

续表

护理问题	护理措施	护理评价
3. 潜在并发症：脱管　与手术留置引流管有关	1. 向患者及家属讲解引流管自护知识 2. 妥善固定引流管并保留适当的长度以利翻身，防止牵拉引流管 3. 密切观察引流液的颜色、性质、量，如有异常及时通知医生 4. 悬挂警示标识及做好记录	患者引流管固定好，无脱出
4. 潜在并发症：下肢深静脉血栓　与手术应激、术后卧床有关	1. 鼓励患者床上有效咳嗽、深呼吸，肢体主动运动 2. 给予患者按摩双下肢，鼓励患者术后早期下床活动	患者生命体征平稳，肢体活动好，无肿胀，感觉正常
5. 自理能力缺陷　与患者手术切口疼痛、术后卧床有关	1. 给予患者生活护理 2. 保持床单位整洁，协助舒适体位 3. 嘱家人 24 小时陪伴 4. 按分级护理制度巡视患者，指导患者及家属正确使用呼叫器	患者生活得到照护
6. 舒适的改变　与手术创伤、卧床有关	1. 给予患者心理安慰 2. 勤活动，勤翻身，保持舒适卧位 3. 保持病房环境舒适整洁，利于休息	患者身心舒畅
7. 知识缺乏　缺乏疾病手术后康复知识	再次向患者家属讲解手术后饮食、运动、用药、引流管自护知识	患者及家属掌握术后饮食、运动、用药、引流管自护知识等

三、其他护士评价

护理问题	护理措施	护理评价
1. 潜在并发症：出血　与手术创伤、留置引流管有关	1. 密切观察患者神志、面色、生命体征，腹部伤口渗血渗液，腹腔引流管引流液颜色、性质、量，发现异常及时通知医生 2. 遵医嘱正确应用止血药物	患者腹部伤口贴干净无渗出
2. 潜在并发症：感染　与手术创伤、留置引流管有关	1. 监测体温变化，严格进行无菌操作，引流管勿放置过高以防止逆流，按时更换引流袋 2. 遵医嘱给予患者抗菌药物治疗	患者体温正常

四、护士长评价

1. 查房效果评价　肝囊肿是我科室常见疾病，通过这次查房我们对肝囊肿及腹腔镜肝囊肿去盖引流术后护理有了进一步的认识，同时明确了患者存在的主要护理问题、应采取的护理措施和护理重点。

（1）早期注重观察生命体征和腹部胀痛的情况。

（2）术后严密监测神志、生命体征、血氧饱和度和引流液的情况。

（3）加强营养支持，包括肠内和场外营养。

（4）有效的心理支持必不可少，应帮助患者树立战胜疾病的信心。

（5）给予健康指导，帮助患者及家属掌握有关疾病的治疗和护理知识。

（6）做好出院指导，宜清淡饮食，避免劳累，告知患者定期复查的重要性。

2. 护理措施落实评价　管床护士提出的护理问题较全面，其他护士补充得也很好，各项护理措施均落实到位。

3. 护理问题评价　补充护理问题。

护理问题	护理措施	护理评价
紧张、焦虑　与手术刺激、担心手术预后有关	1. 向患者讲解情绪与疾病的关系，以及保持乐观情绪的重要性，介绍成功病例，使患者树立战胜疾病的信心 2. 分散患者注意力，如听音乐、与人交谈等	患者情绪稳定，配合治疗

五、安全管理

风险管理：高龄患者有压疮、跌倒风险，落实科室相应护理计划及护理措施。

六、专业前沿知识

腹腔镜手术创伤小，全身反应轻，脏器功能恢复快，住院时间短，现已普遍为患者接受。

病例 5　肝脓肿

一、病历汇报

【现病史】患者男性，54 岁，主因“间断右上腹胀痛 1 月余，发热 2 天”，门诊以“肝脓肿”收住肝胆外科。

【既往史】既往体健，否认冠心病史，否认药物、食物过敏史。

【查体】患者急性面容，右季肋区饱满，肝区压痛，右上腹肌紧张，测 T 39.1℃，P 100 次/分，R 20 次/分，BP 130/80mmHg。

【实验室及辅助检查】X 线显示：肝阴影增大，右膈肌抬高；B 超提示：肝脓肿。

【入院诊断】肝脓肿。

【主要治疗措施】给予抗炎保肝，积极补液，输注蛋白、血浆，维持水、电解质、酸碱平衡，肠内外营养支持治疗，经皮肝穿刺抽脓或脓肿置管引流术。

二、经评估提出护理问题如下

护理问题	护理措施	护理评价
1. 急性疼痛　与肝大、炎性渗出物刺激有关	1. 评估疼痛部位、性质，程度及伴随症状 2. 指导患者减轻疼痛的方法与技巧，分散注意力，减轻疼痛 3. 协助患者采取舒适体位 4. 遵医嘱给予止痛药物	患者对疼痛能耐受
2. 体温过高　与自身疾病、感染有关	1. 测体温 4/日 2. 遵医嘱给予物理降温 3. 遵医嘱给予药物降温，观察用药后效果 4. 补充充足的营养和水分	患者体温波动在 36～39℃

续表

护理问题	护理措施	护理评价
3. 活动无耐力 与肝区饱满、压痛、高热、疲乏有关	1. 嘱患者卧床休息，勿剧烈运动 2. 给予氧气吸入 3. 补充充足的水分和营养 4. 家人伴守 5. 协助生活护理	患者可以自行更换体位，缓慢床上活动
4. 营养失调：低于机体需要量 与自身疾病、高热、体力消耗有关	1. 监测营养指标，血清白蛋白与血红蛋白的数值，电解质的变化 2. 遵医嘱给予静脉输注营养物质 3. 病情允许时可给予清淡、高蛋白、高维生素饮食	患者营养状况良好
5. 知识缺乏 与缺乏疾病相关知识有关	1. 向患者讲解疾病相关知识，发病的诱因，早期症状、体征，护理配合要点及相关检查目的，注意事项 2. 指导患者遵医嘱用药，做好药物指导，使其配合治疗护理	患者了解疾病相关知识，积极配合治疗

完善各项检查后，患者定于次日行经皮肝穿脓肿置管引流术，术后给予患者生命体征监测，T 37.1℃，HR 92 次/分，R 20 次/分，BP 130/80mmHg，双鼻道吸氧流量 3L/min，留置腹腔引流管两根，引流均通畅，引流液颜色、性质、量均正常，经评估提出以下护理问题：

护理问题	护理措施	护理评价
1. 自理能力缺陷 与患者疼痛、卧床、疲乏有关	1. 给予患者生活护理 2. 保持床单位整洁，协助舒适体位 3. 嘱家人 24 小时陪伴 4. 至少每小时巡视患者一次，指导患者及家属正确使用呼叫器	患者生活得到照护
2. 睡眠型态紊乱 与右季肋区饱满、肝区压痛、陌生环境有关	1. 指导患者转移注意力，缓解疼痛，必要时遵医嘱应用止痛药 2. 尽量减少或消除影响患者睡眠的因素，保持病室安静，减少刺激 3. 遵医嘱应用镇静药物，观察用药后效果及不良反应，作好记录 4. 协助患者取舒适体位	患者夜间能间断入睡

护理问题	护理措施	护理评价
3. 舒适受损　与右季肋区饱满、肝区压痛、高热有关	1. 保持床单位整洁，嘱患者穿宽松、舒适的衣服 2. 观察患者疼痛的程度及持续时间 3. 协助患者采取舒适体位如半卧位，指导其进行有节律的深呼吸，达到放松和减轻胀痛的目的 4. 指导患者使用松弛术、分散注意力等方法并给予心理支持 5. 嘱患者出汗后应及时用干毛巾擦拭，并更换内衣，避免着凉 6. 遵医嘱使用药物并观察用药后反应	患者表情平静，能安静卧床休息，感觉较舒适
4. 焦虑、恐惧　与担心疾病预后、环境改变有关	1. 向患者及家属介绍科室环境、相关医护人员及先进的医疗技术水平 2. 介绍成功病例，鼓励其树立战胜疾病的信心 3. 满足患者合理的生理心理需求 4. 指导患者家属多与其交谈，给予心理支持	目前患者情绪稳定，积极配合治疗护理
5. 知识缺乏　与缺乏穿刺术后及管路护理知识有关	1. 向患者及家属讲解经皮肝穿脓肿置管引流术后相关知识 2. 向患者及家属讲解引流管自护知识 3. 妥善固定引流管并保留适当的长度以利翻身，防止牵拉引流管 4. 密切观察各引流液的颜色、性质、量，如有异常及时通知医生 5. 悬挂警示标识并做好记录	患者及家属了解术后注意事项，配合治疗，引流管固定好，无脱出

三、其他护士评价

护理问题	护理措施	护理评价
1. 体液不足　与高热、大量出汗、进食减少有关	1. 遵医嘱按时抽取血标本，监测水、电解质、酸碱指标变化 2. 遵医嘱给予补充足够的水分和电解质 3. 准确记录24小时出入量 4. 观察患者神志，皮肤黏膜温度、色泽及有无乏力、抽搐等电解质紊乱症状，发现异常及时通知医生	患者出入量平衡，皮肤有光泽

四、护士长评价

1. 查房效果评价　肝脓肿是肝胆外科常见病种之一，通过本次护理查房我们对其临床表现及相关护理知识都有了进一步了解，能够按护理程序提出现存及潜在的护理问题，并采取相应的护理措施，给予及时客观评价，并修改相关护理计划内容，保证了护理安全。

2. 护理措施落实评价　管床护士提出的护理问题较全面，其他人补充得也很好，各项护理措施均能落实到位，注意做好患者的心理护理。

3. 护理问题评价　补充护理问题。

护理问题	护理措施	护理评价
潜在并发症：出血　与疾病及穿刺术刺激有关	1. 密切观察患者神志、面色、生命体征，穿刺处有无渗血、渗液，引流管的有效性，引流液颜色、性质、量，发现异常及时通知医生 2. 遵医嘱正确应用止血药物	患者穿刺处干净、无渗出，引流液正常

五、安全管理

1. 风险管理　肝脓肿也可引起严重并发症，如急性化脓性腹膜炎、膈下脓肿、脓胸、心包填塞及上消化道出血等，因此，此病应早期诊断，早期治疗，积极处理原发病，防治并发症。

2. 疾病安全管理　若脓肿较大有穿破可能或已并发腹膜炎、脓胸，胆源性肝脓肿及肝叶破坏时，应尽快手术治疗，护理时应密切观察患者病情变化，保证医疗和护理的安全。

六、专业前沿知识

经皮肝穿脓肿置管引流术留置两根引流管，可用以冲洗脓腔，是严格遵循无菌原则，每日用生理盐水或含甲硝唑盐水多次或持续进行冲洗脓腔，以加速排出脓液及坏死物质，尽早达到治疗目的。

病例6 肝破裂

一、病历汇报

【现病史】患者男性，38 岁，主因“3 小时前因车祸撞击腹部致肝破裂”，急诊以“肝破裂”，收住肝胆外科一病区。

【既往史】既往体健，否认冠心病史，否认药物、食物过敏史。

【查体】患者右上腹痛明显伴腹胀、腹肌紧张、压痛、反跳痛，无恶心、呕吐。T 37.9℃，P 115 次/分，R 22 次/分，BP 88/56mmHg。

【实验室及辅助检查】B 超及 CT 均提示：肝破裂，腹腔出血。

【入院诊断】肝破裂。

【主要治疗措施】绝对卧床，立即建立静脉通路，给予心电监护，吸氧 3L/min，留置胃管、尿管，严密观察生命体征变化，完善各项检查，随时预备手术。

二、经评估提出护理问题如下

护理问题	护理措施	护理评价
1. 急性疼痛 与肝破裂出血、胆汁溢出刺激周围组织有关	1. 保持床单位整洁 2. 观察患者腹痛的程度及持续时间 3. 指导患者进行有节律的深呼吸，达到放松和减轻胀痛的目的 4. 指导患者使用松弛术、分散注意力等方法并给予心理支持 5. 遵医嘱使用药物	患者腹痛能耐受
2. 焦虑、恐惧 与环境陌生、生活环境改变、对疾病知识缺乏了解及担心手术预后等有关	1. 介绍病区环境、人员、制度，为患者创造安全、舒适的环境 2. 向患者讲解情绪与疾病的关系，以及保持乐观情绪的重要性，介绍成功病例，使患者树立战胜疾病的信心 3. 分散患者注意力，如听音乐、与人交谈等	患者情绪稳定，积极配合检查及治疗
3. 知识缺乏 缺乏对疾病认知与疾病相关检查、治疗、饮食知识	1. 向患者讲解相关检查注意事项、治疗知识等 2. 指导患者正确饮食	患者掌握相关检查前后注意事项、饮食内容并积极配合

经完善各项检查，患者于14:20去手术室在全麻下行剖腹探查、肝破裂修补术，术毕于16：08安返病房，测T 36.1℃，HR 80次/分，R 18次/分，BP 120/80mmHg，$SO_2$98%，氧气吸入3升/分，深静脉插管固定好，液体输入顺利，胃管、腹腔引流管、尿管均保持通畅，颜色、性质、量均正常，腹部伤口包扎好，经评估提出护理问题如下：

护理问题	护理措施	护理评价
1. 急性疼痛 与手术创伤、放置引流管，引流管摩擦、牵拉有关	1. 进行疼痛评估，观察、记录疼痛性质、程度及伴随症状 2. 给予心理护理、精神安慰 3. 病情平稳后协助患者采取半卧位，指导其进行有节律的深呼吸，达到放松和减轻疼痛的目的 4. 妥善固定引流管，防止引流管来回移动所引起的疼痛 5. 指导患者使用松弛术、分散注意力等方法，如听音乐等，以减轻患者对疼痛的敏感性 6. 药物止痛：对诊断明确的剧烈疼痛患者，可遵医嘱应用止痛药物	患者对疼痛能耐受
2. 腹胀 与术后卧床、应用麻醉药、止痛药有关	1. 评估患者舒适程度 2. 观察患者腹部情况，有无排气 3. 鼓励患者床上活动，更换体位，以促进肠蠕动的恢复	患者腹胀有所缓解
3. 潜在并发症：脱管 与手术留置引流管有关	1. 向患者及家属讲解引流管自护知识 2. 妥善固定引流管并保留适当的长度以利翻身，防止牵拉引流管 3. 密切观察引流液的颜色、性质、量，如有异常及时通知医生 4. 悬挂警示标识及做好记录	患者引流管固定好，无脱出
8. 有发生下肢深静脉血栓的风险 与手术应激、术后卧床有关	1. 鼓励患者床上有效咳嗽、深呼吸，肢体主动运动 2. 给予患者按摩双下肢，鼓励患者术后早期下床活动	患者生命体征平稳，肢体活动好，无肿胀，感觉正常
5. 自理能力缺陷 与患者手术切口疼痛、术后卧床有关	1. 给予患者生活护理 2. 保持床单位整洁，协助舒适体位 3. 嘱家人24小时陪伴 4. 按分级护理制度巡视患者，指导患者及家属正确使用呼叫器	患者生活得到照护

续表

护理问题	护理措施	护理评价
6. 舒适的改变　与手术创伤卧床有关	1. 给予患者心理安慰 2. 勤活动，勤翻身，保持舒适卧位 3. 保持病房环境舒适、整洁，利于休息	患者身心舒畅
7. 知识缺乏　缺乏疾病手术后康复知识	再次向患者家属讲解手术后饮食、运动、用药、引流管自护知识	患者及家属掌握术后饮食、运动、用药、引流管自护知识等

三、其他护士评价

护理问题	护理措施	护理评价
1. 有感染的危险：口腔感染　与留置胃管，禁食、水有关	1. 口腔护理 2 次/日 2. 观察口腔黏膜 2 次/日	患者口腔清洁无异味，黏膜完整
2. 有感染的危险：泌尿系感染　与留置尿管、禁食、水有关	1. 补充足量液体 2. 消毒尿道口 2 次/日 3. 保证尿管引流的有效性，观察尿液颜色、性质、量 4. 注意尿管应低于耻骨联合，以防尿液逆流感染	尿道口清洁，尿液正常

四、护士长评价

1. 查房效果评价　肝破裂在各种腹部损伤中占 15% ~20%，右肝破裂较左肝多见，肝损伤可分为：①肝裂伤：肝被膜和实质均裂伤；②被膜下血肿：实质裂伤但被膜完整；③中央型肝破裂：肝深部实质裂伤，伴或不伴有被膜裂伤。通过这次查房我们对肝破裂及其术后护理有了进一步的认识，同时明确了患者存在的主要护理问题、应采取的护理措施和护理重点。

（1）早期注重观察神志及生命体征情况，警惕休克发生。

（2）积极给予补液、止血、输血等治疗。

（3）术后严密观察引流液颜色、性质和量，发现活动性出血应立即通知医生并配合抢救。

（4）有效的心理支持必不可少，应帮助患者摆脱事故带来的心灵创伤，并树立其战胜疾病的信心。

（5）给予健康指导，帮助患者及家属掌握有关疾病的治疗和护理知识。

2. 护理措施落实评价　管床护士提出的护理问题不是很全面，其他护士补充的非常好，相应的各项护理措施均能落实到位。

3. 护理问题评价　补充护理问题。

护理问题	护理措施	护理评价
体液不足 与腹腔出血、胃肠减压、禁食、水有关	1. 遵医嘱按时抽取血标本，监测水、电解质、酸碱指标变化并及时处理 2. 遵医嘱给予补充足够的水分和电解质 3. 准确记录 24 小时出入量 4. 观察患者神志，皮肤黏膜温度、色泽及有无乏力、抽搐等电解质紊乱症状，发现异常及时通知医生	患者出入量平衡，皮肤有光泽

五、安全管理

风险管理：肝破裂首选手术治疗，彻底清创止血，清除胆汁漏出和腹腔积液，若粉碎性肝破裂或肝实质挫伤严重者应将损伤的肝组织做整块切除或肝叶切除，但应尽量保留健康的肝组织。如果患者能够配合检查，生命体征平稳，B 超或 CT 检查确定肝破裂为轻度并无其他脏器合并伤，则可选择保守治疗，但应严密观察生命体征变化及内出血情况，病情有变化应及时通知医生并做好手术准备。

六、专业前沿知识

视患者肝破裂程度，手术可选择剖腹探查、腹腔镜和介入方式。肝癌破裂出血时，可选择手术切除肿瘤止血；若患者不能耐受手术，可介入行肝动脉栓塞术止血。后者创伤小，能够帮助快速止血，延长患者生命，当然具体情况还得具体分析。

病例 7　门静脉高压症

一、病历汇报

【现病史】患者男性，45 岁，主因乏力、纳差一月余，门诊以“门脉高压、肝硬化、脾肿大”收入院。

【既往史】否认“高血压、冠心病”病史。无肝炎、结核、伤寒等传染病史，否认外伤、输血史，否认食物、药物过敏史，预防接种史不详。

【查体】T 36.8℃，P 80 次/分，R 20 次/分，BP 100/60mmHg，神志清楚，营养中等，自动体位，查体合作。全身皮肤黏膜无黄染，未见肝掌及蜘蛛痣，左锁骨上等浅表淋巴结未及肿大。

【实验室及辅助检查】B 超示：肝硬化、脾肿大、腹腔积液。

【入院诊断】门脉高压、肝硬化、脾肿大。

【主要治疗措施】手术治疗。

二、经评估提出主要护理问题如下

护理问题	护理措施	效果评价
1. 恐惧焦虑与环境改变、对手术的畏惧有关	1. 介绍病区环境、人员、制度，为患者创造安全、舒适的环境 2. 向患者讲解疾病治疗方法，讲解情绪与疾病的关系，以及保持乐观情绪的重要性，使患者树立战胜疾病的信心	患者情绪稳定，积极配合检查及治疗
2. 知识缺乏缺乏疾病相关知识	1. 了解其文化程度，用通俗易懂的语言与患者交流 2. 向患者介绍有关疾病的相关知识 3. 应摄入高蛋白、高热量、高维生素、低脂饮食，忌生冷辛辣等刺激食物，积极预防便秘 4. 讲解戒烟的必要性，指导注意口腔卫生	患者能够按照责任护士的指导，戒烟、酒，合理饮食

入院后第三日 8:30 患者在全麻下行脾切除 + 胃左血管阻断术，术毕于 12:40 返回病房，测 T 36.9℃，P 90 次/分，R 20 次/分，BP

130/80mmHg，氧气吸入3升/分，血氧饱度99%，胃管、腹腔引流管、尿管均保持通畅，颜色、性质、量均正常。

经评估提出主要护理问题如下：

护理问题	护理措施	效果评价
1. 急性疼痛 与手术创伤，放置引流管，引流管摩擦、牵拉有关	1. 进行疼痛评估，观察、记录疼痛性质、程度及伴随症状 2. 给予心理护理、精神安慰 3. 指导患者咳嗽、深呼吸时按压腹部，以保护伤口，减轻疼痛 4. 病情平稳后协助患者采取半卧位，指导其进行有节律的深呼吸，达到放松和减轻疼痛的目的 5. 妥善固定引流管，防止引流管来回移动所引起的疼痛 6. 指导患者使用松弛术、分散注意力等方法，如听音乐等，以减轻患者对疼痛的敏感性 7. 药物止痛：对诊断明确的剧烈疼痛患者，可遵医嘱应用止痛药物	患者对疼痛能耐受
2. 潜在并发症：出血、感染、脱管　与手术创伤，缝线结扎不紧，手术留置尿管、胃管，术后抵抗力差，术后带管活动、牵拉、受压有关	1. 密切观察患者神志、面色、生命体征，腹部伤口渗血、渗液，胃管、腹腔引流管引流液颜色、性质、量发现异常及时通知医生 2. 遵医嘱正确应用止血药物 3. 监测体温变化，严格进行无菌操作，各引流管勿太高防止逆流，按时更换各引流袋 4. 遵医嘱给予患者抗菌药物治疗 5. 向患者及家属讲解引流管自护知识 6. 妥善固定引流管并保留适当的长度以利翻身，防止牵拉引流管 7. 悬挂警示标识及做好记录	患者生命体征平稳，腹部伤口包扎完好无渗出，引流管固定良好，各引流管引流颜色、性质均正常
3. 潜在并发症：深静脉血栓　与手术应激，患者高龄，手术后卧床等有关	1. 密切观察患者生命体征，如肢体活动情况、感觉、皮肤颜色、温度、肢体有无肿胀 2. 指导患者床上有效咳嗽、深呼吸，肢体主动运动，给予患者按摩双下肢，鼓励患者术后早期下床活动	患者生命体征平稳，肢体活动好，无肿胀，感觉正常
4. 有皮肤完整性受损的危险 与患者高龄，消瘦，术后禁食、水，卧床有关	1. 保持床单位整洁、无渣屑 2. 保持皮肤清洁、干燥，避免排泄物、汗液等浸渍 3. 增加翻身次数，1次/2小时 4. 悬挂警示标识，建立翻身卡，受压部位、骨凸处应用减压贴保护，病床使用海绵垫 5. 增加营养，提高抵抗力，改善全身营养状况，进食高热量、高蛋白、富含维生素食物，遵医嘱给予患者静脉输入氨基酸、白蛋白等	患者现皮肤完整

续表

护理问题	护理措施	效果评价
5. 营养失调：低于机体需要量 与禁食、水，胃肠减压，手术创伤等有关	1. 遵医嘱给予患者胃肠外营养治疗，合理安排输液顺序 2. 监测患者生命体征、化验结果	患者生命体征平稳，营养指标得到改善
6. 舒适的改变 与手术创伤，卧床有关	1. 给予患者心理安慰 2. 勤活动，勤翻身，保持舒适卧位 3. 保持病房环境舒适整洁，利于休息	患者身心舒畅
7. 知识缺乏 缺乏疾病手术后康复知识	向患者家属讲解手术后饮食、运动、用药、引流管自护知识	患者及家属掌握术后饮食、运动、用药、引流管自护知识等
8. 高热　与术后吸收热有关	1. 了解发热的程度，评估发热的原因，排除影响体温的生理因素 2. 降低体温：给予头部冷敷或温水擦浴、乙醇擦浴等物理降温；遵医嘱应用退热药 3. 观察病情；监测生命体征，注意热型及伴随症状，观察降温效果 4. 促进舒适：保持室内空气清新，维持适宜温湿度；及时擦干汗液，更换衣被，保持皮肤清洁 5. 心理护理：注意心理反应，提供心理支持 6. 健康教育：讲解有关知识，教会患者及家属测量体温和物理降温的方法	患者体温恢复正常

三、其他护士评价

护理问题	护理措施	效果评价
1. 紧张、焦虑　与担心手术预后有关	1. 向患者讲解情绪与疾病的关系，以及保持乐观情绪的重要性，介绍成功病例，使患者树立战胜疾病的信心 2. 分散患者注意力，如听音乐、与人交谈等	患者情绪稳定
2. 潜在并发症：水、电解质和酸碱平衡紊乱 与长时间留置胃肠减压，禁食、水有关	1. 合理安排输液顺序 2. 了解患者化验结果 3. 监测患者生命体征变化	患者生命体征平稳，未发生水电解质和酸碱平衡紊乱

四、护士长评价

1. 查房效果评价　通过本次护理查房我们对门静脉高压患者术后护理有了进一步的认识，同时明确了患者存在的主要护理问题、应采取的护理措施和护理要点，包括呼吸道护理，防止肺部感染发生，腹腔引流管妥善固定，保持通畅等。责任护士汇报病历全面，提出护理问题及相关因素准确，能根据护理计划及时、准确地落实护理措施且效果评价及时。上级护士能正确对下级护士进行指导，补充护理问题准确，护理措施具体、可行。

2. 护理措施落实评价　责任护士能根据护理计划及时、准确地落实护理措施，其中指导患者床上有效咳嗽、深呼吸，肢体主动运动，给予患者按摩双下肢，鼓励患者术后早期下床活动。

3. 护理问题评价　责任护士提出护理问题及相关因素准确，N1、N2 级护士补充护理问题准确，能根据护理计划及时、准确地落实护理措施并进行效果评价。

4. 补充护理问题

护理问题	护理措施	效果评价
有体液不足的危险　与出血，禁食、水等有关	1. 遵医嘱给予患者补充液体及电解质 2. 正确指导患者饮食 3. 了解患者化验结果 4. 监测患者生命体征变化	患者生命体征平稳，未发生水、电解质和酸碱平衡紊乱

五、安全管理

1. 鼓励患者早起下床活动，防止肠粘连。

2. 高龄患者有压疮、坠床跌倒或下肢静脉血栓形成风险时，落实科室相应护理计划及护理措施。

六、专业前沿知识

正常门静脉压力为 110 ~ 180mmH_2O，由于各种原因使门静脉血流受阻，血液瘀滞时，则门静脉压力升高，从而出现一系列门静脉压力增高的症状和体征，叫做门静脉高压症。临床表现为脾肿大、脾功能亢进进而发生食管－胃底静脉曲张、呕血、黑便及腹水等症状和体征。

病例 8　脾破裂

一、病历汇报

【现病史】患者男性，26 岁，主因外伤后腹部疼痛不适两小时，门诊以“脾破裂”收入院。

【既往史】否认“高血压、冠心病”病史，无肝炎、结核、伤寒等传染病史，否认外伤、输血史，否认食物、药物过敏史，预防接种史不详。

【查体】T 36.5℃，P 90 次/分，R 22 次/分，BP 132/89mmHg，腹肌紧张，全腹压痛、反跳痛明显，肝脾肋下未及，未扪及明显包块，移动性浊音阴性，肠鸣音弱。四肢活动自如，双下肢无水肿。生理反射存在，病理反射未引出。

【实验室及辅助检查】B 超检查示：脾破裂；腹腔积液。

【入院诊断】脾破裂。

【主要治疗措施】手术治疗。

二、经评估提出主要护理问题如下

护理问题	护理措施	效果评价
1. 恐惧、焦虑　与环境改变、对手术的畏惧有关	1. 介绍病区环境、人员、制度，为患者创造安全、舒适的环境 2. 向患者讲解疾病治疗方法，讲解情绪与疾病的关系，以及保持乐观情绪的重要性，使患者树立战胜疾病的信心	患者情绪稳定，积极配合检查及治疗
2. 急性疼痛　与疾病有关	1. 进行疼痛评估，观察、记录患者疼痛性质、程度及伴随症状 2. 给予心理护理、精神安慰	患者对疼痛能耐受

入院后当日 12∶30 患者在全麻下行脾切除术，术毕于 15∶40 返回病房，测 T 36.9℃，P 90 次/分，R 20 次/分，BP 130/80mmHg，氧气吸入 3 升/分，血氧饱和度 99%，胃管、腹腔引流管、尿管均保持通畅，颜色、性质、量均正常。

经评估提出主要护理问题如下：

护理问题	护理措施	效果评价
1. 急性疼痛　与手术创伤，放置引流管，引流管摩擦、牵拉有关	1. 进行疼痛评估，观察、记录疼痛性质、程度及伴随症状 2. 给予心理护理、精神安慰 3. 指导患者咳嗽、深呼吸时按压腹部，以保护伤口，减轻疼痛 4. 病情平稳后协助患者采取半卧位，指导其进行有节律的深呼吸，达到放松和减轻疼痛的目的 5. 妥善固定引流管，防止引流管来回移动所引起的疼痛 6. 指导患者使用松弛术、分散注意力等方法，如听音乐等，以减轻患者对疼痛的敏感性 7. 药物止痛：对诊断明确的剧烈疼痛患者，可分遵医嘱应用止痛药物	患者对疼痛能耐受
2. 潜在并发症：出血、感染、脱管　与手术创伤、缝线结扎不紧、手术留置尿管、胃管，术后抵抗力差，术后带管活动、牵拉、受压有关	1. 密切观察患者神志、面色、生命体征，腹部伤口渗血渗液，胃管、腹腔引流管引流液颜色、性质、量，发现异常及时通知医生 2. 遵医嘱正确应用止血药物 3. 监测体温变化，严格进行无菌操作，各引流管勿太高以防止逆流，按时更换各引流袋 4. 遵医嘱给予患者抗菌药物治疗 5. 向患者及家属讲解引流管自护知识 6. 妥善固定引流管并保留适当的长度以利翻身，防止牵拉引流管 7. 悬挂警示标识及做好记录	患者生命体征平稳，腹部伤口包扎完好无渗出，引流管固定良好，各引流管引流颜色、性质均正常
3. 潜在并发症：深静脉血栓　与手术应激，患者高龄，手术后卧床等有关	1. 密切观察患者生命体征，如肢体活动情况、感觉、皮肤颜色、温度、肢体有无肿胀 2. 指导患者床上有效咳嗽、深呼吸，肢体主动运动，给予患者按摩双下肢，鼓励患者术后早期下床活动	患者生命体征平稳，肢体活动好，无肿胀，感觉正常

续表

护理问题	护理措施	效果评价
4. 有皮肤完整性受损的危险　与患者高龄，消瘦，术后禁食、水，卧床有关	1. 保持床单位整洁、无渣屑 2. 保持皮肤清洁、干燥，避免排泄物、汗液等浸渍 3. 增加翻身次数，1 次/2 小时 4. 悬挂警示标识，建立翻身卡，受压部位、骨凸处应用减压贴保护，病床使用海绵垫 5. 增加营养，提高抵抗力，改善全身营养状况，进食高热量、高蛋白、富含维生素食物，遵医嘱给予患者静脉输入氨基酸、白蛋白等	患者现皮肤完整
5. 营养失调：低于机体需要量　与禁食、水，胃肠减压，手术创伤等有关	1. 遵医嘱给予患者胃肠外营养治疗，合理安排输液顺序 2. 监测患者生命体征、化验结果	患者生命体征平稳，营养指标得到改善
6. 舒适的改变　与手术创伤卧床有关	1. 给予患者心理安慰 2. 勤活动，勤翻身，保持舒适卧位 3. 保持病房环境舒适、整洁，利于休息	患者身心舒畅
7. 知识缺乏　缺乏疾病手术后康复知识	向患者家属讲解手术后饮食、运动、用药、引流管自护知识	患者及家属掌握术后饮食、运动、用药、引流管自护知识等
8. 高热　与术后吸收热有关	1. 了解发热的程度，评估发热的原因，排除影响体温的生理因素 2. 降低体温：给予头部冷敷或温水擦浴、酒精擦浴等物理降温；遵医嘱应用退热药 3. 观察病情；监测生命体征，注意热型及伴随症状，观察降温效果 4. 促进舒适：保持室内空气清新，维持适宜温湿度；及时擦干汗液，更换衣被，保持皮肤清洁 5. 心理护理：注意心理反应，提供心理支持 6. 健康教育：讲解有关知识，教会患者及家属测量体温和物理降温的方法	患者体温恢复正常

三、其他护士评价

护理问题	护理措施	效果评价
1. 紧张、焦虑　与担心手术预后有关	1. 向患者讲解情绪与疾病的关系，以及保持乐观情绪的重要性，介绍成功病例，使患者树立战胜疾病的信心 2. 分散患者注意力，如听音乐、与人交谈等	患者情绪稳定
2. 潜在并发症：水、电解质和酸碱平衡紊乱　与长时间留置胃肠减压，禁食、水有关	1. 合理安排输液顺序 2. 了解患者化验结果 3. 监测患者生命体征变化	患者生命体征平稳，未发生水、电解质和酸碱平衡紊乱

四、护士长评价

1. 查房效果评价　通过本次护理查房我们对脾破裂患者术后护理有了进一步的认识，同时明确了患者存在的主要护理问题、应采取的护理措施和护理要点，包括呼吸道护理，防止肺部感染发生，腹腔引流管妥善固定，保持通畅等。责任护士汇报病历全面，提出护理问题及相关因素准确，能根据护理计划及时、准确地落实护理措施且效果评价及时。上级护士能正确对下级护士进行指导，补充护理问题准确，护理措施具体可行。

2. 护理措施落实评价　责任护士能根据护理计划及时、准确地落实护理措施，包括指导患者床上有效咳嗽、深呼吸，肢体主动运动，给予患者按摩双下肢，鼓励患者术后早期下床活动。

3. 护理问题评价　责任护士提出护理问题及相关因素准确，N1、N2 级护士补充护理问题准确，能根据护理计划及时、准确地落实护理措施并进行效果评价。

4. 补充护理问题

护理问题	护理措施	效果评价
有体液不足的危险　与出血，禁食、水等有关	1. 遵医嘱给予患者补充液体及电解质 2. 正确指导患者饮食 3. 了解患者化验结果 4. 监测患者生命体征变化	患者生命体征平稳，未发生水、电解质和酸碱平衡紊乱

五、安全管理

1. 鼓励患者早起下床活动，防止肠粘连。

2. 患者有压疮、坠床跌倒或下肢静脉血栓形成风险时，落实相应护理计划及护理措施。

六、专业前沿知识

脾脏深藏在左上腹腔，虽有胸壁及肋骨的保护，仍居腹腔脏器损伤的首位。据统计，脾脏损伤占腹腔脏器损伤的40% ~50%，所以脾外伤的诊断与治疗在外科中占有重要地位。

第十五章 胆道疾病

病例1 胆囊结石

一、病历汇报

【现病史】患者男性，86岁，主因3天前无明显诱因出现右上腹部疼痛，为持续隐痛阵发性加重，疼痛向腰背部放散，伴恶心、呕吐，呕吐物为胃内容物，无咖啡样物，无寒战、发热，无腹泻、腹胀，无皮肤巩膜黄染。就诊于当地医院，经彩超提示：胆囊结石。自服“消炎药”（具体药物名称及剂量不详）后症状无缓解。门诊以“胆囊结石”收住院。

【既往史】既往“高血压”病史15年，最高160/100mmHg，未规律服药，未监测血压。手术史：2012年因阑尾炎行手术治疗，术后输血治疗。

【查体】测T 36.0℃，P 60次/分，R 20次/分，BP 160/90mmHg。患者右上腹疼痛，为持续隐痛阵发性加重，疼痛向腰背部放散，伴恶心，呕吐。皮肤弹性正常，无水肿，无蜘蛛痣，无肝掌。

【实验室及辅助检查】上腹部CT提示：胆囊结石、胆囊积液；核磁提示：胆囊炎、胆囊结石；化验：总蛋白50g/L，白蛋白31g/L，白细胞$12 \times 10^9/L$。

【入院诊断】胆囊结石。

【主要治疗措施】遵医嘱给予抗炎、保肝、镇痛、补液等治疗。

二、经评估提出护理问题如下

护理问题	护理措施	效果评价
1. 急性疼痛　与结石嵌顿、胆汁引流不畅、炎症刺激有关	1. 进行疼痛评估，观察、记录患者疼痛性质、程度及伴随症状 2. 给予心理护理、精神安慰 3. 协助患者采取舒适体位如半卧位，指导其进行有节律的深呼吸，达到放松和减轻疼痛的目的 4. 指导患者使用分散注意力等方法 5. 遵医嘱给予消炎利胆、解痉或止痛药物，以缓解疼痛	目前患者对疼痛能耐受
2. 焦虑　与环境陌生、生活环境改变及对疾病知识缺乏了解、担心手术预后等有关	1. 介绍病区环境、人员、制度，为患者创造安全、舒适的环境 2. 向患者讲解疾病相关知识如检查、饮食、治疗，讲解情绪与疾病的关系，以及保持乐观情绪的重要性，介绍成功病例，使患者树立战胜疾病的信心 3. 分散患者注意力，如听音乐、与人交谈等	患者情绪稳定，积极配合检查及治疗
3. 知识缺乏　缺乏对疾病认知与疾病相关检查、饮食、治疗知识	向患者讲解相关检查注意事项、饮食、治疗知识等	患者掌握相关检查前后注意事项、饮食内容并积极配合

于入院当日17:00患者在全麻下行腹腔镜胆囊切除术，术毕于20:11返回病房测T 37℃，P 60次/分，R 20次/分，BP 152/94mmHg，氧气吸入3升/分，腹腔引流管固定完好，引流通畅，引流液呈血性约5ml。

经评估提出护理问题如下：

护理问题	护理措施	效果评价
1. 急性疼痛　与手术创伤、放置引流管，引流管摩擦、牵拉有关	1. 进行疼痛评估，观察、记录疼痛性质、程度及伴随症状 2. 给予心理护理、精神安慰 3. 指导患者咳嗽、深呼吸时按压腹部，以保护伤口，减轻疼痛 4. 病情平稳后协助患者采取半卧位，指导其进行有节律的深呼吸，达到放松和减轻疼痛的目的 5. 妥善固定引流管，防止引流管来回移动所引起的疼痛 6. 指导患者使用分散注意力等方法，如听音乐等，以减轻患者对疼痛的敏感性 7. 药物止痛：对诊断明确的剧烈疼痛患者，可遵医嘱应用止痛药物	患者对疼痛能耐受

续表

护理问题	护理措施	效果评价
2. 潜在并发症：出血、感染　与手术创伤，缝线结扎不紧，术后抵抗力差，术后带管活动、牵拉、受压有关	1. 密切观察患者神志、面色、生命体征，腹部伤口渗血、渗液，腹腔引流管引流液颜色、性质、量，发现异常及时通知医生 2. 遵医嘱正确应用止血药物 3. 监测体温变化，严格进行无菌操作，腹腔引流管勿太高防止逆流，每天更换各引流袋 4. 遵医嘱给予患者抗菌药物治疗 5. 向患者及家属讲解引流管自护知识 6. 妥善固定引流管并保留适当的长度以利翻身，防止牵拉引流管 7. 悬挂警示标识及做好记录	患者生命体征平稳，腹部伤口敷料无渗血渗液，引流管固定良好，腹腔引流管引流颜色、性质均正常
3. 潜在并发症：胆瘘　与缝线结扎不紧、术后感染，术后带管活动有关	1. 观察引流液的颜色、性质、量 2. 观察有无腹痛、发热等症状 3. 观察切口周围有无渗出等	现患者无胆瘘发生
4. 潜在并发症：深静脉血栓形成与术后卧床有关	1. 密切观察患者生命体征，肢体活动情况、感觉、皮肤颜色、温度、肢体有无肿胀 2. 指导患者床上有效咳嗽、深呼吸，肢体主动运动，给予患者按摩双下肢，鼓励患者术后早期下床活动	患者生命体征平稳，肢体活动好，无肿胀，感觉正常
5. 有皮肤完整性受损的危险　与患者高龄，消瘦，术后禁食、水，卧床有关	1. 保持床单位整洁、无渣屑 2. 保持皮肤清洁、干燥，避免排泄物、汗液等浸渍 3. 增加翻身次数，1 次/2 小时 4. 悬挂警示标识，受压部位、骨凸处应用减压贴保护，病床加用气垫床 5. 增加营养，提高抵抗力，改善全身营养状况，进食高热量、高蛋白、富含维生素食物，遵医嘱给予患者静脉输入氨基酸、白蛋白等	患者现皮肤完整
6. 营养失调：低于机体需要量　与禁食、水，手术创伤等有关	1. 遵医嘱给予患者胃肠外营养治疗合理安排输液顺序 2. 监测患者生命体征，化验结果	患者生命体征平稳，营养指标得到改善
7. 知识缺乏　缺乏手术后疾病康复知识	再次向患者及家属讲解手术后饮食、运动、用药知识	患者及家属掌握术后饮食、运动、用药等

续表

护理问题	护理措施	效果评价
8. 知识缺乏　缺乏管路自护知识	1. 讲解腹腔引流管的作用和自护知识，并明确标识 2. 保持管道有效通畅并妥善固定、防止滑脱 3. 悬挂防导管脱落警示标识 4. 如有脱管发生，执行意外脱管应急预案	患者引流管自护知识掌握

三、其他护士评价

护理问题	护理措施	效果评价
焦虑　与担心手术预后有关	1. 向患者讲解情绪与疾病的关系，以及保持乐观情绪的重要性，介绍成功病例，使患者树立战胜疾病的信心 2. 分散患者注意力，如听音乐、与人交谈等	患者情绪稳定

四、护士长评价

1. 查房效果评价　胆囊结石是本科室常见疾病和重点疾病，通过本次护理查房我们对胆囊结石及腹腔镜胆囊切除术患者术后护理有了进一步的认识，同时明确了患者存在的主要护理问题、应采取的护理措施，指出该患者的护理要点：并发症方面的观察和引流管的护理是重点，具有一定的临床指导意义。责任护士汇报病历全面，提出护理问题及相关因素准确，能根据护理计划及时、准确地落实护理措施且效果评价及时。上级护士能正确对下级护士进行指导，补充护理问题准确，护理措施具体可行。

2. 护理措施落实评价　责任护士能根据护理计划及时、准确地落实护理措施，其中指导患者床上有效咳嗽、深呼吸，肢体主动运动，给予患者按摩双下肢，鼓励患者术后早期下床活动。保持病房环境舒适整洁，利于休息。护理措施落实到位，其落实率达 100%。

3. 护理问题评价　责任护士提出护理问题及相关因素准确，

N1、N2 级护士补充护理问题准确，能根据护理计划及时、准确地落实护理措施并进行效果评价。

4. 补充护理问题

护理问题	护理措施	效果评价
有体液不足的危险 与出血，禁食、水等有关	1. 遵医嘱给予患者补充液体及电解质 2. 正确指导患者饮食 3. 了解患者化验结果 4. 监测患者生命体征变化	患者生命体征平稳，未发生水、电解质和酸碱平衡紊乱

五、安全管理

1. 患者 86 岁高龄，对管路重要性认识不足，对管路自护知识执行力差，注意管路的保护及家属相关知识的掌握程度。

2. 高龄患者有压疮、坠床/跌倒或下肢静脉血栓形成风险，制定护理计划，落实护理措施。

六、专业前沿知识

胆囊结石是一种多发性疾病，是人类早期疾病之一，也是世界范围比较常见的疾病，主要分为胆固醇结石、混合性结石以及胆色素结石，主要的治疗方法是非手术治疗（溶石治疗和体外振波碎石疗法）和手术疗法（保胆取石术、胆囊切除术、新式内镜保胆取石术等），其中腹腔镜胆囊切除术（laparoscopic cholecystecto - my，LC）以其独有的优势被临床广泛应用，已成为治疗胆囊结石的金标准。

病例 2 胆总管结石

一、病历汇报

【现病史】患者女性，72 岁，主因右上腹痛，为持续性钝痛，伴恶心，寒战，发热，最高体温 39.5℃，无腹泻，腹胀，皮肤巩膜黄染，门诊以“胆总管结石”收入院。

【既往史】既往高血压病史 8 年，6 年前因重症胰腺炎曾有输血史。

【查体】测 T 39℃，P 96 次/分，R 23 次/分，BP 140/90mmHg。患者右上腹痛，无腹胀，无恶心、呕吐。皮肤黄染，弹性正常，无水肿，无蜘蛛痣，无肝掌。

【实验室及辅助检查】入院急查 CT 提示胆总管下端结石并胆系扩张，胆囊积液，梗阻性胆管炎。

【入院诊断】胆总管结石。

【主要治疗措施】遵医嘱给予抗炎、保肝、镇痛、补液等治疗。

二、经评估提出护理问题如下

护理问题	护理措施	效果评价
1. 急性疼痛　与结石突然嵌顿、胆汁排空受阻至胆囊强烈收缩有关	1. 进行疼痛评估，观察、记录患者疼痛性质、位置、程度及伴随症状 2. 给予心理护理、安抚患者 3. 协助患者采取舒适体位如半卧位，指导其进行有节律的深呼吸，达到放松和减轻疼痛的目的 4. 病房安静，床单位整洁 5. 遵医嘱给予解痉或止痛药物，抗炎保肝补液对症治疗	患者对疼痛能耐受
2. 体温过高　与疾病有关	1. 测量体温，4 次/日，有异常及时通知医生 2. 遵医嘱用药，观察用药后效果 3. 嘱患者注意保暖，保持床单位整洁	患者体温在 38.5～39°C
3. 焦虑　与缺乏疾病知识、担心手术预后等有关	1. 向患者及家属讲解胆总管结石疾病相关知识，协助患者完成相关检查 2. 对患者进行术前、术后知识指导，如检查、饮食、治疗，讲解情绪与疾病的关系，以及保持乐观情绪的重要性，介绍成功病例，使患者树立战胜疾病的信心	患者情绪稳定积极配合检查及治疗
4. 知识缺乏　缺乏胆总管结石疾病知识	向患者讲解相关检查注意事项、饮食、治疗知识等	患者掌握相关检查前后注意事项、饮食内容并积极配合

于入院后第二日 8:30 患者在全麻下行腹腔镜胆囊切除、胆总管切开

取石术，术毕于10:40返回病房，诉腹部伤口疼痛，T 36.6℃，P 80次/分，R 20次/分，BP 140/80mmHg，氧气吸入3升/分，一级护理，心电监测，T管、腹腔引流管均保持通畅，颜色、性质、量均正常。经评估提出护理问题如下：

护理问题	护理措施	效果评价
1. 急性疼痛　与手术创伤、放置引流管，引流管摩擦、牵拉有关	1. 进行疼痛评估，观察、记录疼痛性质、程度及伴随症状 2. 给予心理护理、安抚患者 3. 病情平稳后协助患者采取舒适体位如半卧位，指导其进行有节律的深呼吸，达到放松和减轻疼痛的目的 4. 妥善固定引流管，防止引流管来回移动所引起的疼痛 5. 药物止痛：对诊断明确的剧烈疼痛患者，遵医嘱应用止痛药物，并观察患者用药后的反应，及时做好记录	患者对疼痛能耐受
2. 潜在并发症：出血　与手术创伤，缝线结扎不紧，术后抵抗力差，术后带管活动、牵拉、受压有关	1. 密切观察患者神志、面色、生命体征，腹部伤口渗血渗液，腹腔引流管引流液颜色、性质、量，发现异常及时通知医生 2. 遵医嘱正确应用止血药物	患者生命体征平稳，腹部伤口包扎完好无渗出，引流管固定良好，各引流管引流颜色、性质均正常
3. 潜在并发症：胆瘘　与缝线结扎不紧、术后感染、术后带管活动有关	1. 保持引流管通畅，注意观察引流液的颜色、性质、量，如有异常及时通知医生 2. 观察患者有无腹痛、腹胀、发热等情况，如有异常立即通知医生 3. 嘱患者尽量患侧卧位，避免下床活动 4. 有胆汁漏出腹外时，保持瘘口皮肤清洁、干燥，瘘口周围可涂氧化锌软膏保护	现患者无胆瘘发生
4. 潜在并发症：深静脉血栓形成　与术后卧床有关	1. 密切观察患者生命体征，如肢体活动情况、感觉、皮肤颜色、温度、肢体有无肿胀 2. 指导患者床上有效咳嗽、深呼吸，肢体主动运动，给予患者按摩双下肢，鼓励患者术后早期下床活动	患者生命体征平稳，肢体活动好，无肿胀，感觉正常

续表

护理问题	护理措施	效果评价
5. 有皮肤完整性受损的危险 与患者高龄，消瘦，术后禁食、水，卧床有关	1. 保持床单位整洁、无渣屑 2. 保持皮肤清洁、干燥，避免排泄物、汗液等浸渍 3. 增加翻身次数，1 次/2 小时 4. 悬挂警示标识，建立翻身卡，受压部位、骨凸处应用减压贴保护，病床使用海绵垫 5. 增加营养，提高抵抗力，改善全身营养状况，进食高热量、高蛋白、富含维生素食物，遵医嘱给予患者静脉输入氨基酸、白蛋白等	患者现皮肤完整
6. 舒适的改变 与手术创伤、卧床有关	1. 给予患者心理安慰 2. 勤活动、勤翻身，保持舒适卧位 3. 保持病房环境舒适整洁，利于休息	患者身心舒畅
7. 知识缺乏 缺乏管路自护知识	1. 讲解腹腔引流管的作用和自护知识，并明确标识 2. 保持管道有效通畅并妥善固定、防止滑脱 3. 悬挂防导管脱落警示标识 4. 如有脱管发生，执行意外脱管应急预案	患者引流管自护知识掌握
8. 知识缺乏 缺乏手术后康复知识	向患者家属讲解手术后饮食、运动、用药、引流管自护知识	患者及家属掌握术后饮食、运动、用药、引流管自护知识等

三、其他护士评价

护理问题	护理措施	效果评价
焦虑 与担心手术预后有关	1. 向患者讲解情绪与疾病的关系，以及保持乐观情绪的重要性，介绍成功病例，使患者树立战胜疾病的信心 2. 分散患者注意力，如听音乐、与人交谈等	患者情绪稳定

四、护士长评价

1. 查房效果评价 胆总管结石是本科室常见疾病和重点疾病，通过本次护理查房我们对胆总管结石及腹腔镜胆囊切除、胆总管切开取石术患者术后护理有了进一步的认识，同时明确了患者存在的主要护理问题、应采取的护理措施，指出该患者的护理要点：并发症方面的观察和引流管的护理是重点，具有一定的临床指导意义。责任护士汇报病历全面，提出护理问题及相关因素准确，能根据护理计划及时、准确地落实护理措施且效果评价及时。上级护士能正确对下级护士进行指导，补充护理问题准确，护理措施具体可行。

2. 护理措施落实评价 责任护士能根据护理计划及时、准确地落实护理措施，其中指导患者床上有效咳嗽、深呼吸，肢体主动运动，给予患者按摩双下肢，鼓励患者术后早期下床活动。保持病房环境舒适整洁，利于休息。落实不到位。护理措施落实率达 93.5%。

3. 护理问题评价 责任护士提出护理问题及相关因素准确，具有针对性，能够根据患者的病情制定出个性化的护理计划，各项护理措施落实有效。

4. 补充护理问题

护理问题	护理措施	效果评价
自理缺陷 与移动能力受损、活动状态受损、术后要求卧床有关	1. 护理人员协助患者进行相关护理工作 2. 24 小时家人陪护满足患者的生活需求	患者自理能力中度依赖

五、安全管理

1. 患者体温可高达 39～40℃，呈弛张热，系梗阻胆管激发感染后脓性胆汁和细菌逆流随肝静脉扩散所致。应密切观察患者生命体征的变化，注意有无感染性休克的征象，并做好急救准备。

2. 患者疼痛时遵医嘱给予解痉镇痛药物，禁用吗啡，以免引起胆道痉挛。高龄患者有压疮、坠床/跌倒或下肢静脉血栓形成风险时，落实相应护理计划及护理措施。

六、专业前沿知识

1. 患者T管留置期间如结石复发，可经T管行胆道镜取石术等。

2. 随着加速康复外科理念的开展，患者术前无须口服导泻药或灌肠，无须留置胃管、尿管；患者无腹痛及腹胀情况可于术后第二天抬高T管。

3. 与传统开腹治疗胆管结石相比，腹腔镜胆囊切除术安全可行，具有创伤小、术后恢复快、住院时间短等优点，并且可以达到与开腹手术相同的治疗效果。

病例3　胆囊癌

一、病历汇报

【现病史】患者男性，71岁，于10小时前无明显诱因出现右上腹疼痛，为持续性隐痛阵发性加重，疼痛无放射，无恶心、呕吐，无寒战、发热，无黄染，门诊以“胆囊结石”收住肝胆外科一病区。

【既往史】既往高血压病史20年，血压最高200/100mmHg，否认肝炎、结核病史，否认冠心病史，否认糖尿病史，否认食物过敏史。药物过敏史：青霉素。

【查体】患者T 36.5℃，P 60次/分，R 18次/分，BP 140/80mmHg，腹软，右上腹压痛，无反跳痛及肌紧张。

【实验室及辅助检查】B超提示：胆囊结石伴急性胆囊炎，脂肪肝。

【入院诊断】胆囊结石伴急性胆囊炎，高血压3级，脂肪肝。

【主要治疗措施】进一步完善各项检查，抗炎、补液、抑酸、对症治疗，并积极术前准备，择期手术。

二、经评估提出护理问题如下

护理问题	护理措施	护理评价
1. 疼痛　与结石嵌顿、炎症刺激有关	1. 进行疼痛评估，观察、记录疼痛部位、性质、程度及伴随症状 2. 指导患者使用松弛术、分散注意力等方法，如听音乐等，以减轻患者对疼痛的敏感性 3. 药物止痛：对诊断明确的剧烈疼痛患者，可分遵医嘱应用止痛药物	患者疼痛能耐受
2. 知识缺乏　缺乏对疾病认知与疾病相关检查、治疗、饮食知识	1. 向患者讲解相关检查注意事项、治疗知识等 2. 指导患者正确饮食	患者掌握相关检查前后注意事项、饮食内容并积极配合

经完善各项检查于次日 8∶30 患者在全麻下行腹腔镜胆囊切除术，术中补充诊断：胆囊癌，术式改为胆囊癌根治，术毕于 12∶40 安返病房，立即给予生命体征监测 T 36.1℃，P 70 次/分，R 18 次/分，BP 160/90mmHg，$SO_2$96%，氧气吸入 3 升/分，术中留置胃管，尿管及腹腔引流管均保持通畅，颜色、性质、量均正常，经评估提出护理问题如下：

护理问题	护理措施	护理评价
1. 急性疼痛　与手术创伤、放置引流管，引流管摩擦、牵拉有关	1. 进行疼痛评估，观察、记录疼痛性质、程度及伴随症状 2. 给予心理护理、精神安慰 3. 指导患者咳嗽、深呼吸时按压腹部，以保护伤口，减轻疼痛 4. 病情平稳后协助患者采取半卧位，指导其进行有节律的深呼吸，达到放松和减轻疼痛的目的 5. 妥善固定引流管，防止引流管来回移动所引起的疼痛 6. 指导患者使用松弛术、分散注意力等方法，如听音乐等，以减轻患者对疼痛的敏感性 7. 药物止痛：对诊断明确的剧烈疼痛患者，可遵医嘱应用止痛药物	患者对疼痛能耐受

续表

护理问题	护理措施	护理评价
2. 舒适的改变：腹胀　与年龄，手术持续时间，术后卧床，应用麻醉药、止痛药有关	1. 评估患者舒适程度 2. 观察患者腹部情况，有无排气 3. 鼓励患者活动，更换体位，以促进肠蠕动的恢复	患者无明显腹胀
3. 潜在并发症：高血压危象　与高血压病史、手术刺激、高龄有关	1. 监测血压 1 次/小时 2. 遵医嘱使用降压药	血压可降至正常范围
4. 潜在并发症：脱管　与手术留置引流管有关	1. 向患者及家属讲解引流管自护知识 2. 妥善固定引流管并保留适当的长度以利翻身，防止牵拉引流管 3. 密切观察引流液的颜色、性质、量，如有异常及时通知医生 4. 悬挂警示标识及做好记录	患者引流管固定好，无脱出
5. 自理能力缺陷　与患者手术切口疼痛、术后卧床有关	1. 给予患者生活护理 2. 保持床单位整洁，协助舒适体位 3. 嘱家人 24 小时陪伴 4. 按分级护理制度巡视患者，指导患者及家属正确使用呼叫器	患者生活得到照护
6. 潜在并发症：出血　与手术创伤有关	1. 密切观察患者神志、面色、生命体征变化 2. 观察腹部伤口渗血渗液，腹腔引流管引流液颜色、性质、量，发现异常及时通知医生 3. 遵医嘱正确应用止血药物	患者腹部伤口包扎好，无渗血渗液
7. 潜在并发症：感染　与手术创伤、留置引流管有关	1. 监测体温变化 2. 严格进行无菌操作，按时更换引流袋，引流管勿放置过高以防止逆流 3. 遵医嘱给予患者抗菌药物治疗	患者体温正常
8. 潜在并发症：下肢深静脉血栓　与高龄、手术应激、术后卧床有关	1. 鼓励患者床上有效咳嗽、深呼吸，肢体主动运动 2. 给予患者按摩双下肢，鼓励患者术后早期下床活动	患者生命体征平稳，肢体活动好，无肿胀，感觉正常
9. 有感染的危险：口腔感染　与留置胃管，禁食、水有关	1. 口腔护理 2 次/日 2. 观察口腔黏膜 2 次/日	患者口腔清洁、无异味，黏膜完整

续表

护理问题	护理措施	护理评价
10. 有感染的危险：泌尿系感染　与留置尿管，禁食、水有关	1. 补充足量液体 2. 消毒尿道口2次/日 3. 保证尿管引流的有效性，观察尿液颜色、性质、量 4. 注意尿管应低于耻骨联合，以防尿液逆流感染	尿道口清洁，尿液正常
11. 有皮肤完整性受损的危险　与高龄、活动受限、术后卧床有关	1. 悬挂“防压疮”标识 2. 翻身拍背4次/日 3. 给予静脉补充营养 4. 局部应用减压贴 5. 保持床单位整洁，干燥 6. 班班检查并交接皮肤情况	皮肤完整，无破损
12. 有摔倒的风险与高龄、麻醉、术后卧床有关	1. 告知患者和家属相关的防范措施 2. 家人伴守 3. 教会患者及家属正确使用床档及呼叫器，并将所需用物品放置固定位置 4. 嘱患者活动时动作宜慢	患者未发生摔倒
13. 舒适的改变与手术创伤卧床有关	1. 给予患者心理安慰 2. 勤活动，勤翻身，保持舒适卧位 3. 保持病房环境舒适、整洁，利于休息	患者身心舒畅

三、其他护士评价

护理问题	护理措施	护理评价
紧张、焦虑与手术刺激、担心手术预后有关	1. 向患者讲解情绪与疾病的关系，以及保持乐观情绪的重要性，介绍成功病例，使患者树立战胜疾病的信心 2. 分散患者注意力，如听音乐、与人交谈等	患者情绪稳定，配合治疗

四、护士长评价

1. 查房效果评价　胆囊癌是指发生在胆囊的癌性病变，较少见，但在胆道系统恶性肿瘤中却是较常见的一种，通过这次查房我们对胆囊癌及其术后护理有了进一步的认识，明确了患者现存及潜在的护理问题，应采取的相应的护理措施，并及时进行评价，护理重点如下：

（1）术后严密监测神志、生命体征、血氧饱和度和引流液的情况。

（2）加强营养支持。

（3）有效的心理支持必不可少，应帮助患者树立战胜疾病的信心。

（4）给予健康指导，帮助患者及家属掌握有关疾病的治疗和护理知识。

2. 护理措施落实评价 管床护士提出的护理问题较全面，采取的各项护理措施均能落实到位，注意对患者的保护性医疗。

3. 护理问题评价

护理问题	护理措施	护理评价
营养失调：低于机体需要量 与禁食、水，胃肠减压及手术有关	1. 监测营养指标，血清白蛋白与血红蛋白的数值，电解质的变化 2. 遵医嘱给予静脉输注营养物质 3. 记录24小时出入量	患者营养状况良好

五、安全管理

风险管理：胆囊癌发病隐匿，早期无特异性症状，部分患者可因胆囊结石切除胆囊时意外发现，少数肿瘤可穿透浆膜，导致胆囊急性穿孔、急性腹膜炎、胆道出血等。处理原则首选手术治疗，放疗及化疗效果均不理想，手术方式有单纯胆囊切除术、胆囊癌根治性切除或扩大的胆囊切除术、姑息性手术。

六、专业前沿知识

术前或术中探查确定肿瘤不能切除或已有远处转移，应采取非根治方法缓解症状。包括：①减轻黄疸：借用内镜或介入方法在胆管受累处置入内支撑管或金属支架；②止痛：经皮腹腔神经节阻滞减缓疼痛并减少镇痛药的用量。

病例4　急性重症胆管炎

一、病历汇报

【现病史】患者男性，80岁，主因上腹痛伴寒战、发热1天，呕吐胃内容物一次，急诊科以“急性胆管炎”收住肝胆外科。

【既往史】既往糖尿病史10年，否认冠心病史，否认药物、食物过敏史。

【查体】患者神志清，皮肤巩膜轻度黄染，右上腹肌紧张、压痛，测T 39℃，P 120次/分，R 22次/分，BP 100/60mmHg。

【实验室及辅助检查】腹部B超示：胆囊增大，胆管扩张；CT提示：胆管结石。

【入院诊断】急性重症胆管炎。

【主要治疗措施】给予生命体征监测，氧气吸入，禁食、水，留置胃管，胃肠减压，留置尿管，维持水、电解质平衡，保护脏器功能，抗炎保肝，补液营养支持等综合治疗。

二、经评估提出护理问题如下

护理问题	护理措施	护理评价
1. 急性疼痛　与胆管炎症引起腹部疼痛有关	1. 评估疼痛部位、性质，程度及伴随症状 2. 指导患者减轻疼痛的方法与技巧，分散注意力，减轻疼痛 3. 协助患者采取舒适体位 4. 遵医嘱给予止痛药物	患者对疼痛能耐受
2. 体温过高　与自身疾病、感染有关	1. 测体温4/日 2. 遵医嘱给予物理降温 3. 遵医嘱给予药物降温，观察用药后效果 4. 补充充足的营养和水分	患者体温波动在36～39℃
3. 低效性呼吸型态　与急性腹痛引起呼吸急促有关	1. 给予生命体征监测 2. 给予氧气吸入 3. 指导患者深呼吸，有效地咳嗽 4. 必要时遵医嘱吸痰，保持呼吸道通畅 5. 嘱患者卧床休息，协助舒适体位	患者呼吸平稳

续表

护理问题	护理措施	护理评价
4. 营养失调：低于机体需要量 与禁食、水有关	1. 监测营养指标，血清白蛋白与血红蛋白的数值，电解质的变化 2. 遵医嘱给予静脉输注营养物质 3. 记录 24 小时出入量	患者营养状况良好
5. 体液不足 与胃肠减压，禁食、水有关	1. 遵医嘱按时抽取血标本，监测水、电解质酸碱指标变化并及时处理 2. 遵医嘱给予补充足够的水分和电解质 3. 准确记录 24 小时出入量 4. 观察患者神志、皮肤黏膜温度色泽及有无乏力抽搐等电解质紊乱症状，发现异常及时通知医生	患者皮肤有光泽，尿量正常
6. 自理能力缺陷 与患者高龄、疼痛、卧床、疲乏有关	1. 给予患者生活护理 2. 保持床单位整洁，协助舒适体位 3. 嘱家人 24 小时陪伴 4. 至少每小时巡视患者一次，指导患者及家属正确使用呼叫器	患者生活得到照护
7. 潜在并发症：脱管 与留置胃管及尿管有关	1. 向患者及家属讲解留置胃管及尿管的重要性及自护知识 2. 妥善固定胃管，防止打折、扭曲、牵拉致管路脱出 3. 注意检查胃管的长度及保证引流的有效性 4. 观察胃液及尿液的颜色、性质和量 5. 悬挂警示标识，做好交接并记录	胃管及尿管固定好，引流通畅
8. 有感染的危险：口腔感染 与留置胃管，禁食、水有关	1. 口腔护理 2 次/日 2. 观察口腔黏膜 2 次/日	患者口腔清洁无异味，黏膜完整
9. 有感染的危险：泌尿系感染 与留置尿管，禁食、水有关	1. 补充足量液体 2. 消毒尿道口 2 次/日 3. 保证尿管引流的有效性，观察尿液颜色、性质、量 4. 注意尿管应低于耻骨联合，以防尿液逆流感染	尿道口清洁，尿液正常

续表

护理问题	护理措施	护理评价
10. 焦虑、恐惧　与担心疾病预后、环境改变有关	1. 向患者及家属介绍科室环境、相关医护人员及先进的医疗技术水平 2. 介绍成功病例，鼓励其树立战胜疾病的信心 3. 满足患者合理的生理心理需求 4. 指导患者家属多与其交谈，给予心理支持	目前患者情绪稳定，积极配合治疗护理
11. 有皮肤完整性受损的危险　与高龄、活动受限、营养缺乏、卧床、皮肤瘙痒、抓挠有关	1. 悬挂“防压疮”标识 2. 翻身拍背 4 次/日 3. 给予静脉补充营养 4. 局部应用减压贴 5. 保持床单位整洁，干燥 6. 告知患者皮肤瘙痒与胆道梗阻、胆汁淤滞、胆盐沉积有关，嘱患者勿抓挠，指导家属可用温水擦拭，保持皮肤清洁 6. 班班检查并交接皮肤情况	皮肤完整，无破损
12. 有摔倒的风险　与高龄、急性疼痛及卧床有关	1. 告知患者和家属相关的防范措施 2. 家人伴守 3. 教会患者及家属正确使用床档及呼叫器，并将所需用物品放至固定位置 4. 嘱患者起床活动时动作宜慢	患者未发生摔倒
13. 知识缺乏　与缺乏疾病相关知识有关	1. 向患者讲解疾病相关知识，治疗发病的诱因，早期症状、体征，护理配合要点，相关检查目的及注意事项 2. 指导患者遵医嘱用药，做好药物指导，使其配合治疗护理	患者了解疾病相关知识，积极配合治疗

经完善一系列检查，患者定于当日去介入科行“经皮肝穿，胆道外引流术”，术后安返病房，立即给予生命体征监测，T 38℃，P 110 次/分，R 20 次/分，BP 100/60mmHg，双鼻道吸氧持续 3L/min，胃管、尿管、PTCD 及 PTBD 引流管通畅，各引流液颜色、性质、量均正常，经评估，患者仍存在术前护理问题，并继续提出以下护理问题。

护理问题	护理措施	护理评价
1. 知识缺乏 与缺乏经皮肝穿、胆道外引流术术后相关知识有关	1. 向患者及家属讲解经皮肝穿、胆道外引流术术后相关知识 2. 指导患者及家属 PTCD 及 PTBD 引流管的自护知识，妥善固定，低位引流，勿使之打折、扭曲、牵拉，注意活动时随身携带	患者及家属了解经皮肝穿、胆道外引流术术后相关知识，PTCD 及 PTBD 引流管均保护好
2. 潜在并发症：出血 与手术创伤、留置引流管有关	1. 密切观察患者神志、面色、生命体征，穿刺处有无渗血渗液 2. 观察各引流管引流液颜色、性质、量，发现异常及时通知医生 3. 遵医嘱正确应用止血药物	患者穿刺处干净无渗出，引流液正常

三、其他护士评价

护理问题	护理措施	护理评价
1. 睡眠型态紊乱 与急性疼痛、陌生环境有关	1. 指导患者转移注意力，缓解疼痛，必要时遵医嘱应用止痛药 2. 尽量减少或消除影响患者睡眠的因素，保持病室安静，减少刺激 3. 遵医嘱应用镇静药物，观察用药后效果及不良反应，做好记录	患者夜间能间断入睡
2. 潜在并发症：下肢深静脉血栓形成 与高龄、手术应激、术后卧床有关	1. 指导患者主动活动下肢 5 ~8 次/日 2. 给予患者被动活动 5 ~8 次/日 3. 指导患者有效咳嗽，勤翻身	患者肢体活动好，无肿胀

四、护士长评价

1. 查房效果评价 急性重症胆管炎是胆道感染疾病中的严重类型，通过本次护理查房我们对其相关护理知识有了进一步了解，并按护理程序提出了现存及潜在的护理问题，采取了相应的护理措施，及时给予评价，密切观察患者病情变化，有效预防并发症的发生。

2. 护理措施落实评价 管床护士提出的护理问题经过补充后比较全面，各项护理措施采取得当，并已落实到位，由于本病风险系数高，注意及时与患者及家属做好沟通，建立良好护患关系。

3. 护理问题评价

护理问题	护理措施	护理评价
有血糖不稳定的危险　与禁食、水，糖尿病史有关	1. 密切监测患者血糖值的变化，遵医嘱正确用药 2. 嘱患者及家属备好糖块，以防低血糖反应 3. 告知患者及家属低血糖反应症状，如心慌、出虚汗等	患者血糖在正常范围

五、安全管理

1. 风险管理　急性重症胆管炎又称急性梗阻性化脓性胆管炎，系胆道梗阻和细菌感染引起，起病急，病情进展迅速，潜在并发症还有胆道出血、胆瘘、多脏器功能障碍或衰竭等，应实时评估各风险因素，保证患者得到及时救治，预防并发症，挽救患者生命。

2. 疾病安全管理　正确识别和评估急性胆管炎和急性梗阻性化脓性胆管炎，这是胆管发生和发展不同阶段和程度，我们要及时发现病情变化，保证医疗及护理的安全。

六、专业前沿知识

经皮肝穿，胆道外引流术是在 X 线或 B 超导引下利用特制穿刺针经皮穿入肝内胆管，再将造影剂直接注入胆道而使肝内外胆管迅速显影，同时通过造影管行胆道引流，可以解除胆道梗阻，降低胆道压力，为进一步手术治疗争取时间，挽救患者生命。

第十六章　胰腺疾病

病例1　胰腺癌

一、病历汇报

【现病史】患者男性，73岁，7天前无明显诱因出现尿色加深，呈浓茶水样，黄染进行性加重，出现皮肤及巩膜黄染，无腹痛、腹胀，无寒战、发热等不适主诉，门诊以“梗阻性黄疸”收入院。

【既往史】既往高血压病史5年，3年前因重症胰腺炎曾有输血史。

【查体】测T 36.5℃，P 76次/分，R 20次/分，BP 120/70mmHg。患者色泽黄染，无皮疹，无皮下出血，温度正常，弹性正常，无水肿，无蜘蛛痣，无肝掌。毛发分布正常。

【实验室及辅助检查】彩超检查提示：胰头体积增大，占位不除外；胆总管内等回声团，沉积物；肝外胆管、主胰管扩张；胆囊体积增大；门静脉增宽。CT平扫提示：胰腺头部占位性病变，考虑胰头癌伴胆系扩张。

【入院诊断】梗阻性黄疸。

【主要治疗措施】遵医嘱给予抑酸、保肝等对症治疗。

二、经评估提出护理问题如下

护理问题	护理措施	效果评价
1. 舒适受损与皮肤瘙痒有关	1. 告知家属可用温毛巾擦拭，减少患者不适 2. 保持床单位清洁、整齐 3. 剪短患者指甲，以防抓伤	患者能耐受皮肤瘙痒

续表

护理问题	护理措施	效果评价
2. 焦虑 与环境陌生、生活环境改变及对疾病知识缺乏了解、担心手术预后等有关	1. 介绍病区环境、人员、制度，为患者创造安全舒适的环境 2. 向患者讲解疾病相关知识如检查、饮食、治疗，讲解情绪与疾病的关系，以及保持乐观情绪的重要性，介绍成功病例，使患者树立战胜疾病的信心 3. 分散患者注意力，如听音乐、与人交谈等	患者情绪稳定，积极配合检查及治疗
3. 知识缺乏 缺乏胰腺癌疾病知识与疾病相关检查、饮食、治疗知识	向患者讲解相关检查注意事项、饮食、治疗知识等	患者掌握相关检查前后注意事项、饮食内容并积极配合

于入院后第三天8:30患者在全麻下行胰十二指肠切除术，术毕于14:05返回病房，测T 36.1℃，P 86次/分，R 20次/分，BP 133/87mmHg，氧气吸入3升/分，胃管、胰肠吻合口上，胰肠吻合口下，胆肠吻合口后引流管、尿管均保持通畅，颜色、性质、量均正常。经评估提出护理问题如下：

护理问题	护理措施	效果评价
1. 急性疼痛 与手术创伤、放置引流管，引流管摩擦、牵拉有关	1. 进行疼痛评估，观察、记录疼痛性质、程度及伴随症状 2. 给予心理护理、精神安慰 3. 指导患者咳嗽、深呼吸时按压腹部，以保护伤口，减轻疼痛 4. 病情平稳后协助患者采取半卧位，指导其进行有节律的深呼吸，达到放松和减轻疼痛的目的 5. 妥善固定引流管，防止引流管来回移动所引起的疼痛 6. 指导患者使用松弛术、分散注意力等方法，如听音乐等，以减轻患者对疼痛的敏感性 7. 药物止痛：对诊断明确的剧烈疼痛患者，可遵医嘱应用止痛药物	患者对疼痛能耐受

续表

护理问题	护理措施	效果评价
2. 潜在并发症：出血、感染、脱管　与手术创伤，缝线结扎不紧，术后抵抗力差，术后带管活动、牵拉、受压有关	1. 密切观察患者神志、面色、生命体征，腹部伤口渗血渗液，胃管、胰肠吻合口上、胰肠吻合口下、胆肠吻合口后引流液颜色、性质、量，发现异常及时通知医生 2. 医嘱正确应用止血药物 3. 监测体温变化，严格进行无菌操作，各引流管勿太高防止逆流，按时更换各引流袋 4. 医嘱给予患者抗菌药物治疗 5. 患者及家属讲解引流管自护知识 6. 妥善固定引流管并保留适当的长度以利翻身，防止牵拉引流管 7. 悬挂警示标识及做好记录	患者生命体征平稳，腹部伤口包扎完好无渗出，引流管固定良好，各引流管引流颜色、性质均正常
3. 潜在并发症：胰瘘　与缝线结扎不紧、术后感染有关	1. 保持引流管通畅，注意观察引流液的颜色、性质、量，如有异常及时通知医生 2. 观察患者有无腹痛腹胀，发热等情况，如有异常立即通知医生 3. 嘱患者尽量患侧卧位，避免下床活动 4. 有胰液漏出腹外时，保持瘘口皮肤清洁、干燥，瘘口周围可涂氧化锌软膏保护	现患者无胰瘘发生
4. 潜在并发症：胆瘘　与缝线结扎不紧、术后感染、术后带管活动有关	1. 保持引流管通畅，注意观察引流液的颜色、性质、量，如有异常及时通知医生 2. 观察患者有无腹痛腹胀，发热等情况，如有异常立即通知医生 3. 嘱患者尽量患侧卧位，避免下床活动 4. 有胆汁漏出腹外时，保持瘘口皮肤清洁、干燥，瘘口周围可涂氧化锌软膏保护	现患者无胆瘘发生
5. 潜在并发症：深静脉血栓形成与术后卧床有关	1. 密切观察患者生命体征，肢体活动情况、感觉、皮肤颜色、温度、肢体有无肿胀 2. 指导患者床上有效咳嗽、深呼吸，肢体主动运动，给予患者按摩双下肢，鼓励患者术后早期下床活动	患者生命体征平稳，肢体活动好，无肿胀，感觉正常
6. 潜在并发症：感染　与机体抵抗力有关	1. 督促患者漱口或刷牙 2 次/日 2. 给予患者消毒尿道口 2 次/日	患者未发生口腔、泌尿系统感染

续表

护理问题	护理措施	效果评价
7. 有皮肤完整性受损的危险　与患者高龄，消瘦，术后禁食、水，卧床有关	1. 保持床单位整洁、无渣屑 2. 保持皮肤清洁、干燥，避免排泄物、汗液等浸渍 3. 增加翻身次数 1 次/2 小时 4. 悬挂警示标识，受压部位、骨凸处应用减压贴保护，病床使用海绵垫 5. 增加营养，提高抵抗力，改善全身营养状况，遵医嘱给予患者静脉输入氨基酸、白蛋白等	患者现皮肤完整
8. 有受伤的危险　与患者手术后卧床、肢体力弱有关	1. 患者家人 24 小时寸步不离陪伴 2. 床档保护	患者未受伤
9. 营养失调：低于机体需要量　与禁食、水，胃肠减压，手术创伤等有关	1. 遵医嘱给予患者肠内营养治疗，合理安排输液顺序 2. 监测患者生命体征、化验结果	患者生命体征平稳，营养指标得到改善
10. 舒适受损与手术创伤卧床有关	1. 给予患者心理安慰 2. 勤活动、勤翻身，保持舒适卧位 3. 保持病房环境舒适整洁，利于休息	患者身心舒畅
11. 知识缺乏　缺乏术后康复知识	再次向患者家属讲解手术后饮食、运动、用药、引流管自护知识	患者及家属掌握术后饮食、运动、用药、引流管自护知识等
12. 自理缺陷与术后卧床有关	1. 护理人员协助患者进行相关护理 2. 24 小时家人陪护满足患者的生活需求	患者基本日常需求得到满足

三、其他护士评价

护理问题	护理措施	效果评价
1. 紧张、焦虑　与担心手术预后有关	1. 向患者讲解情绪与疾病的关系，以及保持乐观情绪的重要性，介绍成功病例，使患者树立战胜疾病的信心 2. 分散患者注意力，如听音乐、与人交谈等	患者情绪稳定

续表

护理问题	护理措施	效果评价
2. 便秘　与术后禁食、水，卧床有关	1. 遵医嘱灌肠 2. 指导患者排便勿用力，可使用开塞露等	患者排便正常

四、护士长评价

1. 查房效果评价　胰腺占位是本科室常见疾病和重点疾病，通过本次护理查房我们对胰腺占位及胰十二指肠切除术患者术后护理有了进一步的认识，同时明确了患者存在的主要护理问题、应采取的护理措施和护理要点，有一定的临床指导意义。责任护士汇报病历全面，提出护理问题及相关因素准确，能根据护理计划及时、准确地落实护理措施且效果评价及时。上级护士能正确对下级护士进行指导，补充护理问题准确，护理措施具体可行。

2. 护理措施落实评价　责任护士能根据护理计划及时、准确地落实护理措施，其中责任护士动态了解患者化验指标落实不到位，护理措施落实率达95%。

3. 护理问题评价　责任护士提出护理问题及相关因素准确，N1、N2级护士补充护理问题准确，能根据护理计划及时、准确地落实护理措施并进行效果评价。

4. 补充护理问题

护理问题	护理措施	效果评价
有体液不足的危险　与禁食、水等有关	1. 遵医嘱给予患者补充液体及电解质 2. 了解患者化验结果 3. 监测患者生命体征变化	患者生命体征平稳，未发生水、电解质和酸碱平衡紊乱

五、安全管理

患者手术复杂，创面大，有感染的危险。应密切观察患者生命体征的变化，测量体温4次/日，若体温超过38.5℃，应遵医嘱物理或药物降温，注意保暖。

六、专业前沿知识

随着手术器械的完善和手术经验的逐渐积累，胰腺微创手术逐渐得到开展和应用，经腹腔镜胰十二指肠切除术的报道日渐增多。对于肿瘤的腹腔镜胰十二指肠切除术，虽具有微创外科优势，但许多学者持谨慎的态度，因为腹腔镜胰十二指肠切除术在非直视下游离颈后部胰腺与门静脉、肠系膜上静脉，存在胰头部肿瘤切除不全的危险；腹腔镜胰十二指肠切除术尚难全部游离出胰腺钩突部，不可避免地残留部分胰腺组织，使部分患者失去肿瘤根治性切除的机会。腹腔镜胰十二指肠切除术是否达到微创的目的尚无定论。10 年前腹腔镜胰十二指肠切除术平均时间 9 小时，术后平均住院 3 周，并发症发生率在 50% 以上，患者并没有从微创外科治疗中获益。但随着手术经验的积累及手术器械的发展，经腹腔镜胰十二指肠切除术的平均手术时间及术后住院天数正逐渐缩短。经腹腔镜胰十二指肠切除术仍需进一步探索。

病例 2　急性胰腺炎

一、病历汇报

【现病史】患者男性，50 岁，主因腹痛并逐渐加重 1 天，胸闷，气促 3 小时，急诊科以“急性胰腺炎”收住肝胆外科。

【既往史】既往高血压病史约 3 年，血压最高 150/100mmHg，未规律服药，一年半前患者无明显诱因发作“急性胰腺炎”，住院治疗后治愈，否认冠心病史，否认药物、食物过敏史。

【查体】患者神志清，语言流畅，被动体位，腹部膨隆，全腹腹肌紧张，全腹压痛，左上腹为著，反跳痛阳性，T 38.5℃，P 117 次/分，R 29 次/分，BP 157/98mmHg。

【实验室及辅助检查】腹部 CT 提示：胰腺肿胀，血、尿淀粉酶，血糖、血脂均高。

【入院诊断】急性胰腺炎，高血压病2级。

【主要治疗措施】给予禁食、水，生命体征监测，氧气吸入，留置胃管，胃肠减压，留置空肠营养管，护肝，抑制胰酶分泌，维持水电平衡，降血脂，控制血糖，保护脏器功能，通畅肠道，补液营养支持等综合治疗。

二、经评估提出护理问题如下

护理问题	护理措施	护理评价
1. 急性疼痛 与胰腺炎症引起腹部疼痛有关	1. 评估疼痛部位、性质，程度及伴随症状 2. 指导患者减轻疼痛的方法与技巧，分散注意力，减轻疼痛 3. 协助患者采取舒适体位 4. 遵医嘱给予抑制胰酶药物 5. 遵医嘱给予止痛药物	患者对疼痛能耐受
2. 体温过高 与自身疾病、感染有关	1. 测体温4次/日 2. 遵医嘱给予物理降温 3. 遵医嘱给予药物降温，观察用药后效果 4. 补充充足的营养和水分	患者体温维持在正常范围
3. 生命体征改变：血压过高 与高血压病史有关	1. 给予生命体征监测 2. 遵医嘱应用降血压药物	患者血压维持在正常范围
4. 低效性呼吸型态 与急性腹痛引起呼吸急促有关	1. 给予生命体征监测 2. 给予氧气吸入 3. 指导患者深呼吸，有效地咳嗽 4. 必要时遵医嘱吸痰，保持呼吸道通畅 5. 嘱患者卧床休息，协助舒适体位	患者呼吸平稳
5. 腹胀 与急性胰腺炎肠麻痹有关	1. 观察患者腹胀的程度 2. 指导患者及家属轻柔地环形按摩腹部并适当床上活动 3. 给予留置胃管，胃肠减压，遵医嘱定时注入利胆导泻药物 4. 遵医嘱给予灌肠	患者腹胀有所缓解
6. 营养失调：低于机体需要量 与禁食、水有关	1. 监测营养指标，血清白蛋白与血红蛋白的数值，电解质的变化 2. 遵医嘱给予静脉输注营养物质 3. 病情允许时可经空肠营养管输注营养液 4. 记录24小时出入量	患者营养状况良好

续表

护理问题	护理措施	护理评价
7. 体液不足 与胃肠减压，禁食、水有关	1. 遵医嘱按时抽取血标本，监测水、电解质、酸碱指标变化并及时处理 2. 遵医嘱给予补充足够的水分和电解质 3. 准确记录 24 小时出入量 4. 观察患者神志、皮肤黏膜温度色泽及有无乏力抽搐等电解质紊乱症状，发现异常及时通知医生	患者出入量平衡，皮肤有光泽
8. 自理能力缺陷 与患者疼痛、卧床、静脉输液泵入药物有关	1. 给予患者生活护理 2. 保持床单位整洁，协助舒适体位 3. 嘱家人 24 小时陪伴 4. 按分级护理制度巡视患者，指导患者及家属正确使用呼叫器	患者生活得到照护
9. 潜在并发症：脱管 与留置胃管及空肠营养管并缺乏相关护理知识有关	1. 向患者及家属讲解留置胃管及空肠营养管的重要性及自护知识 2. 妥善固定胃管及空肠营养管，防止打折、扭曲、牵拉致管路脱出 3. 注意检查胃管的长度及保证引流的有效性 4. 悬挂警示标识，做好交接并记录	胃管固定好，引流通畅，空肠营养管保护好
10. 有感染的危险：口腔感染 与留置胃管，禁食、水有关	1. 口腔护理 2 次/日 2. 观察口腔黏膜 2 次/日	患者口腔清洁，无异味，黏膜完整
11. 焦虑、恐惧 与担心疾病预后、环境改变有关	1. 向患者及家属介绍科室环境、相关医护人员及先进的医疗技术水平 2. 介绍成功病例，鼓励其树立战胜疾病的信心 3. 满足患者合理的生理心理需求 4. 指导患者家属多与其交谈，给予心理支持	目前患者情绪稳定，积极配合治疗、护理
12. 有皮肤完整性受损的危险 与活动受限、营养缺乏、卧床有关	1. 悬挂“防压疮”标识 2. 翻身拍背 4 次/日 3. 给予静脉补充营养 4. 局部应用减压贴 5. 保持床单位整洁，干燥 6. 班班检查并交接皮肤情况	患者皮肤完整，无破损
13. 知识缺乏 与缺乏疾病相关知识有关	1. 向患者讲解疾病相关知识，治疗发病的诱因，早期症状、体征及护理配合要点及相关检查目的，注意事项 2. 指导患者遵医嘱用药，做好药物指导，使其配合治疗、护理	患者了解疾病相关知识，积极配合治疗

三、其他护士评价

护理问题	护理措施	护理评价
有摔倒的风险　与急性疼痛及卧床有关	1. 告知患者和家属相关的防范措施 2. 家人伴守 3. 教会患者及家属正确使用床档及呼叫器，并将所需用物品放置固定位置 4. 嘱患者起床活动时动作宜慢	患者未发生摔倒

四、护士长评价

1. 查房效果评价　急性重症胰腺炎是本科常见病种之一，通过本次护理查房我们对其相关护理知识有了进一步了解，按护理程序提出了存在的护理问题，并采取了相应的护理措施，及时评价，并修改相关护理计划内容。

2. 护理措施落实评价　管床护士提出的各项护理措施均落实到位，注意做好患者的心理护理。

3. 护理问题评价　补充护理问题。

护理问题	护理措施	护理评价
睡眠型态紊乱　与急性疼痛、陌生环境有关	1. 指导患者转移注意力，缓解疼痛，必要时遵医嘱应用止痛药 2. 尽量减少或消除影响患者睡眠的因素，保持病室安静，减少刺激 3. 遵医嘱应用镇静药物，观察用药后效果及不良反应，作好记录	患者夜间能间断入睡

五、安全管理

1. 风险管理　急性胰腺炎还会存在下肢深静脉血栓形成风险因素，潜在并发症还有出血、休克、多脏器功能衰竭等，应实时控制血糖、血脂水平，观察患者神志、皮肤黏膜色泽等，降低腹内压等有效防范措施。

2. 疾病安全管理　正确识别和评估轻症急性胰腺炎和重症急性

胰腺炎，及时发现病情变化，若非手术治疗病情继续恶化应考虑进一步手术治疗。

六、专业前沿知识

重症胰腺炎患者实施空肠营养管进行肠内营养支持，结合肠外营养，能够有效提升胃肠功能，缩短住院时间，减少并发症的发生。

病例3　壶腹周围癌

一、病历汇报

【现病史】患者男性，58岁，于半月前出现右上腹胀痛，为持续性隐痛阵发性加重，疼痛向肩背部放射，伴皮肤巩膜黄染，曾有好转后又进行性加重，体重减轻，门诊以“梗阻性黄疸”收住肝胆外科一病区。

【既往史】既往体健，否认冠心病史，否认药物、食物过敏史。

【查体】患者诉剑突下及右上腹痛，无恶心、呕吐，皮肤巩膜黄染，可触及肿大的肝脏及胆囊。T 37℃，P 88次/分，R 20次/分，BP 130/80mmHg。

【实验室及辅助检查】B超提示：肝内外胆管扩张，胆囊增大。CT示：胆总管、胰管扩张，壶腹占位。CA19－9和CA125均高。

【入院诊断】壶腹部占位。

【主要治疗措施】进一步完善各项检查，抗炎、补液、抑酸、营养支持、对症治疗，并积极术前准备，择期手术。

二、经评估提出护理问题如下

护理问题	护理措施	护理评价
1. 急性疼痛　与肿瘤压迫有关	1. 进行疼痛评估，观察、记录疼痛部位、性质、程度及伴随症状 2. 指导患者使用松弛术、分散注意力等方法，如听音乐等，以减轻患者对疼痛的敏感性 3. 药物止痛：对诊断明确的剧烈疼痛患者，可遵医嘱应用止痛药物	患者疼痛能耐受
2. 舒适度减弱：皮肤瘙痒　与胆道梗阻、胆汁淤滞、胆盐沉积有关	1. 穿宽松、舒适的纯棉衣物，保持清洁 2. 勤剪指甲，避免抓伤 3. 皮肤瘙痒时，可用温毛巾擦拭 4. 减少各种食物及外界刺激：如腥膻辛辣食物，寒冷、烈日照射等	患者舒适度有所提升
3. 焦虑、恐惧　与环境陌生、生活环境改变及对疾病知识缺乏了解，担心手术预后等有关	1. 介绍病区环境、人员、制度，为患者创造安全舒适的环境 2. 向患者讲解情绪与疾病的关系，以及保持乐观情绪的重要性，介绍成功病例，使患者树立战胜疾病的信心 3. 分散患者注意力，如听音乐、与人交谈等	患者情绪稳定，积极配合检查及治疗
4. 知识缺乏　缺乏对疾病认知与疾病相关检查、治疗、饮食知识	1. 向患者讲解相关检查注意事项、治疗知识等 2. 指导患者正确饮食	患者掌握相关检查前后注意事项、饮食内容并积极配合

经完善各项检查，8:30患者在全麻下行胰十二指肠切除术，术毕于13:40安返病房，测T 36.1℃，P 78次/分，R 18次/分，BP 128/75mmHg，$SO_2$98%，氧气吸入3升/分，空肠营养管固定好，胃管、腹腔引流管、尿管均保留通畅，颜色、性质、量均正常，经评估提出护理问题如下：

护理问题	护理措施	护理评价
1. 急性疼痛 与手术创伤、放置引流管，引流管摩擦、牵拉有关	1. 进行疼痛评估，观察、记录疼痛性质、程度及伴随症状 2. 给予心理护理、精神安慰 3. 指导患者咳嗽、深呼吸时按压腹部，以保护伤口，减轻疼痛 4. 病情平稳后协助患者采取半卧位，指导其进行有节律的深呼吸，达到放松和减轻疼痛的目的 5. 妥善固定引流管，防止引流管来回移动所引起的疼痛 6. 指导患者使用松弛术、分散注意力等方法，如听音乐等，以减轻患者对疼痛的敏感性 7. 药物止痛：对诊断明确的剧烈疼痛患者，可分遵医嘱应用止痛药物	患者对疼痛能耐受
2. 腹胀 与年龄，手术持续时间，术后卧床，应用麻醉药、止痛药有关	1. 评估患者舒适程度 2. 观察患者腹部情况，有无排气 3. 鼓励患者活动，更换体位，以促进肠蠕动的恢复	患者无明显腹胀
3. 营养失调：低于机体需要量与禁食、水有关	1. 监测营养指标，血清白蛋白与血红蛋白的数值，电解质的变化 2. 遵医嘱给予静脉输注营养物质 3. 病情允许时可经空肠营养管输注营养液 4. 记录 24 小时出入量	患者营养状况良好
4. 潜在并发症：脱管 与手术留置引流管有关	1. 向患者及家属讲解引流管自护知识 2. 妥善固定引流管并保留适当的长度以利翻身，防止牵拉引流管 3. 密切观察引流液的颜色、性质、量，如有异常及时通知医生 4. 悬挂警示标识及做好记录	患者引流管固定好，颜色、性质、量均正常
5. 自理能力缺陷 与患者手术切口疼痛、术后卧床有关	1. 给予患者生活护理 2. 保持床单位整洁，协助舒适体位 3. 嘱家人 24 小时陪伴 4. 按分级护理制度巡视患者，指导患者及家属正确使用呼叫器	患者生活得到照护
6. 潜在并发症：出血 与手术创伤有关	1. 密切观察患者神志、面色、生命体征变化 2. 观察腹部伤口渗血渗液，腹腔引流管引流液颜色、性质、量，发现异常及时通知医生 3. 遵医嘱正确应用止血药物	患者腹部伤口包扎好，无渗血渗液

续表

护理问题	护理措施	护理评价
7. 潜在并发症：感染　与手术创伤、留置引流管有关	1. 监测体温变化 2. 严格进行无菌操作，按时更换引流袋，引流管勿放置过高以防止逆流 3. 遵医嘱给予患者抗菌药物治疗	患者体温正常
8. 有发生下肢深静脉血栓的风险　与高龄、手术应激、术后卧床有关	1. 鼓励患者床上有效咳嗽、深呼吸，肢体主动运动 2. 给予患者按摩双下肢，鼓励患者术后早期下床活动	患者生命体征平稳，肢体活动好，无肿胀，感觉正常
9. 有感染的危险：口腔感染　与留置胃管，禁食、水有关	1. 口腔护理 2 次/日 2. 观察口腔黏膜 2 次/日	患者口腔清洁，无异味，黏膜完整
10. 有感染的危险：泌尿系感染　与留置尿管，禁食、水有关	1. 补充足量液体 2. 消毒尿道口 2 次/日 3. 保证尿管引流的有效性，观察尿液颜色、性质、量 4. 注意尿管应低于耻骨联合，以防尿液逆流感染	尿道口清洁，尿液正常
11. 有皮肤完整性受损的危险　与活动受限、术后卧床有关	1. 悬挂“防压疮”标识 2. 翻身拍背 4 次/日 3. 给予静脉补充营养 4. 局部应用减压贴 5. 保持床单位整洁，干燥 6. 班班检查并交接皮肤情况	皮肤完整，无破损
12. 有摔倒的风险　与麻醉、术后卧床有关	1. 告知患者和家属相关的防范措施 2. 家人伴守 3. 教会患者及家属正确使用床档及呼叫器，并将所需用物品放至固定位置 4. 嘱患者活动时动作宜慢	患者未发生摔倒
13. 知识缺乏　缺乏疾病手术后康复知识	再次向患者家属讲解手术后饮食、运动、用药、引流管自护知识	患者及家属掌握术后饮食、运动、用药、引流管自护知识等

三、其他护士评价

护理问题	护理措施	护理评价
舒适的改变与手术创伤、卧床有关	1. 给予患者心理安慰 2. 勤活动，勤翻身，保持舒适卧位 3. 保持病房环境舒适整洁，利于休息	患者身心舒畅

四、护士长评价

1. 查房效果评价　壶腹部癌是指发生于胆总管末端、Vater 壶腹部及十二指肠乳头的恶性肿瘤。临床表现与胰头癌有很多共同之处，故统称为壶腹周围癌。壶腹部癌临床症状出现较早，较易发现和早期诊断，其恶性程度低于胰头癌。通过这次查房我们对壶腹周围癌及其术后护理有了进一步的认识，明确了患者现存及潜在的护理问题，应采取的相应的护理措施，并及时进行评价，护理重点如下：

（1）术后严密监测神志、生命体征、血氧饱和度、各引流管及引流液的情况。

（2）因术后经口禁食时间较长，更应加强营养支持，做好空肠营养管的护理，保证患者营养需求。

（3）有效的心理支持必不可少，应帮助患者树立战胜疾病的信心，勤与患者沟通，讲解手术成功的病例，给予鼓励。

（4）给予健康指导，帮助患者及家属掌握有关疾病的治疗和护理知识。

2. 护理措施落实评价　管床护士提出的护理问题较全面，采取的各项护理措施均能落实到位，注意对患者的保护性医疗。

3. 护理问题评价　补充护理问题。

护理问题	护理措施	护理评价
体液不足　与胃肠减压，禁食、水有关	1. 遵医嘱按时抽取血标本，监测水电解质酸碱指标变化并及时处理 2. 遵医嘱给予补充足够的水分和电解质 3. 准确记录24小时出入量 4. 观察患者神志，皮肤黏膜温度、色泽及有无乏力、抽搐等电解质紊乱症状，发现异常及时通知医生	患者出入量平衡，皮肤有光泽

五、安全管理

风险管理：壶腹部癌因肿瘤阻塞胆管开口，早期可出现黄疸，肿瘤溃烂、坏死、脱落等可使阻塞部位暂时通畅，黄疸暂时减轻，但肿瘤会在短时间内快速生长，完全阻塞胆管而致黄疸再出现或加深，因此，黄疸深浅呈波浪式变化是本病的特点，若合并胆道感染者可有高热、寒战，甚至中毒性休克，本病一旦确诊，原则上首选手术治疗。

六、专业前沿知识

ERCP不但可直接观察乳头部病变，并可在直视下做病理活检而达确诊，还可对部分病例做介入治疗，在年老体弱或病期较晚不适合行根治性手术的患者中，通过ERCP可以置入永久性的内支架以达到减轻黄疸的目的。

第十七章　尿石症

病例　泌尿系结石

一、病历汇报

【现病史】患者男性，63 岁，主因无明显诱因出现双侧腰部酸胀不适 2 月余，门诊以“双肾结石”收入院。测 T 36.5℃，P 76 次/分，R 19 次/分，BP 120/80mmHg。患者神志清，饮食、睡眠尚可，无头晕、抽搐及意识障碍，无明显尿频、尿急、尿痛及排尿困难，无发热及血尿，大便正常，诉双侧腰部酸胀不适。

【既往史】患者既往“高血压”病史 5 年，最高 160/100mmHg，未规律服药，未监测血压。否认心脏病病史，否认肝炎病史、否认结核病史。否认糖尿病，否认慢阻肺病史，否认消化性溃疡病史，否认慢性肾病史。否认重大外伤史，否认输血史，否认药物过敏史。

【查体】双侧腰部曲线对称，双肾区无隆起，皮肤无红肿，双肋脊角无压痛，轻度叩击痛，卧位及坐位双肾均未触及。双输尿管行程区无压痛，膀胱区无压痛，膀胱区无膨隆。

【实验室及辅助检查】CT 检查提示：考虑双肾盂多发结石；彩超提示：双肾积水、双肾多发结石；心电图提示：窦性心动过缓；化验：尿常规：红细胞 114.7μl，白细胞 196.10μl。

【入院诊断】双肾结石；泌尿系感染。

【主要治疗措施】完善相关检查，待手术治疗。

二、经评估提出护理问题如下

护理问题	护理措施	护理评价
1. 舒适的改变　与腰部酸胀不适有关	1. 协助患者取舒适卧位（半坐卧位）	患者腰部不适缓解
2. 潜在并发症：猝死　与高血压有关	密切观察患者血压、脉搏变化，准备好抢救药物随时准备抢救	目前患者生命体征平稳
3. 焦虑、恐惧　与环境陌生、生活环境改变有关	1. 介绍病区环境、人员、制度，为患者创造安全舒适的环境 2. 向患者讲解疾病的相关知识如检查、饮食、治疗，讲解情绪与疾病的关系，保持乐观情绪的重要性，介绍成功病例，使患者树立战胜疾病的信心	目前患者情绪稳定，积极配合各项检查、治疗
4. 知识缺乏　缺乏对疾病知识的了解	1. 嘱患者每日饮水量 2500～3000ml 2. 告知手术前各项准备的目的及注意事项	患者均掌握

患者于入院后第二日 8:30 在全麻下行双侧经皮肾镜碎石取石术＋双侧输尿管支架管置入术，13:10 手术毕返回病房，患者麻醉已清醒。给予去枕平卧位头偏向一侧，T 36℃，P 58/分，BP 152/101mmHg，$SpO_2$99%。予一级护理，禁食、水，心电、血压、血氧饱和度监测，鼻导管吸氧 3L/分，双侧肾造瘘管夹闭，导尿管保留通畅接引流袋，生理盐水持续膀胱冲洗，冲出液为淡红色。自理能力评分 15 分。静脉给予头孢孟多酯钠、泮托拉唑、胎盘多肽、氨甲环酸等药物抗炎护胃营养止血治疗。更换引流袋 1 次/日，消毒尿道口 2 次/日。

护理问题	护理措施	护理评价
1. 潜在并发症：出血　与手术创伤有关	1. 密切观察患者引流液的颜色、性质、量 2. 给予心电、血压、血氧饱和度监测 3. 密切观察伤口渗血情况 4. 告知患者床上活动 5. 遵医嘱给予引流管冲洗	目前患者无出血

续表

护理问题	护理措施	护理评价
2. 潜在并发症：猝死　与手术创伤有关	1. 密切观察患者生命体征，准备好抢救药物随时准备抢救 2. 给予心电、血压、血氧饱和度监测	目前患者生命体征平稳
3. 急性疼痛　与手术创伤有关	1. 观察患者疼痛性质、部位、持续时间 2. 指导患者分散注意力、给予患者舒适体位 3. 妥善固定管路在安全位置，避免牵拉	目前患者疼痛症状已缓解
4. 知识缺乏　缺乏对疾病认知及疾病术后知识	1. 向患者讲解相关治疗注意事项、饮食、引流管自护知识等 2. 告知患者向对侧翻身时避免牵拉管路，如长度不够需将引流袋放置在床上，告知患者向患侧翻身时避免管路扭曲、受压，告知患者下床活动后引流管低于耻骨联合位置 3. 悬挂警示标识，给患者及家属讲解警示标识作用	患者已基本掌握疾病相关知识术后注意事项、饮食内容并积极配合，各管路引流通畅，固定好

三、其他护士评价

护理问题	护理措施	护理评价
自理缺陷　与术后卧床有关	1. 将患者经常使用的物品放在易拿取处 2. 做好生活护理 3. 指导家属 24 小时陪伴 4. 加床档保护	患者口腔、皮肤清洁，无坠床发生

四、护士长评价

1. 查房效果评价　通过这次查房我们对泌尿系结石手术治疗又有了进一步的了解，同时明确了患者存在的主要护理问题，术前重点观察患者病情变化，给予心理护理，做好术前准备；术后患者重点在于引流管的护理，观察引流液或冲洗液颜色，预防或提前发现并发症，及时通知医生，配合处理。

2. 护理措施落实评价　管床护士提出的各项护理措施均落实到位。注意做好患者的心理护理及出院指导，包括饮食、用药、活动及复查等内容，鼓励患者适量活动。

3. 护理问题评价 补充护理问题。

护理问题	护理措施	护理评价
潜在并发症：深静脉血栓形成的危险 与手术后卧床有关	1. 指导患者主动做足部运动4次/日 2. 指导患者家属被动活动患者下肢4次/日 3. 给予患者抗血栓泵治疗2次/日	患者术后无深静脉血栓形成发生

五、安全管理

1. 风险管理 针对行双侧经皮肾镜碎石取石术的患者，应进行导管危险因素的评估，将防范措施落实到位，避免发生意外脱管。

2. 疾病安全管理 在术中穿刺时损伤胸膜导致液气胸并发症，手术至出血的并发症，密切观察心率、血压、呼吸的变化，肾造瘘引流情况，及早发现病情变化；液气胸表现为胸痛、气急、憋气，可有咳嗽、胸闷甚至有心律失常，常挣扎坐起，烦躁不安，有发绀、冷汗、脉快、虚脱甚至有呼吸衰竭、意识不清。出血性休克表现为血压下降、心率增快、尿量减少、循环血量减少，严重时呼吸、心跳停止。

六、专业前沿知识

输尿管软镜技术是21世纪新兴起的高新微创技术，属于经自然腔道手术（NOTES技术），即通过患者尿道插入输尿管软镜，经尿道—膀胱—输尿管—肾盂到达患处，将结石或狭窄病损清除。输尿管软镜无须在身体上做切口，术后无体表瘢痕，具有创伤小、痛苦轻、恢复快、体表不留疤等优势，适用于保守治疗无效的各种输尿管结石以及某些类型的肾结石。相比传统开放手术以及硬质输尿管镜，输尿管软镜操作更加灵活，观察范围更大。输尿管软镜是泌尿腔镜手术的优势技术。

第十八章　泌尿系统梗阻

病例 1　前列腺增生

一、病历汇报

【现病史】患者男性，67 岁，于三年前无明显诱因出现排尿困难，尿急、尿频，夜尿 4～5 次，排尿时踌躇，尿线变细，尿流无力，射程变短，无明显尿痛、腰痛、肉眼血尿。口服药物治疗（具体不详），效果不佳，2 个月前排尿困难加重，并出现尿频、尿急、尿痛，夜尿 8～10 次/分，无尿潴留，就诊于我院，彩超提示前列腺增生，门诊以“前列腺增生”收入院。测 T 36.6℃，P 76 次/分，R 19 次/分，BP 130/90mmHg。患者神志清，饮食、睡眠尚可，无头晕、抽搐及意识障碍，无呼吸困难，无腹痛、恶心、呕吐。大便正常。

【既往史】既往冠心病病史 10 年，“高血压”病史 1 年，最高 160/100mmHg，未规律服药，未监测血压。否认肝炎病史、否认结核病史。否认糖尿病，否认慢阻肺病史，否认消化性溃疡病史，否认慢性肾病史。否认重大外伤史，否认输血史，否认药物过敏史，否认食物过敏史。

【查体】双侧腰部曲线对称，双肾区无隆起，皮肤无红肿，双肋脊角无压叩击痛，卧位及坐位双肾均未触及。双输尿管行程区无压痛，膀胱区压痛，膀胱区膨隆。阴茎发育正常，无包茎，尿道外口无红肿及脓性分泌物，阴囊皮肤无溃烂，精索无增粗，双侧睾丸附睾无肿大，未触及结节。肛门外观正常，肛门直肠指诊：前列腺Ⅱ度大小，表面光滑，质地韧，未及结节，无压痛，中央沟消失。

【实验室及辅助检查】B 超检查提示：前列腺增生，残余尿量增加；心电图提示：窦性心律，轻度 ST 段压低；化验尿常规：未见异常，PSA 未见异常。

【入院诊断】①前列腺增生；②冠心病心肌缺血型；③高血压病 2 级，高危。

【主要治疗措施】为患者留置导尿管，完善相关检查，待手术治疗。

二、经评估提出护理问题如下

护理问题	护理措施	护理评价
1. 舒适的改变 与留置导尿管有关	为患者妥善固定导尿管，减轻因异物摩擦尿道导致的不舒适	患者尿道口不适缓解
2. 潜在并发症：猝死 与高血压有关	密切观察患者血压、脉搏变化，准备好抢救药物随时准备抢救	目前患者生命体征平稳
3. 焦虑、恐惧 与环境陌生、生活环境改变有关	1. 介绍病区环境、人员、制度，为患者创造安全舒适的环境 2. 向患者讲解疾病的相关知识如检查、饮食、治疗，讲解情绪与疾病的关系，保持乐观情绪的重要性，介绍成功病例，使患者树立战胜疾病的信心	目前患者情绪稳定，积极配合各项检查治疗
4. 知识缺乏 缺乏对疾病知识的了解	1. 嘱患者每日饮水 2500～3000ml 2. 告知手术前各项准备的目的及注意事项 3. 告知留置导尿管的注意事项及自护知识	患者掌握疾病相关知识
5. 潜在并发症：泌尿系感染 与留置导尿管有关	1. 指导患者每日清水清洗会阴部 2. 给予患者碘伏消毒尿道口 2 次/日 3. 给予患者更换引流袋 1 次/日	

患者于入院第二日 12:55 在腰麻下行经尿道前列腺电切术，14:40 手术毕返回病房。患者神志清醒，双下肢感觉未恢复，给予去枕平卧位头偏向一侧，T 36℃，P 50 次/分，BP 152/94mmHg，SpO_2 99%。予一级护理，禁食、水，心电血压血氧饱和度监测，鼻导管吸氧 3L/分，三腔导尿管留置通畅，分别接引流袋及生理盐水持续膀胱冲洗，冲出液为淡红色。静脉液体输入顺利，无液体外渗，止痛泵持续泵入止痛药物，自理能力评分 20 分。静脉给予头孢孟多酯钠、泮托拉唑、胎盘

多肽、氨甲环酸等药物抗炎护胃营养止血治疗。更换引流袋1次/日，消毒尿道口2次/日。

护理问题	护理措施	护理评价
1. 潜在并发症：出血　与手术创伤有关	1. 密切观察患者引流液的颜色、性质、量 2. 给予心电、血压、血氧饱和度监测 3. 密切观察伤口渗血情况 4. 告知患者床上活动 5. 遵医嘱给予引流管冲洗	目前患者无出血
2. 潜在并发症：猝死　与手术创伤有关	1. 密切观察患者生命体征，准备好抢救药物随时准备抢救 2. 给予心电、血压、血氧饱和度监测	目前患者生命体征平稳
3. 舒适的改变与留置导尿管有关	1. 观察患者疼痛性质、部位、持续时间 2. 指导患者分散注意力、给予患者舒适体位 3. 妥善固定管路在安全位置，避免牵拉	目前患者疼痛症状已缓解
4. 知识缺乏　缺乏对疾病认知及疾病术后知识	1. 向患者讲解相关治疗注意事项、饮食、引流管自护知识等 2. 告知患者向对侧翻身时避免牵拉管路，如长度不够需将引流袋放置在床上，告知患者向患侧翻身时避免管路扭曲、受压，告知患者下床活动后引流管低于耻骨联合位置 3. 悬挂警示标识，给患者及家属讲解警示标识作用	患者已基本掌握疾病相关知识术后注意事项、饮食内容并积极配合，各管路引流通畅，固定好

三、其他护士评价

护理问题	护理措施	护理评价
自理缺陷　与术后卧床有关	1. 将患者经常使用的物品放在易拿取处 2. 做好生活护理 3. 指导家属24小时陪伴 4. 加床档保护	患者口腔、皮肤清洁，无坠床发生

四、护士长评价

1. 查房效果评价　通过这次查房我们对前列腺增生手术治疗又有了进一步的了解，同时明确了患者存在的主要护理问题，术前重点在于导尿管的护理，预防脱管及感染，做好术前准备。术后持续膀胱冲洗的患者，注意病情变化，是否有出血及其他并发症的发生。

2. 护理措施落实评价 管床护士提出的各项护理措施均落实到位。注意做好患者的心理护理及出院指导，包括饮食、用药、活动及复查等内容，鼓励患者适量活动。

3. 护理问题评价 补充护理问题。

护理问题	护理措施	护理评价
潜在并发症：深静脉血栓的危险 与患者年龄、手术、术后卧床有关	1. 指导患者主动做足部运动4次/日 2. 指导患者家属被动活动患者下肢4次/日 3. 为患者悬挂警示标识	患者术后无深静脉血栓发生

五、安全管理

1. 风险管理 针对行经尿道前列腺电切术的患者，应进行导管危险因素的评估，将防范措施落实到位，避免发生意外脱管。

2. 疾病安全管理 经尿道前列腺电切除术（TURP）是治疗良性前列腺增生（BPH）的金标准，疗效显著，治愈率高，手术创伤小。出血是TURP最常见的并发症，TURP术后出血主要是指TURP术后24小时以内和24小时以后继发膀胱内出血，经留置导尿持续冲洗、气囊牵引无效者；术后24小时以内的严重出血主要是由于术中未能完全切除腺体，膀胱颈切除不规则或过多，创面不平整导致未能彻底止血所致。另外，术者缺乏手术经验：如术中电极滑动过快、灌洗液速度过慢，使前列腺创面止血不彻底、导尿管气囊破裂或气囊滑入前列腺窝与膀胱隔离不全等，也是导致术后出血的重要原因；术后24小时以后的严重出血，主要是因为前列腺窝继发感染或伴有腹压增高，如便秘和重体力活动。术后保持膀胱冲洗的通畅及预防便秘是防止TURP术后出血的关键。对于TURP术后反复顽固性出血的患者，可采用髂内动脉栓塞治疗。

六、专业前沿知识

良性前列腺增生症是老年男性的常见疾病，其主要表现为尿频、尿急、排尿困难、排尿无力、尿不尽。良性前列腺增生症的发病率占泌尿外科的首位，因此对该病的治疗日益受到人们的重视。西医治疗本病多应用α1受体阻滞剂、5α还原酶抑制剂及手术治疗，但这些治疗效果还不够满意，而中医药治疗方法多样，疗效确切、痛苦少，可明显改善临床症状。中医为该病的非手术治疗开辟了新的途径。主张治疗应以补肾活血为主，实践证明只要气行血畅，症状多可改善。学者认为前列腺增生症的基本病机是膀胱气化不利和气机阻滞，治疗应用气化通癃法治疗，方用春泽汤化气行水。宋春生等依据络病学说（前列腺疾病亦属络脉病变），认为前列腺入通于肺，前列腺疾病的局部病机为络脉不通，整体病机为肺络不畅。遵照“络以通为用”理论，治疗前列腺疾病当以疏通脉络为基本法则。前列腺癌，近年来腹腔镜前列腺癌根治术成为治疗早期前列腺癌的又一种规范手术。它在保留开放性手术优点的同时，可发挥其创伤小、出血少和视野清晰的特点。

病例2　肾积水

一、病历汇报

【现病史】患者女性，58岁，主因无明显诱因出现左侧腹部疼痛1月余，呈钝痛，无恶心、呕吐，疼痛无放散，发热4天，门诊以“肾积水”收入院。测T 37℃，P 92次/分，R 19次/分，BP 119/67mmHg。患者神志清，饮食、睡眠尚可，无头晕、抽搐及意识障碍，4天前出现寒战、发热，为求进一步诊治来我院。

【既往史】患者既往“高血压”病史14年，最高200/100mmHg，规律服药，血压控制良好。否认心脏病病史，否认肝炎病史、否认结核病史。否认糖尿病，手术史：2004年行左侧脚踝骨折手术，否认慢性肾病史。否认输血史，否认药物过敏史。

【查体】双侧腰部曲线对称，双肾区无隆起，皮肤无红肿，双肋脊角无压痛，肾窦回声线光滑，实质厚度正常。肾盏内可见多个强回声，最大的1.4cm。

【实验室及辅助检查】CT检查提示：左肾结石；彩超提示：左肾积水；心电图提示：窦性心律；化验尿常规：红细胞11.7μl，白细胞192μl。

【入院诊断】左肾结石；肾积水。

【主要治疗措施】完善相关检查，待手术治疗。

二、经评估提出护理问题如下

护理问题	护理措施	护理评价
1. 舒适的改变　与腰部疼痛有关	协助患者取舒适卧位（半坐卧位）	患者腰部不适缓解
2. 潜在并发症：猝死　与高血压有关	密切观察患者血压、脉搏变化，准备好抢救药物随时准备抢救	目前患者生命体征平稳
3. 焦虑、恐惧　与环境陌生、生活环境改变有关	1. 介绍病区环境、人员、制度，为患者创造安全舒适的环境 2. 向患者讲解疾病的相关知识如检查、饮食、治疗，讲解情绪与疾病的关系及保持乐观情绪的重要性，介绍成功病例，使患者树立战胜疾病的信心	目前患者情绪稳定，积极配合各项检查治疗
4. 排尿障碍　与尿液潴留于肾盂导致排尿减少或无尿相关	1. 清淡少盐饮食，减少水的摄入量 2. 记录每日尿量，量出为入	患者均掌握

患者于入院后第7日8:30在全麻下行左侧经皮肾镜碎石取石术+双侧输尿管支架管置入术，11:50手术毕返回病房，患者麻醉已清醒。给予去枕平卧位，头偏向一侧，T 36℃，P 89/分，BP 152/100mmHg，$SpO_2$99%。予一级护理，禁食、水，心电、血压、血氧饱和度监测，鼻导管吸氧3L/分，左侧肾造瘘管夹闭，导尿管保留通畅接引流袋，生理盐水持续膀胱冲洗，冲出液为淡红色。自理能力评分15分。静脉给予头孢孟多酯钠、泮托拉唑、胎盘多肽、氨甲环酸等药物抗炎护胃营养止血治疗。更换引流袋1次/日，消毒尿道口2次/日。

护理问题	护理措施	护理评价
1. 潜在并发症：出血　与手术创伤有关	1. 密切观察患者引流液的颜色、性质、量 2. 给予心电、血压、血氧饱和度监测 3. 密切观察伤口渗血情况 4. 告知患者床上活动 5. 遵医嘱给予引流管冲洗	目前患者无出血
2. 潜在并发症：猝死　与手术创伤有关	1. 密切观察患者生命体征，准备好抢救药物随时准备抢救 2. 给予心电、血压、血氧饱和度监测	目前患者生命体征平稳
3. 急性疼痛　与手术创伤有关	1. 观察患者疼痛性质、部位、持续时间 2. 指导患者分散注意力、给予患者舒适体位 3. 妥善固定管路在安全位置，避免牵拉	目前患者疼痛症状已缓解
4. 知识缺乏　缺乏对疾病认知及疾病术后知识	1. 向患者讲解相关治疗注意事项、饮食、引流管自护知识等 2. 告知患者向对侧翻身时避免牵拉管路，如长度不够需将引流袋放置在床上，告知患者向患侧翻身时避免管路扭曲、受压，告知患者下床活动后引流管低于耻骨联合位置 3. 悬挂警示标识，给患者及家属讲解警示标识作用	患者已基本掌握疾病相关知识，术后注意事项、饮食内容并积极配合，各管路引流通畅，固定好

三、其他护士评价

护理问题	护理措施	护理评价
自理缺陷　与术后卧床有关	1. 将患者经常使用的物品放在易拿取处 2. 做好生活护理 3. 指导家属 24 小时陪伴 4. 加床档保护	患者口腔、皮肤清洁，无坠床发生

四、护士长评价

1. 查房效果评价　通过这次查房我们对肾积水手术治疗又有了进一步的了解，同时明确了患者存在的主要护理问题，术前重点观察患者病情变化，给予心理护理，做好术前准备；术后患者重点在于引流管的护理，观察引流液或冲洗液颜色，预防或提前发现并发症，及时通知医生，配合处理。

2. 护理措施落实评价　管床护士提出的各项护理措施均落实到

位。注意做好患者的心理护理及出院指导，包括饮食、用药、活动及复查等内容。

3. 护理问题评价 补充护理问题。

护理问题	护理措施	护理评价
潜在并发症：深静脉血栓的危险 与手术后卧床有关	1. 指导患者主动做足部运动4次/日 2. 指导患者家属被动活动患者下肢4次/日 3. 给予患者抗血栓泵治疗2次/日	患者术后无深静脉血栓发生

五、安全管理

1. 风险管理 针对肾积水术后的患者，应进行导管危险因素的评估，将防范措施落实到位，避免发生意外脱管。

2. 疾病安全管理 在术中穿刺时损伤胸膜导致液气胸并发症，手术至出血的并发症，密切观察心率、血压、呼吸的变化，肾造瘘引流情况，及早发现病情变化；液气胸表现为胸痛、气急、憋气，可有咳嗽、胸闷甚至有心律失常，常挣扎坐起，烦躁不安，有发绀、冷汗、脉快、虚脱甚至有呼吸衰竭、意识不清。出血性休克表现为血压下降、心率增快、尿量减少、循环血量减少，严重时呼吸、心跳停止。

六、专业前沿知识

彩超是诊断肾积水的首选方法，可明确增大的肾是实质肿块还是肾积水，并可确定肾积水的程度和肾皮质萎缩情况。病因治疗是最理想的治疗方法：①先天性肾盂输尿管连接部狭窄，通过开放性、腹腔镜成形手术治疗，以解除狭窄。②输尿管结石引起的梗阻：应用体外冲击波碎石或输尿管镜下或经皮肾镜下碎石技术，将结石粉碎，上述方法不成功可开放或腹腔镜下手术取石、解除梗阻。③膀胱出口梗阻性疾病（如前列腺增生症、膀胱颈挛缩等）引起的肾积水可通过留置尿管或膀胱造瘘术引流尿液，待肾功能恢复，病情允许情况下，行增生前列腺切除术等。

第十九章　泌尿、男性生殖系统肿瘤疾病

病例1　膀胱癌

一、病历汇报

【现病史】患者男性，68岁，于近1月前无明显诱因出现排尿困难、尿急、尿频，夜尿1～2次，排尿时踌躇，尿线变细，尿流无力，射程变短。口服药物治疗（具体不详）伴畏寒、发热，最高体温39℃，有寒战，自服“阿莫西林及安乃近”对症治疗（具体剂量不详），效果不佳，下腹部憋胀感，症状持续存在，不能缓解，患者既往有膀胱癌病史，为进一步治疗，遂来我院，门诊以“膀胱癌、前列腺增生”收入院。测T 36.7℃，P 80次/分，R 20次/分，BP 150/90mmHg。患者神志清，精神、食欲、睡眠欠佳。

【既往史】既往“膀胱癌”病史，分别于2011、2012、2014年三次行膀胱肿瘤电切术，2012年行输尿管段切吻合术，2014年行膀胱肿瘤电切术，2016年行膀胱肿瘤电切+右输尿管癌根治切除术，否认心脏病病史，否认肝炎病史、否认结核病史。否认高血压、否认糖尿病病史，否认慢阻肺病史，否认消化性溃疡病史，否认慢性肾病病史。否认重大外伤史，否认输血史，否认药物过敏史，否认食物过敏史。

【查体】精神可，心肺未见异常，双侧腰部曲线对称，双肾区无隆起，皮肤无红肿，双肋脊角无压痛、叩击痛，卧位及坐位双肾均未触及。双输尿管行程区无压痛，膀胱区轻度压痛。

【实验室及辅助检查】X线检查提示：泌尿系平片未见阳性结石影；心脏彩超：左室舒张功能降低，心内未见分流及反流。经直肠前列腺彩超：膀胱内多发实性占位；泌尿系彩超：右肾显示不清，

膀胱多发实性占位。

【入院诊断】①膀胱癌；②前列腺增生。

【主要治疗措施】留置尿管，完善相关检查，做好术前各项准备，择期手术治疗。

二、经评估提出护理问题如下

护理问题	护理措施	护理评价
1. 焦虑、恐惧 与术后康复程度有关	1. 解释手术、尿流改道术对疾病治疗的重要性，告知患者术后尿流改道可自行护理且不影响日常生活 2. 讲解情绪与疾病的关系，保持乐观情绪的重要性，介绍成功病例，使患者树立战胜疾病的信心 3. 鼓励家属多关心，支持患者，增强患者信心，多倾听患者的主诉	患者焦虑、恐惧症状减轻或消失
2. 知识缺乏 缺乏检查治疗及手术相关知识	1. 协助患者做好各项检查、治疗的准备工作，讲解检查的相关知识及注意事项，告知手术的目的、过程及注意事项 2. 向患者及家属讲解疾病的相关知识及注意事项，如检查、饮食、治疗、护理，讲解情绪与疾病的关系，使患者树立战胜疾病的信心 3. 指导家属在配合治疗及护理中的注意事项	患者掌握检查、治疗相关知识
3. 潜在并发症：脱管 与缺乏导管自护知识有关	1. 填写导管危险因素评估单，为患者悬挂防导管脱落标识 2. 妥善固定管路，指导患者带管活动及带管翻身的方法 3. 指导患者及家属自护知识，向患者及家属讲解预防意外拔管的重要性	患者尿管妥善固定，无脱落

患者于入院第三日 12:05 在全麻下行膀胱镜检查 + 膀胱全切 + 输尿管皮肤造口术，手术毕患者于 16:32 由手术室护士用平车推返回病房。T 36.1℃，P 63 次/分，R 20 次/分，BP 136/71mmHg，SpO_2 98%。患者去枕平卧，头偏向一侧，给予一级护理，禁食、水，心电、血压、血氧饱和度监测，鼻导管吸氧 3L/分，左侧输尿管支架管引流通畅，引流液为浅红色。伤口管引流通畅，引流液为暗红色。自理能力评分 10 分。静脉给予头孢孟多酯钠、泮托拉唑、胎盘多肽、

氨甲环酸等药物抗炎护胃营养止血治疗。更换引流袋1次/日，消毒尿道口2次/日。

护理问题	护理措施	护理评价
1. 潜在并发症：出血　与手术创伤有关	1. 密切观察患者引流液的颜色、性质、量 2. 给予心电、血压、血氧饱和度监测 3. 密切观察伤口渗血情况 4. 指导患者术后卧位 5. 密切观察神志、体温、心率、呼吸、血压变化，发现出血及休克及时处理	目前患者无出血
2. 急性疼痛　与手术创伤有关	1. 观察患者疼痛性质、部位、持续时间，告知患者镇痛泵使用方法及注意事项 2. 教会患者分散注意力的方法，如看书、看报、听音乐，与家属交谈等。教会患者缓慢深呼吸，全身肌肉放松，减轻紧张的心理压力 3. 妥善固定管路在安全位置，避免牵拉	患者自述疼痛症状减轻
3. 知识缺乏　缺乏对疾病认知及疾病术后知识	1. 向患者讲解相关治疗注意事项、饮食、引流管自护知识等 2. 告知患者向对侧翻身时避免牵拉管路，如长度不够需将引流袋放置在床上，告知患者向患侧翻身时避免管路扭曲、受压，告知患者下床活动后引流管低于伤口位置 3. 悬挂警示标识，给患者及家属讲解警示标识作用	患者已基本掌握疾病相关知识术后注意事项、饮食内容并积极配合，各管路引流通畅，固定好
4. 营养失调：低于机体需要量　与癌肿消耗、手术创伤有关	1. 术后禁食，肠蠕动恢复前遵医嘱予静脉营养，待肠功能恢复后进流质饮食，逐渐过渡到半流食、软食、普食，指导患者予富含维生素及营养丰富饮食，经常更换食物种类，多食蔬菜、水果，保持排便通畅，预防便秘 2. 创造良好的进食环境，如空气清新、安静	患者在围术期能保持最佳的营养状态
5. 有感染的危险　与手术后免疫力低下有关	1. 预防感染，定时测体温及血白细胞变化，保持切口清洁干燥 2. 定时翻身、叩背咳嗽，适当活动等措施可预防感染发生	患者无感染的发生
6. 自我形象紊乱　与膀胱全切尿流改道、造瘘口或引流装置的存在有关	1. 帮助患者树立信心，积极配合治疗，勇敢地面对生活 2. 指导患者进行适当的修饰可增加自信心 3. 主动与患者交谈，尊重患者，取得患者的信任 4. 鼓励其与同种患者一起谈心，交流思想，介绍治疗效果，互相鼓励	患者能正确对待自己外形的变化

续表

护理问题	护理措施	护理评价
7. 焦虑、恐惧与担心疾病预后有关	1. 向患者解释疾病的相关知识，并进行健康教育，消除紧张感，减轻焦虑 2. 向患者介绍类似疾病成功康复的案例，增强疾病康复的信心	患者焦虑较前减轻，积极配合治疗

三、其他护士评价

护理问题	护理措施	护理评价
自理缺陷　与术后卧床有关	1. 将患者经常使用的物品放在易拿取处 2. 做好生活护理 3. 指导家属24小时陪伴 4. 加床档保护	患者口腔、皮肤清洁，无坠床发生

四、护士长评价

1. 查房效果评价　通过这次查房我们对膀胱全切＋输尿管皮肤造口术又有了进一步的了解，同时明确了患者存在的主要护理问题，应采取的护理措施和护理重点，术后重点防范并发症的发生。

2. 护理措施落实评价　管床护士提出的各项护理措施均落实到位。注意做好患者的心理护理及出院指导，包括饮食、用药、活动及复查等内容，鼓励患者适量活动。

3. 护理问题评价　补充护理问题。

护理问题	护理措施	护理评价
1. 潜在并发症：深静脉血栓　与年龄、手术、卧床有关	1. 指导患者主动做足部运动4次/日 2. 指导患者家属被动活动患者下肢4次/日 3. 给予患者抗血栓泵治疗2次/日	患者术后无深静脉血栓发生
2. 睡眠型态紊乱　与疼痛有关	1. 减少或消除影响患者睡眠的相关因素，保护环境安静 2. 遵医嘱使用镇痛药，帮助患者适应生活方式或环境的改变 3. 夜间患者休息时，除必要的观察和操作外，不宜干扰患者睡眠	患者主诉睡眠状况得到改善

五、安全管理

1. 风险管理　针对行膀胱镜下膀胱全切 + 输尿管皮肤造口的患者，应进行导管危险因素的评估，将防范措施落实到位，避免发生意外脱管。

2. 疾病安全管理　外科的核心问题是如何控制和降低手术并发症，这涉及外科临床的各个环节，包括严格掌握手术适应证、禁忌证，提高手术和麻醉技术，积极围手术处理。

六、专业前沿知识

膀胱癌作为泌尿系统中最为常见的病症，大多数表现为移行的细胞癌，且其恶性度较高，易于出现转移，治疗复杂，预后差，死亡率与复发率高。经尿道的肿瘤切除手术联合电灼疗法主要用于浅表性的膀胱癌患者，术后病患需要接受生物治疗或者化学治疗。根治性的膀胱切除手术是医治浸润性膀胱癌疾病中一种最为常用的方法，一般适用于面积较大的浅表性膀胱肿瘤，切除的范围主要包括周边淋巴结、全膀胱、局部尿道等器官。局部膀胱切除手术大多用于仅浸润到膀胱壁的恶性度低的单发肿瘤；当然，若肿瘤已迁移至膀胱外且难以彻底切除时，偶尔也会采取尿流改道或者膀胱切除的手术，以有效缓解患者的病情。当前永久性的尿流改变主要包括以下三种类型：①可控性的膀胱：通常采用大肠与回肠，或者部分大肠与回肠配合局部胃进行缝合成某一贮尿囊，使该尿囊在患者体内贮存一定量的尿液后，再由患者通过导尿插管自行排尿；②回肠膀胱：先取一段佩带系膜的游离回肠，缝合一端后，将另一端造口。其次将输尿管迁移至该回肠上，帮助尿液直接进入回肠，进而通过造口排出体外；③重建膀胱：首先该类型仅适宜男性，主要利用大肠或者回肠，或两者联合重建。

病例2　肾肿瘤

一、病历汇报

【现病史】患者男性，68岁，于近1月前无明显诱因出现排尿困难、尿急、尿频，夜尿1~2次，排尿时踌躇，尿线变细，伴畏寒、发热，最高体温39℃，有寒战，自服“阿莫西林及安乃近”对症治疗（具体剂量不详），效果不佳，为进一步诊治来院。门诊以“泌尿系感染、右肾下极实性占位”收入院。测T 36.3℃，P 54次/分，R 18次/分，BP 140/70mmHg。患者神志清，精神、食欲、睡眠欠佳。

【既往史】既往“脑梗死”病史10年，遗留左侧肢体活动不利，“强直性脊柱炎、颈椎病”病史6年，未特殊治疗。否认肝炎病史，否认结核病史，否认手术史，否认重大外伤史，否认输血史，否认药物过敏史，否认食物过敏史。

【查体】发育正常，营养中等，表情自如，神志清楚，自主体位，全腹腹肌柔软，全腹无压痛，反跳痛阴性，全腹未触及包块，肝胆脾肾未触及。

【实验室及辅助检查】泌尿系超声检查提示：右肾下极实性占位，膀胱壁粗糙、增厚，前列腺增大（中度，伴结石）；心电图提示：窦性心动过缓；化验：尿常规白细胞3+，C-反应蛋白143.6mg/L，红细胞沉降率79mm/h。

【入院诊断】右肾下极肿瘤；泌尿系感染；前列腺增生伴结石。

【主要治疗措施】完善相关检查，择期手术治疗。

二、经评估提出护理问题如下

护理问题	护理措施	护理评价
1. 舒适的改变与尿频、尿急、尿痛有关	协助患者取舒适卧位（半坐卧位）	患者尿频、尿急、尿痛症状缓解

续表

护理问题	护理措施	护理评价
2. 焦虑、恐惧 与对手术方法、过程不了解及担心疾病预后有关	1. 介绍病区环境、人员、制度，为患者创造安全舒适的环境 2. 向患者讲解疾病的相关知识如检查、饮食、治疗，讲解情绪与疾病的关系，保持乐观情绪的重要性，介绍成功病例，使患者树立战胜疾病的信心	目前患者情绪稳定，积极配合各项检查、治疗
3. 知识缺乏 缺乏检查、治疗及手术相关知识	1. 协助患者做好各项检查治疗的准备工作，讲解目的及注意事项 2. 告知手术的目的、过程及注意事项	患者掌握手术相关知识

患者在全麻下行后腹腔镜右肾囊肿去顶术，手术毕患者去重症监护室复苏。术后第二日由重症监护室护士及医生推返回病房。T 36℃，P 68 次/分，R 19 次/分，BP 129/56mmHg，$SpO_2$97%。予一级护理，禁食、水，心电血压血氧饱和度监测，鼻导管吸氧3L/分，伤口管引流通畅，引流液为红色。自理能力评分 20 分。静脉给予头孢孟多酯钠、泮托拉唑、胎盘多肽、氨甲环酸等药物抗炎护胃营养止血治疗。更换引流袋 1 次/日，消毒尿道口 2 次/日。

护理问题	护理措施	护理评价
1. 潜在并发症：出血　与手术创伤有关	1. 密切观察患者引流液的颜色、性质、量 2. 给予心电、血压、血氧饱和度监测 3. 密切观察伤口渗血情况 4. 告知患者床上活动 5. 密切观察神志、体温、脉搏、呼吸、血压变化，发现出血及休克及时处理	目前患者无出血
2. 急性疼痛　与手术创伤有关	1. 观察患者疼痛性质、部位、持续时间，告知患者镇痛泵使用方法及注意事项 2. 教会患者分散注意力的方法，如看书、看报、听音乐，与家属交谈等。教会患者缓慢深呼吸，全身肌肉放松，减轻紧张的心理压力 3. 妥善固定管路在安全位置，避免牵拉	患者自述疼痛症状减轻

续表

护理问题	护理措施	护理评价
3. 知识缺乏 缺乏对疾病认知及疾病术后知识	1. 向患者讲解相关治疗注意事项、饮食、引流管自护知识等 2. 告知患者向对侧翻身时避免牵拉管路，如长度不够需将引流袋放置在床上，告知患者向患侧翻身时避免管路扭曲、受压，告知患者下床活动后引流管低于伤口位置 3. 悬挂警示标识，给患者及家属讲解警示标识作用	患者已基本掌握疾病相关知识术后注意事项、饮食内容并积极配合，各管路引流通畅，固定好
4. 营养失调：低于机体需要量 与癌肿消耗、手术创伤有关	1. 术前指导患者进食高蛋白、高热量、丰富维生素、清淡、易消化饮食 2. 术后禁食，肠蠕动恢复前遵医嘱予静脉营养，待肠功能恢复后进流质饮食，逐渐过渡到半流食、软食、普食，指导患者予富含维生素及营养丰富饮食，多食蔬菜、水果，保持排便通畅，预防便秘	患者在围术期能保持最佳的营养状态
5. 焦虑、恐惧 与担心疾病预后有关	1. 向患者解释疾病的相关知识，并进行健康教育，消除紧张感，减轻焦虑 2. 向患者介绍类似疾病成功康复的案例，增强疾病康复的信心	患者焦虑较前减轻，积极配合治疗

三、其他护士评价

护理问题	护理措施	护理评价
自理缺陷 与术后卧床有关	1. 将患者经常使用的物品放在易拿取处 2. 做好生活护理 3. 指导家属 24 小时陪伴 4. 加床档保护	患者口腔、皮肤清洁，无坠床发生

四、护士长评价

1. 查房效果评价 通过这次查房我们对肾肿瘤手术治疗又有了进一步的了解，同时明确了患者存在的主要护理问题、应采取的护理措施和护理重点，密切观察患者引流液的颜色、性质、量，合理应用止痛泵，观察有无并发症，向患者讲解相关治疗注意事项、饮食、引流管自护知识，加强饮食宣教。

2. 护理措施落实评价　管床护士提出的各项护理措施均落实到位。注意做好患者的心理护理及出院指导，包括饮食、用药、活动及复查等内容，鼓励患者适量活动。

3. 护理问题评价　补充护理问题。

护理问题	护理措施	护理评价
1. 潜在并发症：深静脉血栓　与年龄、手术、卧床有关	1. 指导患者主动做足部运动 4 次/日 2. 指导患者家属被动活动患者下肢 4 次/日 3. 为患者悬挂深静脉血栓警示标识，告知患者及家属标识的含义	患者术后无深静脉血栓发生
2. 睡眠型态紊乱　与疼痛有关	1. 减少或消除影响患者睡眠的相关因素，保护环境安静 2. 遵医嘱使用镇痛药，帮助患者适应生活方式或环境的改变 3. 夜间除必要的观察和操作外，不宜干扰患者睡眠	患者主诉睡眠状况得到改善

五、安全管理

1. 风险管理　针对行后腹腔镜肾占位根治性切除术的患者，应进行导管危险因素的评估，将防范措施落实到位，避免发生意外脱管。

2. 疾病安全管理　随着腹腔镜技术的发展，腹腔镜肾部分切除术（LPN）目前已经替代开放性手术成为治疗肾脏早期占位性病变的推荐术式。与开放手术相比，LPN 具有创伤小、住院时间短、恢复快的优势，而且短期和长期临床效果与开放手术相似。文献报道迟发性出血和尿瘘是 LPN 术后最为常见的泌尿系统并发症。操作者精细的操作和手术野的无血化是降低并发症发生的关键。术前预先留置输尿管导管，在切除病变后经导管滴入美蓝，可以发现一些小的引流系统损伤，最大限度地避免尿瘘的发生。

六、专业前沿知识

Clayman 等最早报道经腹腔镜行肾切除术。随着腹腔镜技术的不断改进和更新，肾脏肿瘤根除手术发展趋势良好。对功能状态好、危险因素少的患者首选外科手术。美国东南肿瘤协作组和欧洲癌症研究和治疗组织开展的两组随机对照研究表明：肿瘤性肾切除联合α干扰素（IFN－α）治疗转移性肾癌患者的中位生存时间为13.6个月，而单独IFN－α治疗组为7.8个月，联合治疗组使患者生存期平均延长了5.8个月，死亡危险性降低31%（$P=0.002$）。对晚期肾癌引起的严重疼痛、血尿等症状的患者可选择行姑息性肾切除术、肾动脉栓塞以缓解症状，提高生存质量。

病例3　前列腺癌

一、病历汇报

【现病史】患者男性，82岁，于5年前无明显诱因出现排尿困难、尿急、尿频，夜尿2～3次，排尿时踌躇，尿线变细，尿流无力，射程变短，无明显尿痛、腰痛、肉眼血尿。口服药物治疗（具体剂量不详），效果不佳，1天前排尿困难加重，并出现尿频、尿急、尿痛，夜尿增至10余次/夜，为进一步诊治来院。门诊以“前列腺恶性肿瘤”收入院。测T 36.2℃，P 72次/分，R 18次/分，BP 140/90mmHg。患者神志清，精神、食欲、睡眠欠佳。

【既往史】否认肝炎病史，否认结核病史，否认手术史，否认重大外伤史，否认输血史，否认药物过敏史，否认高血压，否认糖尿病，否认食物过敏史。

【查体】发育正常，营养中等，表情自如，神志清楚，语言流畅，自主体位，全腹无压痛，反跳痛阴性，全腹未触及包块，肝胆脾肾未触及。

【实验室及辅助检查】双侧腰部曲线对称，双肾区无隆起，皮肤无红肿，双肋脊角无压叩击痛，前列腺特异性抗原25.26ng/ml，前列腺轮廓清晰，体积增大，内部回声不均匀。

【入院诊断】前列腺癌；泌尿系感染；急性尿潴留。

【主要治疗措施】完善相关检查，择期手术治疗。

二、经评估提出护理问题如下

护理问题	护理措施	护理评价
1. 舒适的改变　与尿频、尿急、尿痛有关	协助患者取舒适卧位（半坐卧位）	患者尿频、尿急、尿痛症状缓解
2. 焦虑、恐惧　与害怕手术有关	1. 与患者多沟通，解释病情，减轻患者的思想压力，缓解患者的恐惧焦虑情绪 2. 也可根据家属需要适当隐瞒病情，减轻患者的心理压力	目前患者情绪稳定，积极配合各项检查治疗
3. 知识缺乏　缺乏检查治疗及手术相关知识	1. 协助患者做好各项检查治疗的准备工作，讲解目的及注意事项 2. 告知手术的目的、过程及注意事项	患者掌握手术相关知识

患者在全麻下行前列腺电切术 + 双侧睾丸切除术，手术毕患者安返病房。T 36℃，P 76 次/分，R 19 次/分，BP 129/69mmHg，SpO_2 97%。予一级护理，禁食、水，心电血压血氧饱和度监测，鼻导管吸氧 3L/分，尿管引流通畅，引流液为浅红色。自理能力评分 20 分。静脉给予头孢孟多酯钠、泮托拉唑、胎盘多肽、氨甲环酸等药物抗炎护胃营养止血治疗。更换引流袋 1 次/日，消毒尿道口 2 次/日。

护理问题	护理措施	护理评价
1. 潜在并发症：出血　与手术创伤有关	1. 密切观察患者引流液的颜色、性质、量 2. 给予心电、血压、血氧饱和度监测 3. 密切观察伤口渗血情况 4. 告知患者床上活动 5. 密切观察神志、体温、脉搏、呼吸、血压变化，发现出血及休克及时处理	目前患者无出血
2. 急性疼痛　与手术创伤有关	1. 观察患者疼痛性质、部位、持续时间，告知患者镇痛泵使用方法及注意事项 2. 给予患者心理护理，摆放舒适体位 3. 妥善固定管路在安全位置，避免牵拉	患者自述疼痛症状减轻
3. 营养失调：低于机体需要量　与癌肿消耗、手术创伤有关	1. 待肛门排气后进食流质，逐渐过渡到普食 2. 遵医嘱给予肠外营养支持 3. 给予正确的饮食指导，提高饮食的营养价值	患者已基本掌握疾病相关知识术后注意事项、饮食内容并积极配合

续表

护理问题	护理措施	护理评价
4. 有皮肤完整性受损的危险　与长期卧床有关	1. 定时翻身扣背，指导患者活动 2. 做好皮肤交接班，观察皮肤情况，并做好交接班	患者皮肤完整

三、其他护士评价

护理问题	护理措施	护理评价
自理缺陷　与术后卧床有关	1. 将患者经常使用的物品放在易拿取处 2. 做好生活护理 3. 指导家属 24 小时陪伴 4. 加床档保护	患者口腔、皮肤清洁，无坠床发生

四、护士长评价

1. 查房效果评价　通过这次查房我们对前列腺癌手术治疗又有了进一步的了解，同时明确了患者存在的主要护理问题、应采取的护理措施和护理重点，多与患者沟通，解决患者的思想顾虑，观察有无并发症，向患者讲解相关治疗注意事项、饮食、引流管自护知识，加强饮食宣教。

2. 护理措施落实评价　管床护士提出的各项护理措施均落实到位。注意做好患者的心理护理及出院指导，告知患者术后定期检测 PSA、直肠指诊以判断预后，复发情况，并复查 PSA、前列腺 B 超、肝功能及血常规；也包括饮食、用药、活动及复查等内容，鼓励患者适量活动。

3. 护理问题评价　补充护理问题。

护理问题	护理措施	护理评价
1. 潜在并发症：出血　与手术有关	1. 术后严密观察患者的生命体征变化 2. 加强观察伤口渗血渗液情况，发现异常，及时通知医生处理 3. 出血时患者绝对卧床休息，一般采用平卧位，并安慰患者，消除其恐惧心理	患者术后无出血发生，血压正常

续表

护理问题	护理措施	护理评价
2. 潜在并发症：尿失禁 与疾病有关	1. 做好心理护理，向患者解释出现尿失禁的原因及缓解措施 2. 指导患者积极处理尿失禁，坚持盆底肌肉训练及电刺、生物反馈治疗等措施进行改善	患者无尿失禁

五、安全管理

1. 风险管理 针对前列腺癌的患者，应进行导管危险因素的评估，将防范措施落实到位，避免发生意外脱管。

2. 疾病安全管理 前列腺癌是常见的泌尿生殖系肿瘤，具有明显的种族差异，欧美国家男性前列腺癌的发病率位居第一，使用“前列腺癌计算器”来预测患者得前列腺癌的概率，在欧美国家很流行。但由于种族的因素，如果将欧美国家的“前列腺癌风险”直接应用于中国人，会引起严重误差，对于计算得出的风险值，可以作为患者是否需要进行前列腺穿刺活检的重要依据，但是否进行活检，最终还是根据患者的年龄、健康状况以及临床医生的经验来决定。

六、专业前沿知识

根治性前列腺切除术是局限在包膜以内前列腺癌最佳的治疗方法，但仅适用于年龄较轻、能耐受手术的患者。前列腺癌内分泌治疗，可行手术去势、抗雄激素内分泌治疗。

（1）手术去势：包括双侧睾丸切除术与包膜下睾丸切除术。

（2）药物去势：①人工合成的促黄体生成素释放激素类似物：能反馈性抑制垂体释放促性腺激素，使体内雄激素浓度处于去势水平，起到治疗前列腺癌的目的。常用药物有如醋酸戈舍瑞林、醋酸亮丙瑞林等②雄激素受体阻滞剂：能阻止双氢睾酮与雄激素受体结合，在中枢有对抗雄激素负反馈的作用。有甾体类药物，如环丙孕酮、醋酸甲地孕酮；也有非甾体类药物，如尼鲁米特、比卡鲁胺和氟他胺等。

第二十章　泌尿系统损伤疾病

病例 1　肾损伤

一、病历汇报

【现病史】患者男性，33 岁，于 7 天前在工作中不慎从 10 米处坠落，摔伤左腰部，当时自觉腰部剧痛，活动受限，经检查泌尿 CT 后诊断为左肾损伤，无发热、头痛、头晕、无咳嗽，无腹痛、腹泻，无食欲减退症状，大便正常，间断血尿，患者左肾间断出血，为进一步治疗被家人送到我院，门诊以“肾损伤”收入院。

【既往史】否认肝炎病史、否认结核病史，否认糖尿病病史，否认慢阻肺病史，否认消化性溃疡病史，否认慢性肾病史，否认重大外伤史，否认输血史，否认药物过敏史，否认食物过敏史。

【查体】双侧腰部曲线对称，双肾区无隆起，左侧腰部及下腹部可见皮下淤血，右肋脊角无压叩击痛，左肋脊角压痛明显，卧位及坐位双肾均未触及。双输尿管行程区无压痛，膀胱区无压痛，膀胱区无膨隆。阴茎发育正常，无包茎，尿道外口无红肿及脓性分泌物，阴囊皮肤无溃烂，精索无增粗，双侧睾丸附睾无肿大，未触及结节。

【实验室及辅助检查】B 超检查提示：双肾轮廓清晰，被膜光滑，左肾皮质部可见液性暗区；心电图提示：窦性心律，轻度 ST 段压低；化验血常规：血红蛋白 95g/L，PSA 未异常。

【入院诊断】肾损伤；左腕部骨折；骨盆骨折。

【主要治疗措施】严格卧床休息，完善相关检查，待手术治疗。

二、经评估提出护理问题如下

护理问题	护理措施	护理评价
1. 舒适的改变 与疼痛、有关	1. 稳定患者情绪，减轻焦虑、恐惧 2. 加强交流，解释肾损伤的病情发展情况，取得患者的配合	患者无焦虑，疼痛缓解
2. 组织灌注不足与肾损伤有关	密切观察患者的生命体征	目前患者生命体征平稳
3. 焦虑、恐惧 与血尿有关	向患者讲解疾病的相关知识如检查、饮食、治疗，讲解情绪与疾病的关系，保持乐观情绪的重要性，介绍成功病例，使患者树立战胜疾病的信心	目前患者情绪稳定，积极配合各项检查、治疗
4. 知识缺乏 与不了解疾病的相关知识有关	1. 告知手术前各项准备的目的及注意事项 2. 告知留置导尿管及伤口的注意事项及自护知识	患者掌握疾病相关知识
5. 部分生活自理缺陷 与医疗限制、绝对卧床有关	绝对卧床休息	患者掌握，绝对卧床

患者于入院第二日 12:55 在全麻下行肾部分切除术，14:40 手术毕返回病房。患者神志清醒，双下肢感觉未恢复，给予去枕平卧位，头偏向一侧，T 36℃，P 88 次/分，BP 142/94mmHg，$SpO_2$99%。予一级护理，禁食、水，心电血压血氧饱和度监测，鼻导管吸氧 3L/分，伤口管引流通畅，引流液为红色，量约 10ml，尿管保留通畅，引流液为淡红色。静脉液体输入顺利，无液体外渗，止痛泵持续泵入止痛药物，自理能力评分 20 分。静脉给予头孢孟多酯钠、泮托拉唑、胎盘多肽、氨甲环酸等药物抗炎护胃营养止血治疗。更换引流袋 1 次/日，消毒尿道口 2 次/日。

护理问题	护理措施	护理评价
1. 潜在并发症：出血 与手术创伤有关	1. 密切观察患者引流液的颜色、性质、量 2. 给予心电、血压、血氧饱和度监测 3. 密切观察伤口渗血情况 4. 指导患者绝对卧床，避免剧烈活动	目前患者无出血

续表

护理问题	护理措施	护理评价
2. 潜在并发症：猝死　与手术创伤有关	1. 密切观察患者生命体征，准备好抢救药物随时准备抢救 2. 给予心电、血压、血氧饱和度监测	目前患者生命体征平稳
3. 舒适的改变　与留置导尿管有关	1. 观察患者疼痛性质、部位、持续时间 2. 指导患者分散注意力、给予患者舒适体位 3. 妥善固定管路在安全位置，避免牵拉	目前患者疼痛症状已缓解
4. 知识缺乏　缺乏对疾病认知及疾病术后知识	1. 向患者讲解相关治疗注意事项、饮食、引流管自护知识等 2. 告知患者向对侧翻身时避免牵拉管路，如长度不够需将引流袋放置在床上，告知患者向患侧翻身时避免管路扭曲、受压，告知患者下床活动后引流管低于耻骨联合位置 3. 悬挂警示标识，给患者及家属讲解警示标识作用	患者已基本掌握疾病相关知识，如术后注意事项、饮食内容并积极配合，各管路引流通畅，固定好

三、其他护士评价

护理问题	护理措施	护理评价
皮肤完整性受损的危险　与术后卧床有关	1. 使用气垫床 2. 按摩皮肤受压部位	患者皮肤完整

四、护士长评价

1. 查房效果评价　通过这次查房我们对肾损伤手术治疗又有了进一步的了解，同时明确了患者存在的主要护理问题，术前重点在于体位与活动的指导，预防再次出血，做好术前准备。术后严格卧床，注意病情变化，是否有出血及其他并发症的发生。

2. 护理措施落实评价　管床护士提出的各项护理措施均落实到位。注意做好患者的心理护理及出院指导，包括饮食、用药、活动及复查等内容，活动给予正确指导。

3. 护理问题评价　补充护理问题。

护理问题	护理措施	护理评价
潜在并发症：深静脉血栓的危险　与患者年龄、手术、术后卧床有关	1. 指导患者主动做足部运动 4 次/日 2. 指导患者家属被动活动患者下肢 4 次/日 3. 为患者悬挂警示标识	患者术后无深静脉血栓发生

五、安全管理

1. 风险管理　针对肾损伤的患者，应进行导管危险因素的评估，妥善固定各引流管，将防范措施落实到位，避免发生意外脱管。

2. 疾病安全管理　出血是肾损伤最常见的并发症，肾部分切除的患者应严格卧床 2 周，避免再次出血。

六、专业前沿知识

肾损伤的治疗目的是保存肾功能和降低死亡率。保守治疗为绝大多数肾损伤患者的首选方法。保守治疗可有效降低肾切除率。患者有腰部外伤史、全程血尿、肾周血肿及尿外渗等，轻者保守治疗，重者行肾周围引流术、肾修补术、肾部分切除术甚至一侧肾脏切除术。

病例 2　尿道损伤

一、病历汇报

【现病史】患者男性，56 岁，入院前 5 小时登梯子时滑倒，会阴部被长约 7 厘米钢筋扎伤，当时疼痛流血较多。急取当地医院诊治，予以麻醉后留置导尿管失败，考虑尿道损伤，建议转院治疗。为进一步治疗，遂来我院，门诊以“尿道损伤”收入院。测 T 36.2℃，P 64 次/分，R 18 次/分，BP 130/90mmHg。患者神志清，精神、食欲、睡眠欠佳。

【既往史】否认心脏病病史，否认肝炎病史、否认结核病史，否认高血压、否认糖尿病，否认慢阻肺病史，否认消化性溃疡病史，否认慢性肾病病史，否认重大外伤史，否认输血史，否认药物过敏史，否认食物过敏史，手术史：有胆囊结石行胆囊切除病史，预防接种不详。

【查体】双肾区无压痛及叩击痛，双肾未触及。阴茎成人型，尿道外口无红肿及脓性分泌物。会阴部靠近肛门处可见伤口，深6～7厘米，可见活动性出血，排尿时可见漏尿。

【实验室及辅助检查】盆腔CT示：会阴部损伤、尿道损伤。

【入院诊断】尿道损伤；会阴部开放性伤口。

【主要治疗措施】立即做好术前各项准备，即刻手术治疗。

二、经评估提出护理问题如下

护理问题	护理措施	护理评价
1. 焦虑、恐惧　与尿道滴血及血尿有关	1. 护士主动关心、安慰患者 2. 讲解情绪与疾病的关系，保持乐观情绪的重要性，介绍成功经验，增强信心 3. 讲解尿道损伤的病情发展、主要治疗措施，鼓励患者及家属积极配合	患者焦虑恐惧症状减轻或消失
2. 体液不足　与合并损伤、出血、禁食有关	1. 迅速建立2条静脉通路 2. 备好抢救药 3. 指导家属在配合治疗及护理中的注意事项	患者掌握检查、治疗相关知识
3. 潜在并发症：脱管　与缺乏导管自护知识有关	1. 填写导管危险因素评估单，为患者悬挂防导管脱落标识 2. 妥善固定管路，指导患者带管活动及带管翻身的方法 3. 指导患者及家属自护知识，向患者及家属讲解预防意外拔管的重要性	患者尿管妥善固定，无脱落

患者于入院当日15:05在全麻下行尿道探查＋会阴部伤口清创缝合术，手术毕患者于17：32由手术室护士用平车推返回病房。T 36.1℃，P 70次/分，R 20次/分，BP 136/72mmHg，$SpO_2$98%。患者去枕平卧，头偏向一侧，给予一级护理，禁食、水，心电血压血氧饱和度监测，鼻导管吸氧3L/分，尿管保留通畅，膀胱灌注持续，冲出液为浅红色。自理能力评分20分。静脉给予左氧氟沙星、兰索拉唑、

胎盘多肽、氨甲环酸等药物抗炎护胃营养止血治疗。破伤风抗毒素1500IU肌内注射，更换引流袋1次/日，消毒尿道口2次/日。

护理问题	护理措施	护理评价
1. 潜在并发症：出血　与手术创伤有关	1. 密切观察患者引流液的颜色、性质、量 2. 给予心电、血压、血氧饱和度监测 3. 密切观察伤口渗血情况 4. 止血、输血、补液，保持引流通畅 5. 密切观察神志、体温、心率、呼吸、血压变化，发现出血及休克及时处理	目前患者无出血
2. 急性疼痛　与手术创伤有关	1. 观察患者疼痛性质、部位、持续时间，告知患者镇痛泵使用方法及注意事项 2. 妥善固定管路在安全位置，避免牵拉	患者自述疼痛症状减轻
3. 知识缺乏　缺乏对疾病认知及疾病术后知识	1. 向患者讲解相关治疗注意事项、饮食、引流管自护知识等 2. 告知患者向对侧翻身时避免牵拉管路，如长度不够需将引流袋放置在床上，告知患者向患侧翻身时避免管路扭曲、受压，告知患者下床活动后引流管低于伤口位置 3. 悬挂警示标识，给患者及家属讲解警示标识作用	患者已基本掌握疾病相关知识术后注意事项、饮食内容并积极配合，各管路引流通畅，固定好
4. 有感染的危险　与手术后免疫力低下有关	1. 预防感染，保持伤口清洁干燥，敷料渗湿时应及时更换 2. 避免用力排尿，避免引起尿外渗而致周围组织继发感染	患者无感染的发生

三、其他护士评价

护理问题	护理措施	护理评价
自理缺陷　与术后卧床有关	1. 将患者经常使用的物品放在易拿取处 2. 做好生活护理 3. 指导家属24小时陪伴 4. 加床档保护	患者伤口清洁，无坠床发生

四、护士长评价

1. 查房效果评价　通过这次查房我们对尿道狭窄术又有了进一步的了解，同时明确了患者存在的主要护理问题、应采取的护理措施和护理重点，术后重点防范并发症的发生。

2. 护理措施落实评价 管床护士提出的各项护理措施均落实到位。注意做好患者的心理护理及出院指导，注意观察局部出血及尿液外渗情况。

3. 护理问题评价 补充护理问题。

护理问题	护理措施	护理评价
1. 潜在并发症：深静脉血栓 与年龄、手术、卧床有关	1. 指导患者主动做足部运动4次/日 2. 指导患者家属被动活动患者下肢4次/日 3. 给予患者抗血栓泵治疗2次/日	患者术后无深静脉血栓发生
2. 睡眠型态紊乱 与疼痛有关	1. 减少或消除影响患者睡眠的相关因素，保护环境安静 2. 遵医嘱使用镇痛药，帮助患者适应生活方式或环境的改变 3. 夜间患者休息时，除必要的观察和操作外，不宜干扰患者睡眠	患者主诉睡眠状况得到改善

五、安全管理

1. 风险管理 针对尿道狭窄的患者，应进行导管危险因素的评估，将防范措施落实到位，定期尿道扩张。

2. 疾病安全管理 外科的核心问题是如何控制和降低手术并发症，这涉及外科临床的各个环节，包括严格掌握手术适应证、禁忌证，提高手术和麻醉技术，积极围手术处理。

六、专业前沿知识

由于尿道狭窄疾病的复杂性，尚无单一治疗方法，要根据不同病情采用不同的手术治疗。①尿道扩张术：适用于狭窄较轻者。②尿道外口切开术：适用于尿道外口狭窄。③腔内手术：目前国内外已广泛开展并认为是治疗尿道狭窄的首选方法。④尿道对端吻合术：适用于球部尿道狭窄。⑤尿道套入术：主要用于治疗后尿道狭窄，但儿童不宜采用。⑥尿道成形术：主要用于复杂性尿道狭窄，如长段狭窄切除瘢痕段。

病例3　膀胱损伤

一、病历汇报

【现病史】患者男性，62岁，入院前2小时因外伤致下腹部、右手、右足疼痛，并出现肉眼血尿，有血块，无尿频、尿急，无明显尿痛、尿等待，无腰痛，无发热，就诊于其他医院，CT提示膀胱积血，导尿引出大量肉眼血尿，为求进一步诊治而来我院，复查CT检查提示膀胱积血，腹腔积液，腹穿抽出淡血性腹水，为进一步治疗，遂来我院，门诊以“膀胱损伤”收入院。测T 36.5℃，P 98次/分，R 20次/分，BP 140/90mmHg。患者神志清，精神、食欲、睡眠欠佳。

【既往史】否认心脏病病史，否认肝炎病史，否认结核病史。既往高血压病史10余年，血压最高180/110mmHg，口服降压药物治疗，具体不祥，血压控制欠佳，否认糖尿病，否认慢阻肺病史，否认消化性溃疡病史，否认慢性肾病病史。有慢性支气管炎病史5年，预防接种不祥。

【查体】双肾区无压痛及叩击痛，双肾未触及。阴茎成人型，尿道外口无红肿及脓性分泌物。膀胱区无膨隆，有压痛，有反跳痛，无明显肌紧张。右手背皮下瘀血，表面有搓擦伤，右手指感觉及血运正常，右足背皮下瘀血，表面有挫擦伤，右足趾感觉及血运正常。

【实验室及辅助检查】CT示：膀胱损伤。

【入院诊断】①膀胱损伤；②右手背皮挫擦伤；③右足皮挫擦伤；④高血压病3级，极高危。

【主要治疗措施】立即做好术前各项准备，即刻手术治疗。

二、经评估提出护理问题如下

护理问题	护理措施	护理评价
1. 疼痛　与创伤、尿外渗切口有关	1. 护士主动关心、安慰患者 2. 评估患者疼痛的部位、性质、程度，遵医嘱给予患者镇痛药，观察药物疗效及不良反应	患者疼痛症状减轻
2. 排尿型态改变　与创伤、尿路感染有关	1. 严密监测尿量，记录 24 小时出入量 2. 合理补液，维持机体水、电解质平衡 3. 原发病的护理	患者掌握相关知识
3. 潜在并发症：感染　与血肿尿外渗有关	1. 定时挤捏导尿管，妥善固定 2. 每日两次会阴护理，保持尿道口清洁干燥	患者无发热

患者于入院当日 10:10 在全麻下行膀胱损伤修补术，手术毕患者于 12:10 由手术室护士用平车推返回病房。T 36.6℃，P 72 次/分，R 19 次/分，BP 136/75mmHg，$SpO_2$98%。患者去枕平卧，头偏向一侧，给予一级护理，禁食、水，心电、血压、血氧饱和度监测，鼻导管吸氧 3L/分，尿管保留通畅，膀胱灌注持续，冲出液为浅红色。自理能力评分 20 分。静脉给予头孢孟多、泮托拉唑、胎盘多肽、氨甲环酸等药物抗炎、护胃、营养、止血治疗。更换引流袋 1 次/日，消毒尿道口 2 次/日。

护理问题	护理措施	护理评价
1. 潜在并发症：出血　与手术创伤有关	1. 密切观察患者尿液的颜色、性质、量 2. 给予心电、血压、血氧饱和度监测 3. 行膀胱冲洗时，应注意调节膀胱冲洗的速度，观察冲出液的颜色	目前患者无出血
2. 急性疼痛　与手术创伤有关	1. 评估患者的疼痛程度 2. 膀胱痉挛的护理 3. 做好心理疏导，使患者精神放松，转移和分散患者的注意力	患者自述疼痛症状减轻

续表

护理问题	护理措施	护理评价
3. 知识缺乏 缺乏对疾病认知及疾病术后知识	1. 向患者讲解相关治疗注意事项、饮食、引流管自护知识等 2. 告知患者向对侧翻身时避免牵拉管路，如长度不够需将引流袋放置在床上，告知患者向患侧翻身时避免管路扭曲、受压，告知患者下床活动后引流管低于伤口位置 3. 悬挂警示标识，给患者及家属讲解警示标识作用	患者已基本掌握疾病相关知识术后注意事项、饮食内容并积极配合，各管引流通畅，固定好
4. 有感染的危险 与手术有关	1. 预防感染，保持伤口的清洁、干燥，敷料浸湿及时更换 2. 避免用力排尿，避免引起尿外渗而致周围组织继发感染	患者无感染的发生

三、其他护士评价

护理问题	护理措施	护理评价
自理缺陷　与术后卧床有关	1. 将患者经常使用的物品放在易拿取处 2. 做好生活护理 3. 指导家属 24 小时陪伴 4. 加床档保护	患者伤口清洁，无坠床发生

四、护士长评价

1. 查房效果评价　通过这次查房我们对膀胱损伤又有了进一步的了解，同时明确了患者存在的主要护理问题，应采取的护理措施和护理重点，术后重点防范并发症的发生。

2. 护理措施落实评价　管床护士提出的各项护理措施均落实到位。注意做好患者的心理护理及出院指导，注意观察局部出血及尿液外渗情况。

3. 护理问题评价　补充护理问题。

护理问题	护理措施	护理评价
潜在并发症：尿瘘　与损伤或尿瘘有关	1. 根据患者漏尿的位置决定体位 2. 观察病情变化及手术瘘口的愈合情况 3. 避免增加腹压的动作，如咳嗽、便秘	患者术后无尿瘘发生

五、安全管理

1. 风险管理 针对膀胱损伤的患者，应进行导管危险因素的评估，将防范措施落实到位。

2. 疾病安全管理 膀胱造影是诊断膀胱破裂最具有价值的方法。外科的核心问题是如何控制和降低手术并发症，这涉及外科临床的各个环节，包括严格掌握手术适应证、禁忌证，提高手术和麻醉技术，积极围手术处理。

六、专业前沿知识

膀胱损伤除积极处理原发病及危及生命的并发症外，对于膀胱损伤，应根据不同的病理损伤类型，采用不同的治疗方法，对于严重损伤、出血合并休克者，首先积极抗休克治疗，如输液、输血、镇静、镇痛等。同时，积极处理出血及其他危及生命的合并伤。膀胱轻症损伤，如挫伤或膀胱造影仅见少量尿液外渗、症状较轻者，可从尿道插入导尿管，持续引流尿液 7 ~ 10 天；合理使用抗生素预防感染。严重膀胱破裂伴出血、尿外渗，且病情严重者，应尽早施行手术。若为腹膜内膀胱破裂，行剖腹探查，同时处理腹腔内其他脏器损伤，修补腹膜与膀胱壁，并作腹膜外耻骨外耻骨上膀胱造瘘，于耻骨后留置引流管。若为腹膜外破裂，手术时清除外渗尿液，修补膀胱，并作耻骨上膀胱造瘘。若发生膀胱颈撕裂，须用可吸收缝线准确修复，以免日后发生尿失禁。

第二十一章　骨折

病例1　肱骨骨折

一、病历汇报

【现病史】患者女性，38岁，主因右上臂外伤后疼痛、肿胀、活动受限4小时，门诊以“肱骨骨折”收入院。测T 36.4°C，P 76次/分，R 19次/分，BP 130/70mmHg。

【既往史】既往体健，否认高血压、糖尿病、肾病、心脏病等病史，无肺结核、肝炎等传染病病史，无药物及食物过敏史，无重大外伤及手术史，无输血史，预防接种史不祥。

【查体】右上臂明显肿胀，旋转，成角畸形，局部疼痛剧烈，局部压痛。

【入院诊断】右肱骨骨折。

【主要治疗措施】完善入院化验检查，排除手术禁忌，择期手术治疗。

二、经评估提出护理问题如下

护理问题	护理措施	护理评价
1. 知识缺乏　缺乏对疾病认知与疾病相关检查、饮食、治疗知识	向患者讲解相关检查注意事项、饮食、治疗知识，肱骨骨折手术术前、术后知识等	患者已基本掌握相关检查前后注意事项、饮食内容并积极配合
2. 急性疼痛　与外伤有关	1. 评估患者疼痛部位、性质、疼痛时间及患者耐受情况 2. 指导家属与其交谈以分散注意力 3. 保持舒适体位，指导患者患肢疼痛避免剧烈运动或遵医嘱制动，必要时使用止痛剂	患者疼痛能耐受

续表

护理问题	护理措施	护理评价
3. 潜在并发症：外周神经血管功能障碍　与骨折有关	观察患肢皮温颜色，患肢肿胀，桡动脉搏动情况	右上臂肿胀，右上肢皮温颜色正常，右桡动脉搏动有力
4. 焦虑　与环境陌生、生活环境改变及对疾病知识缺乏了解，担心预后有关	1. 介绍病区环境、人员、制度，为患者创造安全舒适的环境 2. 向患者讲解疾病的相关知识如检查、饮食、治疗，讲解情绪与疾病的关系，以保持乐观情绪的重要性，介绍成功病例，使患者树立战胜疾病的信心	目前患者情绪稳定，积极配合各项检查、治疗
5. 自理能力缺陷　与卧床有关	1. 整理好床单位，协助患者进食、洗漱、排泄，协助患者翻身动作宜轻，避免拖、拉、拽 2. 保持伤口引流管及尿管的通畅，妥善固定 3. 常用物品放在易取处，教会使用呼叫器	患者基本生活需要得到满足

于入院第4日8:30在全麻下行右肱骨骨折切开复位内固定术，术毕返回病房于10:35。测得T 36.2℃，P 76次/分，BP 180/80mmHg，给予抗炎、消肿对症治疗。

经评估患者提出以下护理问题。

护理问题	护理措施	护理评价
1. 急性疼痛　与手术有关	1. 观察患者疼痛的部位、性质 2. 嘱家属陪伴与患者交谈分散注意力，必要时遵医嘱使用止痛剂	患者疼痛能够耐受
2. 潜在并发症：外周血管功能障碍　与手术有关	每日2次观察患肢皮温颜色；每日2次观察患肢动脉搏动	患肢肿胀，皮温颜色正常，桡动脉搏动存在
3. 潜在并发症：出血　与手术有关	观察血压及伤口敷料渗血、渗液情况	患者血压平稳，无出血
4. 自理能力缺陷（穿着、如厕、进食）　与术后有关	1. 教会患者使用呼叫器，常用物品置患者床旁易取到的地方 2. 鼓励患者在病情允许下进行完全自理活动，指导患者佩戴前臂托板	患者基本生活需要得到满足；掌握前臂托板使用方法

三、其他护士评价

护理问题	护理措施	护理评价
焦虑　与担心预后及手术有关	做好护患沟通，建立良好的第一印象，向患者解释手术的目的，手术的必要性，术前检查、配皮、皮试、备血、禁食水等措施的目的及意义	患者焦虑缓解，积极配合治疗

四、护士长评价

1. 查房效果评价　通过这次查房我们对肱骨骨折手术患者有了进一步的了解，同时明确了患者存在的主要护理问题，应采取的护理措施和护理重点。

2. 护理措施落实评价　管床护士提出的护理问题准确，护理措施到位。做好患者术前、术后及出院指导，包括饮食、用药、活动及复查等内容。

3. 护理问题评价　补充护理问题。

护理问题	护理措施	护理评价
有摔倒的危险　与活动障碍有关	1. 提醒卫生工拖地时使用“提示牌”或单侧交换拖地 2. 悬挂防跌倒标识，告知并指导预防跌倒的措施 3. 嘱穿防滑鞋，勿穿拖鞋下地，如厕患者在家属陪伴下行走	患者无跌倒发生

五、安全管理

风险管理：针对全麻手术后患者，管床护士应做好风险评估，应进行坠床跌倒的评估，并对患者及家属宣教到位，将防范措施落实到位，避免发生意外。

六、专业前沿知识

肱骨骨折合并有肩关节损伤及韧带损伤，在采取复位的同时进行肩关节镜的修补手术；如为肱骨头骨折，可采取反向肩关节置换手术。肩关节假体为近几年新研制的假体，是目前新开展的手术方式，大大地解决了肩关节损伤患者的治疗需求。

病例 2　股骨颈骨折

一、病历汇报

【现病史】患者男性，76 岁，主因 20 余天前不慎摔倒伤及左髋部，当即感左髋部疼痛明显，无法站立，左髋关节活动障碍，左下肢负重时疼痛明显，在家卧床休息，近期仍感左髋部疼痛，来院就诊，急诊以“左股骨颈骨折”收入院。测 T 36.2℃，P 76 次/分，R 19 次/分，BP 140/80mmHg。

【既往史】既往体健，否认高血压、糖尿病、肾病、心脏病等病史，无肺结核、肝炎等传染病病史，无药物及食物过敏史，无重大外伤及手术史，无输血史，预防接种史不祥。

【查体】患者神志清楚，呼吸平稳，左髋部轻度肿胀、疼痛，髋周围皮肤完好，左髋关节活动受限，左下肢末梢血运皮温正常，足背动脉搏动存在。

【实验室及辅助检查】X 线提示：左股骨颈骨折。

【入院诊断】左股骨颈骨折。

【主要治疗措施】给予止疼、消肿对症治疗，完善各项相关检查，做好术前评估、沟通，择期手术治疗。

二、经评估提出护理问题如下

护理问题	护理措施	护理评价
1. 急性疼痛与下肢骨折有关	1. 正确评估疼痛的性质、部位、持续时间 2. 卧床休息，抬高患肢，各项操作集中进行，动作轻柔 3. 给予心理护理，安慰患者，分散注意力 4. 遵医嘱应用止疼药物	患者疼痛能耐受

续表

护理问题	护理措施	护理评价
2. 焦虑 与意外受伤担心预后及环境陌生有关	1. 安慰患者，稳定情绪，给予心理护理 2. 积极配合医生治疗，技术娴熟，操作稳而有序，取得患者的信任 3. 给患者介绍成功的病例，鼓励其树立战胜疾病的信心 4. 介绍病区环境、人员、制度，为患者创造安全、舒适的就医环境	患者心情放松，积极配合治疗
3. 潜在并发症：下肢静脉血栓 与股骨颈骨折、卧床有关	1. 加强巡视，观察患肢肿胀，患肢皮温颜色血运，足背动脉搏动情况 2. 给予抬高患肢，膝下垫软枕 3. 指导患者进行主动足背屈伸股四头肌等长收缩练习及踝泵运动，每小时进行 3～5 分钟以促进血液回流防止血栓形成 4. 遵医嘱预防性用药，如低分子肝素 5. 必要时穿防血栓袜，使用防血栓压力泵	患者患肢末梢血运皮温正常，足背动脉搏动有力
4. 潜在并发症：皮肤完整性受损 与卧床有关	1. 使用防压疮垫，翻身枕，使用减压帖保护皮肤 2. 至少每 2 小时予翻身更换体位，检查受压部位皮肤情况 3. 床单位干净整洁，无潮湿杂屑	患者皮肤完好

于完善检查后 8:00 在全麻下行左股骨头置换术，术后返回病房于 12:30测 T 36.2℃，P 64 次/分，R 18 次/分，BP 130/70mmHg。给予生命体征监测，氧气吸入 3 升/分，保留尿管、伤口引流管，给予止疼、抗炎、消肿、抗凝、改善循环等对症治疗。

经评估提出护理问题如下：

护理问题	护理措施	护理评价
1. 知识缺乏 与缺乏相关疾病及手术后的知识有关	1. 介绍相关疾病术后知识 2. 介绍麻醉期患者护理方法及注意事项，取得患者及家属的配合 3. 介绍术后当日患肢活动及功能锻炼方法	患者及家属能掌握疾病术后相关知识及麻醉期知识
2. 自理缺陷 与术后麻醉期有关	1. 将呼叫器置于患者易取放处，教会其使用 2. 经常巡视病房，满足患者需求 3. 家属陪伴患者	患者基本需求能满足

续表

护理问题	护理措施	护理评价
3. 急性疼痛　与手术后有关	1. 正确评估疼痛的性质、部位、持续时间 2. 卧床休息，各项操作集中进行，动作轻柔 3. 家属陪伴患者，给予心理支持 4. 指导患者听听广播、轻音乐，与家属聊天分散对患处疼痛的注意力 5. 遵医嘱予止疼药物对症治疗，观察用药疗效	患者疼痛能耐受
4. 潜在并发症：关节脱位　与股骨头置换术有关	1. 患肢外展中立外，矫形鞋固定 2. 平卧或翻身时使用梯形垫 3. 给予轴线翻身 4. 讲解相关专业知识	患者患肢未脱位
5. 潜在并发症：深静脉血栓　与股骨颈骨折、卧床有关	1. 加强巡视，观察患肢肿胀，患肢皮温颜色血运，足背动脉搏动情况 2. 指导患者进行主动足背屈伸股四头肌等长收缩练习及踝泵运动，每小时进行 3 ~ 5 分钟以促进血液回流防止血栓形成 3. 遵医嘱预防性用药，如低分子肝素 4. 必要时穿防血栓袜，使用防血栓压力泵 5. 观察神志情况，有无意识障碍、烦躁、谵妄、昏迷、抽搐情况，测量生命体征、血氧饱和度，观察患者口唇颜色有无胸闷	患者患肢末梢血运皮温正常，足背动脉搏动有力，无胸闷口唇发绀
6. 潜在并发症：感染　与手术伤口及留置尿管有关	1. 指导患者保持伤口敷料清洁干燥，如弄湿不能自行处理，及时通知医务人员处理 2. 观察伤口敷料渗血渗液情况，通知医生予及时处理 3. 告知患者留置尿管时的自护知识 4. 遵医嘱给予会阴护理 2 次/日，患者保持尿道口清洁 5. 患者每日饮水量 2500ml 左右	患者伤口无红肿，尿道口清洁、干燥，尿色澄清
7. 潜在并发症：皮肤完整性受损与卧床有关	1. 使用防压疮垫、翻身枕、减压帖保护皮肤 2. 至少每 2 小时予翻身更换体位，检查受压部位皮肤情况 3. 床单位干净整洁，无潮湿杂屑	患者皮肤完好

三、其他护士评价

护理问题	护理措施	护理评价
1. 潜在并发：出血 与服用抗凝药、手术创伤有关	1. 指导患者用软毛刷刷牙，饮食易消化，无刺激 2. 观察伤口敷料渗血渗液情况 3. 观察伤口引流液颜色、性质、量	患者伤口敷料有少量渗血，引流量 170 毫升，皮肤黏膜无出血倾向
2. 潜在并发症：便秘 与术后卧床有关	1. 患者每日饮水量 2500ml 左右 2. 多吃新鲜蔬菜及富含粗纤维多的食物 3. 每日可顺时针按摩腹部以促进肠蠕动、促进排便 4. 必要时遵医嘱使用通便药物	患者排便正常

四、护士长评价

1. 查房效果评价 通过这次查房我们对股骨颈骨折护理又有了进一步的了解，同时明确了患者存在的主要护理问题，应采取的护理措施和护理重点。

2. 护理措施落实评价 管床护士提出的各项护理措施均落实到位。注意防关节脱位做好术后宣教及出院宣教。

3. 护理问题评价 补充护理问题。

护理问题	护理措施	护理评价
知识缺乏 与缺乏术后康复知识有关	1. 术后患肢外展中立位矫形鞋固定，避免髋关节内收，膝下垫薄软垫，微曲髋 2. 指导患肢踝泵锻炼 3. 指导下床活动患肢免负重 4. 术后不坐矮板凳、不翘二郎腿等 5. 提高免疫力，避免或减少发烧感冒 6. 如有不适及时就诊	患者及家属基本能掌握，继续反复宣教

五、安全管理

1. 风险管理 针对股骨颈骨折患者，患者如扶拐下床活动，应进行跌倒评估，将防范措施落实到位，避免发生意外。

2. 疾病安全管理 股骨颈骨折常发生于老年人，有两个基本因素，即骨质疏松骨强度下降，加之股骨颈上区滋养血管孔密布，使股骨颈生物力学结构削弱，均可使股骨颈脆弱。另外，因老年人髋周肌群退变，反应迟钝，不能有效地抵消髋部有害应力，加之髋部受到有害应力较大，局部应力复杂多变，因此不需要多大的暴力，如平地滑倒、由床上跌下或下肢突然扭转，甚至在无明显外伤的情况下都可以发生骨折。

六、专业前沿知识

股骨骨折可采取反向牵引复位、微创内固定手术治疗。相对开放手术创伤小、手术时间短、出血少、住院时间短。

病例3　脊柱骨折合并截瘫

一、病历汇报

【现病史】患者，男，66岁，主因双下肢瘫痪40余年，反复咳嗽咳痰伴喘息10余年加重2天，门诊以“陈旧性胸12、腰1椎体压缩性骨折合并截瘫”“慢性喘息性支气管炎急性加重”收入院。测T 36.3℃，P 76次/分，R 19次/分，BP 130/85mmHg。患者诉咳嗽，咳少量白色泡沫样痰，活动后喘息。

【既往史】既往“陈旧性胸12、腰1椎体压缩性骨折合并截瘫”40余年，“慢性喘息性支气管炎”病史10余年。

【查体】患者神志清楚，口唇无明显发绀，气管居中，桶状胸，肋间隙增宽，呼吸活动减弱，右肺中叶较多湿啰音，其余均正常，双上肢活动正常，双下肢自腹股沟以下针刺感消失，肌力0级，双足呈垂足状，尿管保留通畅，尿色淡黄。

【实验室及辅助检查】肺CT提示：双肺纹理增粗紊乱，右肺中叶可见局部实变不张及片状致密影。

【入院诊断】陈旧性胸12、腰1椎体压缩性骨折合并截瘫，慢性喘息性支气管炎急性加重。

【主要治疗措施】给予抗炎、解痉、平喘等药物治疗，吸氧2升/分，氧气雾化吸入3次/日。

二、经评估提出护理问题如下

护理问题	护理措施	护理评价
1. 低效性呼吸型态　与呼吸肌无力、呼吸道分泌物存留有关	1. 观察患者呼吸频率、节律、深浅 2. 教给患者有效呼吸、有效咳嗽咳痰的方法 3. 遵医嘱给予吸氧、雾化吸入，观察吸氧、雾化效果	目前呼吸道通畅，能够维持正常呼吸功能
2. 沐浴/卫生自理缺陷、穿着/修饰自理缺陷、如厕自理缺陷　与躯体运动障碍有关	1. 将患者生活日用品放在伸手可取处 2. 协助患者沐浴、穿衣、如厕 3. 教会患者呼叫器的使用方法 4. 鼓励患者适当进行日常活动能力的训练，以满足其生活需要	目前患者在护士及家人的协助下，能够完成日常生活
3. 便秘　与脊髓神经损伤、饮食和活动受限有关	1. 多食富含膳食纤维的食物、新鲜蔬菜和水果，多饮水 2. 在餐后30分钟做腹部按摩，从右到左，沿大肠行走的方向，以刺激肠蠕动 3. 通过持续的训练逐渐建立起反射性排便，方法为用手指按压肛门周围或者扩张肛门，刺激括约肌，反射性地引起肠蠕动。当反射建立后用手指按压肛门时即有大便排出	目前患者能有效排便
4. 有皮肤完整性受损的危险　与肢体感觉及活动障碍有关	1. 每2小时翻身1次，翻身时，将患者身体抬离床面，避免拖、拉、推等动作 2. 用软枕垫于身体空隙处 3. 保持患者皮肤和床单的清洁干燥，用温水或中性溶液清洁患者皮肤 4. 促进皮肤血液循环：每日进行被动的全范围关节运动练习，以维持关节活动性和肌肉张力。促进肢体血液循环 5. 给予高热量、高蛋白及高维生素饮食，增强机体抵抗力和组织修复能力 6. 鼓励患者及家属有效参与预防压疮的措施	目前患者皮肤清洁、完整
5. 知识缺乏　缺乏对疾病认知与疾病相关检查、饮食、治疗、康复训练知识	向患者讲解相关检查注意事项、饮食、治疗知识、康复训练、轮椅的使用方法等	患者已基本掌握相关检查前后注意事项、饮食内容、康复训练方法、轮椅的使用方法并积极配合

三、其他护士评价

护理问题	护理措施	护理评价
潜在并发症：泌尿系感染和结石　与长期留置尿管有关	1. 鼓励患者每日饮水量最好达3000ml以上 2. 观察尿液的颜色、性质、量，避免尿管受压、扭曲、脱出，尿袋水平低于耻骨联合 3. 每日清洗会阴部，更换尿袋，膀胱冲洗，根据医嘱更换尿管	目前患者尿管保留通畅，无泌尿系感染和结石

四、护士长评价

1. 查房效果评价　通过这次查房我们对脊柱骨折合并截瘫及慢性喘息性支气管炎又有了进一步的了解，同时明确了患者存在的主要护理问题，应采取的护理措施，护理重点主要为呼吸系统的管理及截瘫患者并发症的预防。

2. 护理措施落实评价　管床护士提出的各项护理措施均落实到位。注意做好患者的心理护理及出院指导，包括饮食、用药、活动及康复训练，预防压疮、呼吸道感染、泌尿系感染的措施，鼓励患者适当进行日常活动能力的训练，满足日常生活需要。

3. 护理问题评价　补充护理问题。

护理问题	护理措施	护理评价
体象紊乱：肌萎缩、关节僵硬　与躯体运动障碍和肢体萎缩变形有关	1. 指导和协助患者进行双上肢的主动训练，如上肢各关节的活动 2. 指导患者利用床上拉手，进行引体上升，以锻炼上肢及腰背训练 3. 指导家属做双下肢关节的全范围被动活动 4. 注意适度锻炼，活动度从小到大，手法轻柔，锻炼时间及次数应以患者不感到疲惫为宜 5. 医护人员关心体贴患者，不挖苦、讽刺，鼓励患者树立面对疾病的勇气，正确对待自身疾病	目前患者能正确对待自身疾病，双上肢活动正常，能借助床上拉手坐起

五、安全管理

1. 风险管理 针对有脊柱骨折合并截瘫患者，应进行压疮、坠床的评估，将防范措施落实到位，避免发生意外。

2. 疾病安全管理 呼吸衰竭与呼吸道感染是截瘫患者的严重并发症，任何阻碍膈肌活动和呼吸道通畅的原因均可导致呼吸衰竭；呼吸道感染是晚期死亡的常见原因，护理中应维持有效呼吸，防止呼吸道感染。

六、专业前沿知识

严重的复杂性脊柱骨折，涉及多节段，且合并重度马尾神经损伤，必须及早实施手术治疗，以防止椎管内血肿上行，引起继发性脊髓损伤；同时手术可以解除马尾神经压迫，有利于下肢功能恢复，稳定脊柱，防止损伤发展，促进排尿排便功能。

病例 4 胫腓骨骨折

一、病历汇报

【现病史】患者男性，32 岁，主因外伤致左下肢疼痛，活动受限 1 小时来我院就诊，急诊以“左胫腓骨骨折”收入院。测 T 36.2℃，P 72 次/分，R 18 次/分，BP 120/80mmHg。患者左下肢疼痛，不能活动。

【既往史】既往体健。

【查体】患者神志清楚，呼吸平稳，左小腿肿胀压痛，有骨擦音及畸形，活动受限。

【实验室及辅助检查】X 线提示：左胫腓骨骨折。

【入院诊断】左胫腓骨骨折。

【主要治疗措施】给予止疼、消肿对症治疗，完善各项相关检查，择期手术治疗。

二、经评估提出护理问题如下

护理问题	护理措施	护理评价
1. 急性疼痛　与下肢骨折有关	1. 正确评估疼痛的性质、部位、持续时间 2. 卧床休息，抬高患肢，各项操作集中进行，动作轻柔 3. 给予心理护理，安慰患者，分散注意力 4. 遵医嘱应用止疼药物	患者疼痛能耐受
2. 焦虑　与意外受伤担心预后及环境陌生有关	1. 安慰患者，稳定情绪，给予心理护理 2. 积极配合医生治疗，技术娴熟，操作稳而有序，取得患者的信任 3. 给患者介绍成功的病历，鼓励其战胜疾病的信心 4. 介绍病区环境、人员、制度，为患者创造安全舒适的就医环境	患者心情放松，积极配合治疗
3. 潜在并发症：骨筋膜室综合征与胫腓骨骨折有关	1. 观察患肢末梢血运情况 2. 监测生命体征 3. 遵医嘱使用脱水消肿药物，观察药物疗效 4. 如患肢出现麻木、持续疼痛、肿胀、趾成屈状、肌力减退、被动伸趾时，立即通知医生，放低患肢	患者患肢末梢血运皮温正常，足背动脉搏动有力

于入院第四日 8:00 行左胫腓骨骨折切开复位内固定术，术后于 11:30返回病房，测 T 36.2℃，P 64 次/分，R 18 次/分，BP 110/70mmHg。给予生命体征监测，氧气吸入 3 升/分，给予抬高患肢，予止疼、抗炎、消肿对症治疗。

经评估提出护理问题如下：

护理问题	护理措施	护理评价
1. 知识缺乏　与缺乏相关疾病及手术后的知识有关	1. 介绍相关疾病术后知识 2. 介绍麻醉期患者护理方法及注意事项，取得患者及家属的配合 3. 介绍术后当日患肢活动及功能锻炼方法	患者及家属能掌握疾病术后相关知识及麻醉期知识
2. 自理缺陷　与术后麻醉期有关	1. 将呼叫器置于患者易取放处，教会其使用 2. 经常巡视病房，满足患者需求 3. 家属陪伴患者	患者基本需求能满足

续表

护理问题	护理措施	护理评价
3. 急性疼痛　与骨折内固定术后有关	1. 正确评估疼痛的性质、部位、持续时间 2. 卧床休息，抬高患肢，各项操作集中进行，动作轻柔 3. 家属陪伴患者，给予心理支持 4. 指导患者听听广播、轻音乐，与家属聊天分散对患处疼痛的注意力 5. 遵医嘱予止疼药物对症治疗，观察用药疗效	患者疼痛能耐受
4. 潜在并发症：骨筋膜室综合征　与胫腓骨骨折有关	1. 观察患肢末梢血运情况 2. 监测生命体征 3. 遵医嘱使用脱水消肿药物，观察药物疗效 4. 如患肢出现麻木、持续疼痛、肿胀、趾成屈状、肌力减退、被动伸趾时，立即通知医生，放低患肢	患者患肢末梢血运皮温正常，足背动脉搏动有力
5. 潜在并发症：感染　与手术伤口及留置尿管有关	1. 指导患者保持伤口敷料清洁干燥，如弄湿不能自行处理，及时通知医务人员处理 2. 观察伤口敷料渗血渗液情况，通知医生予及时处理 3. 告知患者留置尿管时的自护知识 4. 遵医嘱给予会阴护理 2 次/日，患者保持尿道口清洁 5. 患者每日饮水量 2500ml 左右	患者伤口无红肿，尿道口清洁干燥，尿色澄清

三、其他护士评价

护理问题	护理措施	护理评价
1. 潜在并发症：下肢静脉血栓　与下肢手术后有关	1. 加强巡视，观察患肢肿胀，患肢皮温颜色、血运，足背动脉搏动情况 2. 给予抬高患肢，膝下垫软枕 3. 指导患者进行主动足背屈伸股四头肌等长收缩练习及踝泵运动，每小时进行 3 ~5 分钟以促进血液回流防止血栓形成 4. 术后遵医嘱早期活动及预防性用药，如低分子肝素	患者患肢末梢血运皮温正常，足背动脉搏动有力

续表

护理问题	护理措施	护理评价
2. 潜在并发症：便秘 与术后卧床有关	1. 患者每日饮水量2500ml左右 2. 多吃新鲜蔬菜及富含粗纤维多的食物 3. 每日可顺时针按摩腹部以促进肠蠕动、促进排便 4. 必要时遵医嘱使用通便药物	患者排便正常

四、护士长评价

1. 查房效果评价 通过这次查房我们对胫腓骨骨折护理又有了进一步的了解，同时明确了患者存在的主要护理问题，应采取的护理措施和护理重点。

2. 护理措施落实评价 管床护士提出的各项护理措施均落实到位。注意患者的潜在并发症除了下肢静脉血栓还有脂肪栓塞综合征。

3. 护理问题评价 补充护理问题。

护理问题	护理措施	护理评价
潜在并发症：脂肪栓塞综合征 与骨折并手术有关	1. 观察神志情况，有无意识障碍、烦躁、谵妄、昏迷、抽搐情况 2. 观察生命体征，有无进行性呼吸困难、发绀、血氧饱和度下降情况 3. 观察皮肤黏膜的瘀点	患者神志清楚，呼吸平稳，皮肤黏膜无瘀点、瘀斑

五、安全管理

1. 风险管理 针对胫腓骨骨折患者，患者如扶拐下床活动，应进行跌倒的评估，将防范措施落实到位，避免发生意外。

2. 疾病安全管理 胫腓骨骨折由直接暴力（打击、撞击、车轮碾压等）和间接暴力（高处坠落、滑倒）造成。上1/3骨折易发生血管神经损伤，中下1/3交界处骨折发生率高、骨不连，可发生小腿骨筋膜间隙综合征。

六、专业前沿知识

骨筋膜室综合征，即由骨、骨间膜、肌间隔和深筋膜形成的骨筋膜室内肌肉和神经因急性缺血、缺氧，而产生的一系列症状。临床表现：①由疼痛转为无痛；②苍白或发绀、大理石花纹等；③感觉异常；④麻痹；⑤无脉。一经确诊应立即切开筋膜减压，局部切开减压后，血循环获得改善，大量坏死组织的毒素进入血液循环，应积极防治失水、酸中毒、高钾血症、肾衰竭、心律不齐、休克等严重并发症，必要时进行截肢术以抢救生命。

病例5　四肢骨折

一、病历汇报

【现病史】患者男性，40岁，主因高处坠落后双上肢、右下肢，疼痛活动受限4小时，门诊以“多发伤”收入院。测T 36.4℃，P 80次/分，R 20次/分，BP 120/70mmHg。

【既往史】既往体健，否认高血压、糖尿病、肾病、心脏病等病史，无肺结核、肝炎等传染病病史，无药物及食物过敏史，无重大外伤及手术史，无输血史，预防接种史不祥。

【查体】双腕部“枪刺刀”畸形，腕部掌尺侧横行开放伤口，尺骨远端外露，脱位，伤口长约8cm，右手各指可自主屈伸活动，无明显麻木，桡动脉可触及，右下肢肿胀明显活动受限。

【入院诊断】右侧尺桡骨远端开放性骨折脱位，左侧尺桡骨远端骨折，右股骨颈骨折。

【主要治疗措施】完善入院化验检查，排除手术禁忌，择期手术治疗。

二、经评估提出护理问题如下

护理问题	护理措施	护理评价
1. 知识缺乏　缺乏对疾病认知与疾病相关检查、饮食、治疗知识	向患者讲解相关检查注意事项、饮食、治疗知识，四肢骨折手术术前、术后知识等	患者已基本掌握相关检查前后注意事项、饮食内容并积极配合
2. 急性疼痛　与外伤有关	1. 评估患者疼痛部位、性质，疼痛时间及患者耐受情况 2. 指导家属与其交谈以分散注意力 3. 保持舒适体位，指导患者患肢疼痛避免剧烈运动或遵医嘱制动，必要时使用止痛剂	患者疼痛能耐受
3. 潜在并发症：外周神经血管功能障碍　与骨折有关	观察患肢皮温颜色，患肢肿胀，桡动脉搏动情况	双上肢及右下肢肿胀明显，双上肢皮温颜色正常，桡动脉搏动存在，右下肢皮温颜色正常，右足背动脉搏动存在
4. 焦虑　与环境陌生、生活环境改变及对疾病知识缺乏了解，担心预后有关	1. 介绍病区环境、人员、制度，为患者创造安全舒适的环境 2. 向患者讲解疾病的相关知识如检查、饮食、治疗，讲解情绪与疾病的关系，以及保持乐观情绪的重要性，介绍成功病例，使患者树立战胜疾病的信心	目前患者情绪稳定，积极配合各项检查、治疗
5. 自理能力缺陷　与卧床有关	1. 整理好床单位，协助患者进食、洗漱、排泄，协助患者翻身动作宜轻，避免拖、拉、拽 2. 常用物品放在易取处，教会使用呼叫器	患者基本生活需要得到满足

于入院第 4 日 8∶30 在全麻下行右尺桡骨骨折切开复位内固定术、左侧尺桡骨骨折切开复位内固定术、右股骨颈骨折切开复位内固定术，术毕于 11∶00 返回病房。测得 T 36.2℃，P 76 次/分，R 19 次/分，BP 140/80mmHg，给予抗炎，消肿对症治疗。

经评估患者提出以下护理问题。

护理问题	护理措施	护理评价
1. 急性疼痛　与手术有关	1. 观察患者疼痛的部位、性质 2. 嘱家属陪伴与患者交谈分散注意力，必要时遵医嘱使用止痛剂	患者疼痛能够耐受
2. 潜在并发症：外周血管功能障碍与手术有关	每日2次观察患肢皮温颜色；每日2次观察患肢动脉搏动	患肢肿胀，皮温颜色正常，桡动脉搏动存在
3. 潜在并发症：出血　与手术有关	观察血压情况，伤口敷料渗血渗液情况	患者血压平稳，无出血
4. 自理能力缺陷（穿着、如厕、进食）　与术后有关	1. 教会患者使用呼叫器，常用物品置患者床旁易取到的地方 2. 鼓励患者在病情允许下进行完全自理活动，指导患者佩戴前臂托板	患者基本生活需要得到满足；掌握前臂托板使用方法
5. 有皮肤完整性受损的危险（与长期卧床有关）	为患者使用海绵垫，翻身枕，每2小时为患者翻身一次，向患者及家属讲解预防压疮的重要性	患者皮肤完整
6. 潜在并发症：下肢静脉血栓　与术后卧床，患肢制动有关	1. 指导患者踝泵运动300组/天 2. 每日饮水量2000ml	患者未发生下肢静脉血栓

三、其他护士评价

护理问题	护理措施	护理评价
焦虑　与担心预后及手术有关	做好护患沟通，建立良好的第一印象，向患者解释手术的目的、手术的必要性，术前检查，配皮，皮试，备血，禁食、水等措施目的及意义	患者焦虑缓解，积极配合治疗

四、护士长评价

1. 查房效果评价　通过这次查房我们对四肢骨折手术患者有了进一步的了解，同时明确了患者存在的主要护理问题，应采取的护理措施和护理重点。

2. 护理措施落实评价　管床护士提出的护理问题准确，护理措施到位。做好患者术前、术后及出院指导，包括饮食、用药、活动及复查等内容。

3. 护理问题评价 补充护理问题。

护理问题	护理措施	护理评价
有跌倒的危险 与活动障碍有关	1. 提醒卫生工拖地时使用“提示牌”或单侧交换拖地 2. 悬挂防跌倒标识，告知并指导预防跌倒的措施 3. 嘱穿防滑鞋，勿穿拖鞋下地，如厕患者在家属陪伴下行走	患者无跌倒发生

五、安全管理

风险管理：针对全麻手术后患者，管床护士应做好风险评估，应进行坠床跌倒的评估，并对患者及家属宣教到位，将防范措施落实到位，避免发生意外。

六、专业前沿知识

股骨颈骨折的老年患者可以给予股骨头置换术，预防股骨头坏死患者二次手术。

第二十二章　骨与关节疾病及骨肿瘤

病例1　膝关节骨性关节炎

一、病历汇报

【现病史】患者女性，微创手术，66岁，主因右膝关节损伤后间断疼痛20年加重1年，患者为求手术治疗门诊以“右膝关节半月板损伤”收入院。测T 36.3℃，P 76次/分，R 19次/分，BP 140/90mmHg。患者诉左下肢肿胀疼痛。

【既往史】患有高血压病史20余年，血压最高230/160mmHg，口服氨氯地平控制血压，控制尚可。

【查体】右膝关节稍肿胀压痛，髌骨研磨试验、浮髌试验、过伸过屈试验阳性。

【实验室及辅助检查】左膝关节外侧半月板后角损伤3度，左膝关节内侧半月板前后角及外侧半月板前角损伤2度左膝关节腔积液。

【入院诊断】左膝关节重度骨性关节炎，高血压3级。

【主要治疗措施】完善入院化验检查，排除手术禁忌，择期手术治疗。

二、经评估提出护理问题如下

护理问题	护理措施	护理评价
1. 知识缺乏与缺乏对疾病认知知识有关	给予患者进行入院宣教，向患者及家属讲解膝节骨性关节炎疾病的知识	患者对本疾病初步有了了解

续表

护理问题	护理措施	护理评价
2. 疼痛 与膝关节骨性关节炎有关	观察患者疼痛的部位、性质，嘱家属陪伴与患者交谈分散注意力，必要时遵医嘱使用止痛剂	患者疼痛能够耐受
3. 潜在并发症：外周神经血管功能障碍 与膝关节损伤有关	观察患肢皮温、患肢肿胀情况及扎足背动脉搏动情况	患者肿胀左下肢皮温正常，左足背动脉搏动有力

于入院第三日 8:30 在腰麻下行左膝关节镜检半月板成形关节清理术，术毕于 13:35 返回病房。测 T 36.4℃，P 72 次/分，R 18 次/分，BP 140/80mmHg，给予抬高患肢、消肿冰敷等治疗。

经评估提出护理问题如下：

护理问题	护理措施	护理评价
1. 急性疼痛 与手术组织损伤有关	术后为患者采取舒适体位，患肢下垫软枕，患者疼痛较轻时分散注意力，如听听音乐、读书等，患者疼痛较重时遵医嘱使用止痛剂等	患者疼痛能够耐受
2. 躯体移动障碍 与手术创伤有关	呼叫器、常用物品应放置在患者床旁易取到的地方，协助患者洗漱、更衣、排便等	患者基本生活需求得到满足
3. 舒适的改变 与术后肢体活动受限、长时间卧床有关	1. 指导患者适当抬高患肢，术侧手行半抓拳活动 2. 协助患者取舒适卧位（半坐卧位、侧卧位）	患者术后第二日下床活动，生活自理
4. 知识缺乏 缺乏术后相关知识	向患者讲解膝关节镜术后相关知识及注意事项	患者对本病相关知识有了初步了解
5. 潜在并发症：关节内出血 与手术有关	观察患者伤口是否有渗血渗液情况，如肿胀加重、渗血渗液较多，及时通知医生处理	未发生膝关节内出血
6. 潜在并发症：伤口感染 与手术有关	观察患者体温，一般不超过 38℃，若体温明显升高，应立即通知医生，观察伤口局部有无红肿热痛等	患者未发生伤口感染

续表

护理问题	护理措施	护理评价
7. 潜在并发症：关节内积液　与手术有关	如膝部肿胀疼痛是否有加重，如有异常及时通知医生进行处理	患者未发生关节积液

三、其他护士评价

护理问题	护理措施	护理评价
紧张、焦虑与担心手术预后有关	1. 针对患者病情及思想活动，随时做好心理疏导 2. 向患者详细讲解手术的作用，以及就患者病情而言，关节镜是目前具有创伤小、恢复快、治疗效果最佳的方法，以增强患者战胜疾病的信心	患者术后紧张、焦虑情绪得到有效缓解，心情舒畅

四、护士长评价

1. 查房效果评价　通过这次查房我们对膝关节镜手术的患者有了进一步了解，同时明确了患者存在的主要护理问题，应采取的护理措施和护理重点。

2. 护理措施落实评价　管床护士提出的各项护理措施均落实到位。注意做好患者的心理护理及出院指导，包括饮食、用药、活动及复查等内容，指导患者出院以后康复训练内容。

3. 护理问题评价　补充护理问题。

护理问题	护理措施	护理评价
1. 潜在并发症：下肢深静脉血栓　与手术、卧床有关	指导患者主动下肢活动 5 ~8 次/日，指导患者被动下肢活动 5 ~8 次/日，遵医嘱给予抗血栓泵 2 次/日，遵医嘱给予患者抬高患肢	患者未发生下肢深静脉血栓
2. 潜在并发症：关节僵硬与手术有关	在康复师指导下 24 小时后开始股四头肌等长收缩运动，术后第 2 天开始与腿抬高训练 3 ~5 次/日，每次 5 ~10 分钟，在术后第 3 天开始屈膝练习，防止关节粘连，拐杖平地行走观察	患者未发生关节僵硬

五、安全管理

风险管理：针对有高血压病史的骨性关节炎患者，应进行坠床跌倒的评估，将防范措施落实到位，避免发生意外。

六、专业前沿知识

冲击波治疗：低能量冲击波治疗网球肘、跟腱病等止点腱病，以及一些常见的软组织运动损伤效果显著，它可以促进血管扩张，刺激血液循环和促使新的骨组织形成，作用在疼痛部位的冲击波产生止疼效果，增加血液循环，促进代谢和组织再生。低能量冲击波以其操作简便、无须麻醉、不良反应少的优势成为目前运动医学界热门的理疗手段。

内科疾病：治疗关节镜微创外科可与内科合作，治疗某些内科疾病，如用关节镜来配合治疗类风湿关节炎、银屑病关节炎等取得了不错的效果。内科认为对于表现为膝关节滑膜炎的类风湿患者清扫膝关节滑膜可以减少全身炎性反应，甚至术后可以减少激素类药物的用量，效果十分明显。

未来科技不断更新，必将推动骨科运动医学的蓬勃发展，因此，作为从事骨科运动医学以及关节镜外科的医生来说，必须随时关注新理论、新技术、新设备的动态，加强国际学术交流，不断更新知识、充实自己，这就是骨科运动医学的魅力所在。

病例2　人工髋关节置换

一、病历汇报

【现病史】患者男性，81岁，主因在家中行走不慎摔倒，伤后右髋疼痛剧烈，不能站立及行走，急诊拍X片示：右股骨颈骨折。急诊以“右股骨颈骨折”收入院。测T 36.5℃，P 76次/分，R 19次/分，BP 150/80mmHg。患者诉右下肢疼痛，不能站立及行走。

【既往史】既往高血压病史10年，心梗、脑梗病史五年。

【查体】右髋部肿胀、疼痛，右下肢外旋畸形。

【入院诊断】右股骨颈骨折、高血压3级。

【主要治疗措施】右下肢皮牵引五公斤，消肿、止痛、抗凝，完善入院检查、化验，择期手术。

二、经评估提出护理问题如下

护理问题	护理措施	护理评价
1. 知识缺乏　缺乏对疾病认知与疾病相关检查、饮食、治疗知识	向患者讲解相关检查注意事项、饮食、治疗知识，髋关节置换手术术前、术后知识等	患者已基本掌握相关检查前后注意事项、饮食内容并积极配合
2. 急性疼痛　与外伤有关	1. 评估患者疼痛部位、性质，疼痛时间及患者耐受情况 2. 指导家属与其交谈以分散注意力 3. 保持舒适体位，指导患者患肢避免剧烈运动或遵医嘱制动，必要时使用止痛剂	患者疼痛能耐受
3. 潜在并发症：外周神经血管功能障碍　与骨折有关	观察患肢皮温、颜色，患肢肿胀，患肢足背动脉搏动情况	右髋肿胀，右下肢皮温颜色正常，右足背动脉搏动有力
4. 牵引功能降低或失效可能　与缺乏维持牵引有效知识有关	1. 指导患者及家属维持有效牵引，防止滑车抵住床尾，防止牵引锤着地，防止牵引锤绳断裂，不得随意增减牵引重量 2. 检查牵引有无松脱，保持牵引锤悬空，滑车灵活，牵引锤与患肢长轴平行，牵引绳上不能放置枕头、被子等，以免影响牵引效果 3. 纳入交接班，观察患肢血液循环及肢体活动，患肢外展中立位抬高患肢15～30度	有效牵引，达到理想目标
5. 潜在并发症：肢体血液循环障碍　与牵引有关	随时记录肢体血液循环情况：包括皮温、颜色、足背动脉搏动、足趾活动情况、肢体有无麻木疼痛，如有异常及时通知医生处理	肢体血液循环良好
6. 潜在并发症：足下垂、肌肉萎缩、关节僵硬　与牵引有关	保持踝关节功能位，每天鼓励患者做肌肉收缩及踝关节屈伸练习，促进血液循环	无足下垂、肌肉萎缩、关节僵硬

续表

护理问题	护理措施	护理评价
7. 焦虑　与环境陌生、生活环境改变及对疾病知识缺乏了解、担心预后有关	1. 介绍病区环境、人员、制度，为患者创造安全舒适的环境 2. 向患者讲解疾病的相关知识如检查、饮食、治疗，讲解情绪与疾病的关系，以保持乐观情绪的重要性，介绍成功病例，使患者树立战胜疾病的信心	目前患者情绪稳定积极配合各项检查治疗
8. 有皮肤完整性受损的危险　与卧床、牵引有关	1. 为患者床上使用海绵垫、翻身枕，上报压疮皮肤预警，悬挂标识 2. 每2小时为患者翻身	患者皮肤完整
9. 潜在并发症：下肢静脉血栓和肺栓塞　与卧床、牵引有关	1. 加强巡视，观察患肢肿胀有无加重，观察患肢皮温颜色，足背动脉搏动，给予抬高患肢，膝下垫软枕，指导进行主动伸曲踝关节和趾间关节，进行股四头肌等长收缩练习，每小时进行3～5分钟以促进血液回流，防止血栓形成 2. 保持右下肢处于外展位，观察患者呼吸，前胸皮肤有无出血点	患者住院期间未发生下肢静脉血栓和肺栓塞
10. 自理能力缺陷　与卧床有关	1. 整理好床单位，协助患者进食、洗漱、排泄，协助患者翻身动作宜轻，避免拖、拉、拽 2. 保持伤口引流管及尿管的通畅，妥善固定 3. 常用物品放在易取处，教会使用呼叫器	患者基本生活需要得到满足

于入院第八日9:30在全麻下行右侧人工全髋关节置换术，术毕于12:40返回病房。测T 36.5℃，P 80次/分，R 20次/分，BP 140/80mmHg，给予生命体征监测，氧气吸入3升/分，给予抬高患肢，伤口引流管接无菌引流袋，引流通畅为血性液体，给予抗炎、消肿、改善微循环、抗凝、促进伤口愈合，镇痛泵持续泵入中等治疗。

经评估提出护理问题如下：

护理问题	护理措施	护理评价
1. 急性疼痛 与手术有关	1. 观察患者疼痛的部位、性质 2. 嘱家属陪伴，与患者交谈分散注意力，必要时遵医嘱使用止痛剂	患者疼痛能够耐受
2. 有感染的危险 与术后卧床有关	1. 观察伤口渗血渗液情况 2. 鼓励深呼吸，有效咳嗽、咳痰 3. 会阴护理 2/日，鼓励患者多饮水	患者无伤口感染、肺感染、泌尿系感染
3. 有出血的危险 与手术有关	观察血压情况，伤口敷料渗血渗液情况，观察伤口引流管的颜色、性质、量	患者血压平稳，无出血
4. 潜在并发症：关节脱位 与手术有关	1. 向患者及家属讲解保持体位重要性及必要性 2. 保持患肢外展中立位，切记内收翻身时两腿之间夹梯形枕放便盆时从健侧放入 3. 向患者讲解两腿勿交叉，勿翘二郎腿	患者住院期间未发生脱位
5. 自理能力缺陷 与卧床有关	1. 整理好床单位，协助患者进食、洗漱、排泄，协助患者翻身动作宜轻，避免拖、拉、拽 2. 保持伤口引流管及尿管的通畅，妥善固定 3. 常用物品放在易取处，教会使用呼叫器	患者基本生活需要得到满足
6. 潜在并发症：下肢静脉血栓和肺栓塞 与年龄、手术、卧床有关	1. 加强巡视，观察患肢肿胀有无加重，观察患肢皮温颜色，足背动脉搏动，给予抬高患肢，膝下垫软枕，指导进行主动伸曲踝关节和趾间关节，进行股四头肌等长收缩练习，每小时进行 3 ~5 分钟以促进血液回流防止血栓形成 2. 保持右下肢处于外展位，观察患者呼吸，前胸皮肤有无出血点	患者住院期间未发生下肢静脉血栓和肺栓塞
7. 焦虑 与担心预后及手术有关	1. 做好护患沟通，建立良好的第一印象，向患者解释手术的目的、手术的必要性，术前检查、配皮、皮试、备血、禁食水等措施的目的及意义 2. 介绍成功案例，列举同种患者如何调整情绪，配合医生手术等	患者焦虑缓解，积极配合治疗

三、其他护士评价

护理问题	护理措施	护理评价
知识缺乏 缺乏导管自护知识	1. 悬挂警示标识，使用导管固定贴，妥善固定管路 2. 保持引流通畅并指导自护知识	导管妥善固定，无导管脱落

四、护士长评价

1. 查房效果评价 通过这次查房我们对髋关节置换术有了进一步的了解，同时明确了患者存在的主要护理问题、应采取的护理措施和护理重点。

2. 护理措施落实评价 管床护士提出的各项护理措施均落实到位。注意做好患者的心理护理及出院指导，包括饮食、用药、活动及复查等内容，指导患者加强功能锻炼，预防下肢静脉血栓。

3. 护理问题评价 补充护理问题。

护理问题	护理措施	护理评价
潜在并发症：便秘 与手术卧床有关	1. 术前训练患者床上排便，鼓励患者多食富含维生素、纤维素和果胶成分多的易消化食物，多饮水 2. 给患者创造舒适的环境，患者床上排便并用屏风遮挡，开窗通风换气 3. 术后病情允许时，床上活动 4. 督促养成定性排便的习惯，指导并教会患者进行腹部按摩，以促进肠蠕动	患者无便秘发生

五、安全管理

风险管理：针对高龄，术后康复期患者，注意观察是否合并有内脏疾病（如心血管疾病、呼吸系统疾病、消化系统疾病）的发生。

六、专业前沿知识

关节置换是外科领域最成功的创新范例之一，它极大地提患者的生存质量，目前应该可以宣布髋关节置换手术的开创性阶段已经结束，未来的相关工作应该强调以下几个问题。

第一，更加科学合理地选择手术病例，通过宣教、培训以及使用良好的决策辅助措施减少对手术效果不切实际的期望。

第二，通过国家级别的关节置换登记系统及电子病历文档（记录翻修手术频率，患者自身报告疗效评价标准，以及对患者满意程度的评估）来追踪手术治疗的长期疗效。

第三，有必要将严格限制新的或改良的髋关节置换设计进入临床的措施作为高质量的大规模随机研究的一部分，这类研究对于确保医疗器械的安全性、有效性方面费效比均很高。最后需要强调加强对患有早期关节炎病变的年轻人的处理，并形成能逆转或减慢病变发展速度的一定的治疗规范。

任何一种手术治疗方式都伴随有相应的风险，关节外科相关的研究和学科发展的最终目的不仅要能帮助选择那些通过手术置入设计优良，并在最适宜的环境下应用的假体能获得良好疗效且对患者伤害最小的病例，更重要的是能指导制定出新的能够尽可能避免重大手术的治疗规范。

病例 3　人工膝关节置换

一、病历汇报

【现病史】患者女性，73 岁，主因右膝关节摔伤后间断疼痛 10 年，加重 1 年，患者为求手术治疗，门诊以“右膝关节骨性关节炎”收入院。测 T 36.5℃，P 76 次/分，R 19 次/分，BP 140/100mmHg。患者诉右膝肿胀、疼痛。

【既往史】既往“高血压”病史 10 年，最高 200/110mmHg，口服缬沙坦控制血压，血压控制尚可。

【查体】右膝关节肿胀、疼痛，髌骨研磨试验、浮髌试验、过伸过屈试验阳性。

【入院诊断】右膝关节骨性关节炎、高血压 3 级。

【主要治疗措施】完善入院检查、化验，择期手术。

二、经评估提出护理问题如下

护理问题	护理措施	护理评价
1. 知识缺乏　与缺乏对疾病认知知识有关	进行入院宣教；向患者及家属讲解膝关节骨性关节炎疾病的知识	患者对本疾病有初步了解
2. 慢性疼痛　与骨性关节炎疾病有关	评估患者疼痛部位、性质，疼痛时间及患者耐受情况，指导家属与其交谈以分散注意力，保持舒适体位，指导患者患肢疼痛避免剧烈运动或遵医嘱制动。必要时使用止痛剂	患者疼痛能耐受
3. 潜在并发症：外周神经、血管功能障碍　与骨性关节炎疾病有关	观察患肢皮温、颜色，患肢肿胀，患肢足背动脉搏动情况	右膝肿胀，右下肢皮温颜色正常，右足背动脉搏动有力

于入院第四日 9: 30 在全麻下行右膝人工膝关节置换术，术毕于 12: 40返回病房。测 T 36.5℃，P 80 次/分，R 20 次/分，BP 140/80mmHg，给予生命体征监测，氧气吸入 3 升/分，给予抬高患肢、冰敷、消肿等治疗。

经评估提出护理问题如下：

护理问题	护理措施	护理评价
1. 急性疼痛　与手术有关	观察患者疼痛的部位、性质，嘱家属陪伴与患者交谈分散注意力，必要时遵医嘱使用止痛剂	患者疼痛能够耐受
2. 有感染的危险与术后卧床有关	观察伤口渗血渗液情况；鼓励深呼吸，有效咳嗽、咳痰；2 次/日会阴护理，鼓励患者多饮水	患者无伤口感染、肺感染、泌尿系感染
3. 有出血的危险与高血压病史及手术有关	观察血压情况，伤口敷料渗血渗液情况，观察伤口引流管的颜色、性质、量	患者血压平稳，无出血
4. 潜在并发症：假体松动	告知患者术后 2 个月避免坐矮椅，避免跑、跳、背重物等活动，防止膝关节假体承受过度应力	患者住院期间未发生假体松动
5. 自理能力缺陷与术后卧床有关	整理好床单位，协助患者进食、洗漱、排泄，协助患者翻身动作宜轻，避免拖、拉、拽，保持伤口引流管及尿管的通畅，妥善固定	患者基本生活需要得到满足

续表

护理问题	护理措施	护理评价
6. 潜在并发症：下肢静脉血栓和栓塞 与年龄、手术、卧床有关	加强巡视，观察患肢肿胀有无加重，观察患肢皮温、颜色，足背动脉搏动，给予抬高患肢，膝下垫软枕，指导进行主动伸曲踝关节和趾间关节，进行股四头肌等长收缩练习，每小时进行3～5分钟以促进血液回流，防止血栓形成。保持膝关节处于外展位，进行膝关节被动功能锻炼（CMP），开始伸曲范围在0～45度，以后每天加10度，出院时达到95度以上。术后早期活动及预防性用药，如低分子肝素	患者住院期间未发生下肢静脉血栓和栓塞
7. 焦虑 与担心预后及手术有关	做好护患沟通，建立良好的第一印象，向患者解释手术的目的、手术的必要性，术前检查，配皮，皮试，备血，禁食、水等措施的目的及意义，介绍成功案例，列举同种患者如何调整情绪，配合医生手术等	患者焦虑缓解，积极配合治疗

三、其他护士评价

护理问题	护理措施	护理评价
1. 知识缺乏 缺乏管路自护知识	悬挂警示标识，使用导管固定贴，妥善固定管路并指导自护知识	导管妥善固定，无导管脱落
2. 有皮肤完整性受损的危险 与手术后卧床有关	为患者床上使用海绵垫，翻身枕，上报压疮皮肤预警，悬挂标识，每2小时为患者翻身	患者皮肤完整

四、护士长评价

1. 查房效果评价 通过这次查房我们对膝关节置管术有了进一步的了解，同时明确了患者存在的主要护理问题、应采取的护理措施和护理重点。

2. 护理措施落实评价 管床护士提出的各项护理措施均落实到位。注意做好患者的心理护理及出院指导，包括饮食、用药、活动及复查等内容，指导患者加强功能锻炼，预防下肢静脉血栓。

3. 护理问题评价 补充护理问题。

护理问题	护理措施	护理评价
躯体移动障碍与手术有关	常用物品放在易取处，教会使用呼叫器	患者生活需求得到满足

五、安全管理

风险管理：针对高龄，术后康复期患者，应进行坠床跌倒的评估，将防范措施落实到位，避免发生意外。

六、专业前沿知识

关节置管是外科领域最成功的创新范例之一，它极大地提高终末期关节炎患者的生存质量，目前可以宣布膝关节置换手术的开创性阶段已经结束，未来的相关工作应该强调以下几个问题。

1. 更加科学合理地选择手术病例，通过宣教、培训以及使用良好的决策辅助措施减少对手术效果不切实际的期望。

2. 通过国家级别的关节置换登记系统及电子病历文档（记录翻修手术频率，患者自身报告疗效评价标准，以及对患者满意程度的评估）来追踪手术治疗的长期疗效。

3. 有必要将严格限制新的或改良的膝关节置换设计进入临床的措施作为高质量的大规模随机研究的一部分，这类研究对于确保医疗器械的安全性、有效性方面费效比均很高。最后需要强调加强对患有早期关节炎病变的年轻人的处理，并形成能逆转或减慢病变发展速度的一定的治疗规范。

任何一种手术治疗方式都伴随有相应的风险，关节外科相关的研究和学科发展的最终目的不仅要能帮助选择那些通过手术置入设计优良，并在最适宜的环境下应用的假体能获得良好疗效且对患者伤害最小的病例，更重要的是能指导制定出新的能够尽可能避免重大手术的治疗规范。

病例4　脊柱结核

一、病历汇报

【现病史】患者女性，26 岁，主因腰背部疼痛 5 月余，门诊以“脊柱结核”收入院。测 T 36.5℃，P 76 次/分，R 19 次/分，BP 150/80mmHg。患者诉腰背部疼痛。

【既往史】既往有肺结核病史 5 年。

【查体】L1 －2 棘突间叩击痛，上下肢肌力 5 级，患者能下地行走，腰背部疼痛较重，时有发热。

【入院诊断】L1 －2 椎体结核。

【主要治疗措施】右下肢皮牵引五公斤，消肿、止痛、抗凝，完善入院检查、化验，择期手术。

二、经评估提出护理问题如下

护理问题	护理措施	护理评价
1. 知识缺乏　缺乏对疾病认知与疾病相关检查、饮食、治疗知识	向患者讲解相关检查注意事项、饮食、治疗知识，髋关节置换手术术前、术后知识等	患者已基本掌握相关检查前后注意事项、饮食内容并积极配合
2. 急性疼痛　与外伤有关	1. 评估患者疼痛部位、性质，疼痛时间及患者耐受情况 2. 指导家属与其交谈以分散注意力 3. 保持舒适体位，指导患者患肢疼痛避免剧烈运动或遵医嘱制动，必要时使用止痛剂	患者疼痛能耐受
3. 牵引功能降低或失效可能　与缺乏维持牵引有效知识有关	1. 指导患者及家属维持有效牵引，防止滑车抵住床尾，防止牵引锤着地，防止牵引锤绳断裂，不得随意增减牵引重量 2. 检查牵引有无松脱，保持牵引锤悬空，滑车灵活，牵引锤与患肢长轴平行，牵引绳上不能放置枕头、被子等，以免影响牵引效果 3. 纳入交接班，观察患肢血液循环及肢体活动，患肢外展中立位抬高患肢 15 ~30 度	有效牵引，达到理想目标

续表

护理问题	护理措施	护理评价
4. 焦虑　与环境陌生、生活环境改变及对疾病知识缺乏了解，担心预后有关	1. 介绍病区环境、人员、制度，为患者创造安全舒适的环境 2. 向患者讲解疾病的相关知识如检查、饮食、治疗，讲解情绪与疾病的关系，以保持乐观情绪的重要性，介绍成功病例，使患者树立战胜疾病的信心	目前患者情绪稳定，积极配合各项检查治疗
5. 有皮肤完整性受损的危险　与卧床、牵引有关	1. 为患者床上使用海绵垫，翻身枕，上报压疮皮肤预警，悬挂标识 2. 每2小时为患者翻身	患者皮肤完整
6. 潜在并发症：下肢静脉血栓和肺栓塞　与卧床、牵引有关	1. 加强巡视，观察患肢肿胀有无加重，观察患肢皮温颜色，足背动脉搏动，给予抬高患肢，膝下垫软枕，指导进行主动伸曲踝关节和趾间关节，进行股四头肌等长收缩练习，每小时进行3～5分钟，以促进血液回流，防止血栓形成 2. 保持右下肢处于外展位，观察患者呼吸，前胸皮肤有无出血点	患者住院期间未发生下肢静脉血栓和肺栓塞
7. 自理能力缺陷与卧床有关	1. 整理好床单位，协助患者进食、洗漱、排泄，协助患者翻身动作宜轻，避免拖、拉、拽 2. 保持伤口引流管及尿管的通畅，妥善固定 3. 常用物品放在易取处，教会使用呼叫器	患者基本生活需要得到满足

于入院第八日9:30在全麻下行L1－2脊柱结核病灶清除术，术毕于12:40返回病房。测T 36.5℃，P 80次/分，R 20次/分，BP 140/80mmHg，给予生命体征监测，氧气吸入3升/分，给予抬高患肢，伤口引流管接无菌引流袋，引流通畅为血性液体，给予抗炎、消肿、改善微循环、抗凝、促进伤口愈合，镇痛泵持续泵入中等治疗。

经评估提出护理问题如下：

护理问题	护理措施	护理评价
1. 急性疼痛 与手术有关	1. 观察患者疼痛的部位、性质 2. 嘱家属陪伴与患者交谈分散注意力，必要时遵医嘱使用止痛剂	患者疼痛能够耐受
2. 有感染的危险 与术后卧床有关	1. 观察伤口渗血渗液情况 2. 鼓励深呼吸，有效咳嗽、咳痰 3. 会阴护理 2 次/日，鼓励患者多饮水	患者无伤口感染、肺感染、泌尿系感染
3. 有出血的危险 与手术有关	观察血压情况，伤口敷料渗血渗液情况，观察伤口引流管的颜色、性质、量	患者血压平稳，无出血
5. 自理能力缺陷 与卧床有关	1. 整理好床单位，协助患者进食、洗漱、排泄，协助患者翻身动作宜轻，避免拖、拉、拽 2. 保持伤口引流管及尿管的通畅，妥善固定 3. 常用物品放在易取处，教会使用呼叫器	患者基本生活需要得到满足
6. 潜在并发症：下肢静脉血栓和肺栓塞 与年龄、手术、卧床有关	1. 加强巡视，观察患肢肿胀有无加重，观察患肢皮温、颜色，足背动脉搏动，给予抬高患肢，膝下垫软枕，指导进行主动伸曲踝关节和趾间关节，进行股四头肌等长收缩练习，每小时进行 3 ~5 分钟，以促进血液回流，防止血栓形成 2. 保持右下肢处于外展位，观察患者呼吸，前胸皮肤有无出血点	患者住院期间未发生下肢静脉血栓和肺栓塞
7. 焦虑 与担心预后及手术有关	1. 做好护患沟通，建立良好的第一印象，向患者解释手术的目的，手术的必要性，术前检查，配皮，皮试，备血，禁食、水等措施的目的及意义 2. 介绍成功案例，列同种患者如何调整情绪，配合医生手术等	患者焦虑缓解，积极配合治疗
8. 发热 与手术及疾病有关	每天 4 次/日测量生命体征；嘱患者每日饮水量在 2000ml 以上；注意保暖；遵医嘱用药，并观察用药后反应	患者体温得到控制

三、其他护士评价

护理问题	护理措施	护理评价
知识缺乏 缺乏导管自护知识	1. 悬挂警示标识，使用导管固定贴，妥善固定管路 2. 保持引流通畅并指导自护知识	导管妥善固定，无导管脱落

四、护士长评价

1. 查房效果评价 通过这次查房我们对脊柱结核有了进一步的了解，同时明确了患者存在的主要护理问题、应采取的护理措施和护理重点。

2. 护理措施落实评价 管床护士提出的各项护理措施均落实到位。注意做好患者的心理护理及出院指导，包括饮食、用药、活动及复查等内容，指导患者加强功能锻炼，预防下肢静脉血栓。

3. 护理问题评价 补充护理问题。

护理问题	护理措施	护理评价
营养失调	合理安排膳食，鼓励患者进食高蛋白、高热量、高维生素食物	患者未发生营养失调

五、安全管理

患者服用抗结核的药物，应观察药物的反应，强调异烟肼和利福平应空腹时口服，同时服用利福平后尿液颜色会变红，不必担心。

六、专业前沿知识

Stockx 报道对脊柱结核患者施行前路根治性病灶清除术和自体骨植骨融合术（亦称香港术式脊柱结核微创手术）也逐步在临床上应用越来越多。

病例 5　急性血源性骨髓炎

一、病历汇报

【现病史】患者男性，56 岁，主因左股骨下段假体股骨头置换术后骨髓炎，伤口不愈合且有脓性分泌物 2 个月来院就诊，门诊以“右股骨骨髓炎”收入院。测 T 36.5℃，P 76 次/分，R 19 次/分，

BP 140/100mmHg。患者诉右下肢肿胀、疼痛。

【既往史】既往糖尿病病史 10 年，最高空腹血糖 17mmol/L，口服拜糖平控制血糖，血糖控制不好。

【查体】左大腿外侧可见 15cm 伤口部分愈合，中间可见 3 * 3cm 囊性凸起，苍白，可触及皮下波动感，周围压痛，皮温高。

【入院诊断】右股骨骨髓炎。

【主要治疗措施】完善入院检查、化验，择期手术。

二、经评估提出护理问题如下

护理问题	护理措施	护理评价
1. 知识缺乏　与缺乏对疾病认知知识有关	进行入院宣教；向患者及家属讲解膝关节骨性关节炎疾病的知识	患者对本疾病有初步了解
2. 急性疼痛　与骨髓炎疾病有关	评估患者疼痛部位、性质，疼痛时间及患者耐受情况，指导家属与其交谈以分散注意力，保持舒适体位，指导患者患肢避免剧烈运动或遵医嘱制动。必要时使用止痛剂	患者疼痛能耐受
3. 潜在并发症：外周神经血管功能障碍　与骨性关节炎疾病有关	观察患肢皮温、颜色，患肢肿胀，患肢足背动脉搏动情况	左下肢肿胀，左下肢皮温颜色正常，左足背动脉搏动有力

于入院第四日 9:30 在全麻下行右股骨骨髓炎病灶清除术，术毕于 12:40返回病房。测 T 36.5℃，P 80 次/分，R 20 次/分，BP 140/80mmHg，给予生命体征监测，氧气吸入 3 升/分，给予冰敷、消肿等治疗。

经评估提出护理问题如下：

护理问题	护理措施	护理评价
1. 急性疼痛　与手术有关	观察患者疼痛的部位、性质，嘱家属陪伴与患者交谈分散注意力，必要时遵医嘱使用止痛剂	患者疼痛能够耐受

续表

护理问题	护理措施	护理评价
2. 有感染的危险 与术后卧床有关	观察伤口渗血渗液情况；鼓励深呼吸，有效咳嗽、咳痰；2 次/日会阴护理，鼓励患者多饮水	患者无伤口感染、肺感染、泌尿系感染
3. 有出血的危险 与手术有关	观察血压情况，伤口敷料渗血渗液情况，观察伤口引流管的颜色、性质、量	患者血压平稳，无出血
4. 潜在并发症：假体松动	告知患者术后 2 个月避免坐矮椅，避免跑、跳、背重物等活动，防止髋关节假体承受过度应力	患者住院期间未发生假体松动
5. 自理能力缺陷 与术后卧床有关	整理好床单位，协助患者进食、洗漱、排泄，协助患者翻身动作宜轻，避免拖、拉、拽，保持伤口引流管及尿管的通畅，妥善固定	患者基本生活需要得到满足
6. 潜在并发症：下肢静脉血栓和栓塞 与年龄、手术、卧床有关	加强巡视，观察患肢肿胀有无加重，观察患肢皮温颜色，足背动脉搏动，给予抬高患肢，膝下垫软枕，指导进行主动伸曲踝关节和趾间关节，进行股四头肌等长收缩练习，每小时进行 3～5 分钟以促进血液回流，防止血栓形成。保持膝关节处于外展位，进行膝关节被动功能锻炼（CMP），开始伸曲范围在 0～45 度，以后每天加 10 度，出院时达到 95 度以上。术后早期活动及预防性用药，如低分子肝素	患者住院期间未发生下肢静脉血栓和栓塞
7. 焦虑 与担心预后及手术有关	做好护患沟通，建立良好的第一印象，向患者解释手术的目的、手术的必要性，术前检查，配皮，皮试，备血，禁食、水等措施的目的及意义，介绍成功案例，列举同种患者如何调整情绪，配合医生手术等	患者焦虑缓解，积极配合治疗

三、其他护士评价

护理问题	护理措施	护理评价
1. 知识缺乏 缺乏管路自护知识	悬挂警示标识，使用导管固定贴，妥善固定管路并指导自护知识	导管妥善固定，无导管脱落
2. 有皮肤完整性受损的危险 与手术后卧床有关	为患者床上使用海绵垫、翻身枕，上报压疮皮肤预警，悬挂标识，每 2 小时为患者翻身	患者皮肤完整

四、护士长评价

1. 查房效果评价 通过这次查房我们对骨髓炎术后护理有了进一步的了解，同时明确了患者存在的主要护理问题、应采取的护理措施和护理重点。

2. 护理措施落实评价 管床护士提出的各项护理措施均落实到位。注意做好患者的心理护理及出院指导，包括饮食、用药、活动及复查等内容，指导患者加强功能锻炼，预防下肢静脉血栓。

3. 护理问题评价 补充护理问题。

护理问题	护理措施	护理评价
躯体移动障碍 与手术有关	常用物品放在易取处，教会使用呼叫器	患者生活需求得到满足

五、安全管理

风险管理：针对高龄，术后康复期患者，应进行坠床跌倒的评估，将防范措施落实到位，避免发生意外。

六、专业前沿知识

手术治疗：PAPINEAU 手术法，包括病灶彻底清除，开放性松质骨植骨以及反复冲洗等内容是目前最优秀的治疗方法。

病例 6 骨肿瘤

一、病历汇报

【现病史】患者男性，34 岁，主因右踝关节发现肿物 2 年，疼痛 1 个月来院就诊，门诊以“右踝关节梭形细胞肿瘤”收入院。测 T 36.5℃，P 76 次/分，R 19 次/分，BP 140/100mmHg。患者诉右踝部疼痛。

【既往史】既往体健。

【查体】右踝外观无畸形，右内踝下方皮肤隆起，可见 1cm × 2cm 大小囊性肿物，质中等，边界清楚，活动度可，压痛。

【入院诊断】右踝关节梭形细胞肿瘤。

【主要治疗措施】完善入院检查、化验，择期手术。

二、经评估提出护理问题如下

护理问题	护理措施	护理评价
1. 知识缺乏　与缺乏对疾病认知知识有关	进行入院宣教；向患者及家属讲解疾病相关知识	患者对本疾病有初步了解
2. 急性疼痛　与骨髓炎疾病有关	评估患者疼痛部位、性质，疼痛时间及患者耐受情况，指导家属与其交谈以分散注意力，保持舒适体位，指导患者患肢避免剧烈运动或遵医嘱制动，必要时使用上痛剂	患者疼痛能耐受
3. 潜在并发症：外周神经、血管功能障碍　与骨肿瘤疾病有关	观察患肢皮温、颜色，患肢肿胀，患肢足背动脉搏动情况	左足皮温、颜色正常，右足背动脉搏动有力

于入院第四日 9:30 在腰麻下行右踝关节梭形细胞肿瘤切除术，术毕于 12:40 返回病房。测 T 36.5℃，P 80 次/分，R 20 次/分，BP 140/80mmHg，给予生命体征监测，氧气吸入 3 升/分，给予冰敷、消肿等治疗。

经评估提出护理问题如下：

护理问题	护理措施	护理评价
1. 急性疼痛　与手术有关	观察患者疼痛的部位、性质，嘱家属陪伴与患者交谈分散注意力，必要时遵医嘱使用止痛剂	患者疼痛能够耐受
2. 有感染的危险　与术后卧床有关	观察伤口渗血渗液情况；鼓励深呼吸，有效咳嗽、咳痰；2 次/日会阴护理，鼓励患者多饮水	患者无伤口感染、肺感染、泌尿系感染

续表

护理问题	护理措施	护理评价
3. 有出血的危险　与手术有关	观察血压情况，伤口敷料渗血渗液情况，观察伤口引流管的颜色、性质、量	患者血压平稳，无出血
5. 自理能力缺陷　与术后卧床有关	整理好床单位，协助患者进食、洗漱、排泄，协助患者翻身动作宜轻，避免拖、拉、拽，保持伤口引流管及尿管的通畅，妥善固定	患者基本生活需要得到满足
6. 潜在并发症：下肢静脉血栓和栓塞　与年龄、手术、卧床有关	加强巡视，观察患肢肿胀有无加重，观察患肢皮温颜色，足背动脉搏动，给予抬高患肢，膝下垫软枕，指导进行主动伸曲踝关节和趾间关节，进行股四头肌等长收缩练习，每小时进行3～5分钟以促进血液回流防止血栓形成。保持膝关节处于外展位，进行膝关节被动功能锻炼（CMP），开始伸曲范围在0～45度，以后每天加10度，出院时达到95度以上。术后早期活动及预防性用药，如低分子肝素	患者住院期间未发生下肢静脉血栓和栓塞
7. 焦虑　与担心预后及手术有关	做好护患沟通，建立良好的第一印象，向患者解释手术的目的、手术的必要性，术前检查，配皮，皮试，备血，禁食、水等措施目的及意义，介绍成功案例，列举同种患者如何调整情绪，配合医生手术等	患者焦虑缓解，积极配合治疗

三、其他护士评价

护理问题	护理措施	护理评价
有皮肤完整性受损的危险　与手术后卧床有关	为患者床上使用海绵垫、翻身枕，上报压疮皮肤预警，悬挂标识，每2小时为患者翻身	患者皮肤完整

四、护士长评价

1. 查房效果评价　通过这次查房我们对骨肿瘤术后护理有了进一步的了解，同时明确了患者存在的主要护理问题、应采取的护理措施和护理重点。

2. 护理措施落实评价　管床护士提出的各项护理措施均落实到

位。注意做好患者的心理护理及出院指导，包括饮食、用药、活动及复查等内容，指导患者加强功能锻炼，预防下肢静脉血栓。

3. 护理问题评价 补充护理问题。

护理问题	护理措施	护理评价
躯体移动障碍与手术有关	常用物品放在易取处，教会使用呼叫器	患者生活需求得到满足

五、安全管理

风险管理：术后康复期患者应进行坠床跌倒的评估，将防范措施落实到位，避免发生意外。

六、专业前沿知识

1. 良性肿瘤 多以局部刮除植骨或切除为主，预后良好。

2. 恶性肿瘤 手术切除是治疗的主要手段，如截肢、关节离断术，效果良好。

病例 7　脊髓损伤

一、病历汇报

【现病史】患者，男，70 岁，主因双下肢瘫痪 40 余年，反复咳嗽咳痰伴喘息 8 余年加重 2 天，门诊以“脊髓损伤合并截瘫”“慢性喘息性支气管炎急性加重”收入院。测 T 36.3℃，P 76 次/分，R 19 次/分，BP 130/85mmHg。患者诉咳嗽，咳少量白色泡沫样痰，活动后喘息。

【既往史】既往“脊髓损伤合并截瘫”40 余年，“慢性喘息性支气管炎”病史 10 余年。

【查体】患者神志清楚，口唇无明显发绀，气管居中，桶状胸，肋间隙增宽，呼吸活动减弱，右肺中叶较多湿啰音，其余均正常，双上肢活动正常，双下肢自腹股沟以下针刺感消失，肌力 0 级，双足呈垂足状，尿管保留通畅，尿色淡黄。

【实验室及辅助检查】肺CT提示：双肺纹理增粗紊乱，右肺中叶可见局部实变不张及片状致密影。

【入院诊断】颈髓损伤合并截瘫，慢性喘息性支气管炎急性加重。

【主要治疗措施】给予抗炎、解痉、平喘等药物治疗，吸氧2升/分，氧气雾化吸入3次/日。

二、经评估提出护理问题如下

护理问题	护理措施	护理评价
1. 低效性呼吸型态　与呼吸肌无力、呼吸道分泌物存留有关	1. 观察患者呼吸频率、节律、深浅 2. 教给患者有效呼吸，有效咳嗽、咳痰的方法 3. 遵医嘱给予吸氧、雾化吸入，观察吸氧、雾化效果	目前呼吸道通畅，能够维持正常呼吸功能
2. 自理缺陷、穿着/修饰自理缺陷、如厕自理缺陷　与躯体运动障碍有关	1. 将患者生活日用品放在伸手可取处 2. 协助患者沐浴、穿衣、如厕 3. 教会患者呼叫器的使用方法 4. 鼓励患者适当进行日常活动能力的训练，以满足其生活需要	目前患者在护士及家人的协助下，能够完成日常生活
3. 便秘　与脊髓神经损伤、饮食和活动受限有关	1. 多食富含膳食纤维的食物、新鲜蔬菜和水果，多饮水 2. 在餐后30分钟做腹部按摩，从右到左，沿大肠行走的方向，以刺激肠蠕动 3. 通过持续的训练逐渐建立起反射性排便，方法为用手指按压肛门周围或者扩张肛门，刺激括约肌，反射性地引起肠蠕动。当反射建立后用手指按压肛门时即有大便排出	目前患者能有效排便
4. 有皮肤完整性受损的危险　与肢体感觉及活动障碍有关	1. 每2小时翻身1次，翻身时，将患者身体抬离床面，避免拖、拉、推等动作 2. 用软枕垫于身体空隙处 3. 保持患者皮肤和床单的清洁干燥，用温水或中性溶液清洁患者皮肤 4. 促进皮肤血液循环：每日进行被动的全范围关节运动练习，以维持关节活动性和肌肉张力。促进肢体血液循环 5. 给予高热量、高蛋白及高维生素饮食，增强机体抵抗力和组织修复能力 6. 鼓励患者及家属有效参与预防压疮的措施	目前患者皮肤清洁、完整

续表

护理问题	护理措施	护理评价
5. 知识缺乏　缺乏对疾病认知与疾病相关检查、饮食、治疗、康复训练知识	向患者讲解相关检查注意事项，饮食，治疗知识，康复训练，轮椅的使用方法等	患者已基本掌握相关检查前后注意事项、饮食内容、康复训练方法、轮椅的使用方法并积极配合

三、其他护士评价

护理问题	护理措施	护理评价
潜在并发症：泌尿系感染和结石　与长期留置尿管有关	1. 鼓励患者每日饮水量最好达 3000ml 以上 2. 观察尿液的颜色、性质、量，避免尿管受压、扭曲、脱出，尿袋水平低于耻骨联合 3. 每日清洗会阴部，更换尿袋，膀胱冲洗，根据医嘱更换尿管	目前患者尿管保留通畅，无泌尿系感染和结石

四、护士长评价

1. 查房效果评价　通过这次查房我们对脊髓损伤合并截瘫及慢性喘息性支气管炎又有了进一步的了解，同时明确了患者存在的主要护理问题，应采取的护理措施，护理重点主要为呼吸系统的管理及截瘫患者并发症的预防。

2. 护理措施落实评价　管床护士提出的各项护理措施均落实到位。注意做好患者的心理护理及出院指导，包括饮食、用药、活动及康复训练，预防压疮、呼吸道感染、泌尿系感染的措施，鼓励患者适当进行日常活动能力的训练，满足日常生活需要。

3. 护理问题评价　补充护理问题。

护理问题	护理措施	护理评价
体象紊乱：肌萎缩、关节僵硬　与躯体运动障碍和肢体萎缩变形有关	1. 指导和协助患者进行双上肢的主动训练，如上肢各关节的活动 2. 指导患者利用床上拉手，进行引体上升，以锻炼上肢及腰背训练 3. 指导家属做双下肢关节的全范围被动活动 4. 注意适度锻炼，活动度从小到大，手法轻柔，锻炼时间及次数应以患者不感到疲惫为宜 5. 医护人员关心体贴患者，不挖苦、讽刺，鼓励患者树立面对疾病的勇气，正确对待自身疾病	目前患者能正确对待自身疾病，双上肢活动正常，能借助床上拉手坐起

五、安全管理

1. 风险管理　针对有脊柱骨折合并截瘫患者，应进行压疮、坠床的评估，将防范措施落实到位，避免发生意外。

2. 疾病安全管理　呼吸衰竭与呼吸道感染是截瘫患者的严重并发症，任何阻碍膈肌活动和呼吸道通畅的原因均可导致呼吸衰竭；呼吸道感染是晚期死亡的常见原因，护理中应维持有效呼吸，防止呼吸道感染。

六、专业前沿知识

严重的复杂性脊柱骨折，涉及多节段，且合并重度马尾神经损伤，必须及早实施手术治疗，以防止椎管内血肿上行，引起继发性脊髓损伤；同时手术可以解除马尾神经压迫，有利于下肢功能恢复，稳定脊柱，防止损伤发展，促进排尿、排便功能。

病例 8　腰椎间盘突出

一、病历汇报

【现病史】患者女性，52 岁，主因间断腰部疼痛 3 年，伴左下肢放射痛 2 个月，来院就诊，急诊以“腰椎间盘突出”收入院。测 T

36.2℃，P 72 次/分，R 18 次/分，BP 120/80mmHg。患者腰痛，左下肢痛。

【既往史】既往体健。

【查体】患者神志清楚，呼吸平稳，腰椎无畸形，无侧凸。腰5骶1椎间隙压痛，无叩击痛。

【实验室及辅助检查】CT示：腰5骶1间盘突出明显，累及左侧相应神经根及硬脊膜囊。

【入院诊断】腰椎间盘突出。

【主要治疗措施】给予止疼、消肿对症治疗，保守治疗。

二、经评估提出护理问题如下

护理问题	护理措施	护理评价
1. 急性疼痛 与腰椎间盘突出有关	1. 正确评估疼痛的性质、部位、持续时间 2. 卧床休息，各项操作集中进行，动作轻柔 3. 给予心理护理，安慰患者，分散注意力 4. 遵医嘱应用止疼药物	患者疼痛能耐受
2. 自理能力缺陷(穿着、如厕、进食）与卧床有关	1. 教会患者使用呼叫器，常用物品置患者床旁易取到的地方 2. 鼓励患者在病情允许下进行完全自理活动，指导患者佩戴围腰	患者基本生活需要得到满足
3. 有皮肤完整性受损的危险（与长期卧床有关）	1 为患者使用海绵垫，翻身枕，每2小时为患者翻身一次，向患者及家属讲解预防压疮的重要性	患者皮肤完整
4. 知识缺乏 与缺乏相关疾病及手术后的知识有关	1. 介绍相关疾病术后知识 2. 介绍麻醉期患者护理方法及注意事项，取得患者及家属的配合 3. 讲解腰部勿负重活动及功能锻炼方法	患者及家属能掌握疾病相关知识
5. 有跌倒的危险：与活动障碍有关	1. 患者在床上时使用床档保护 2. 教会患者使用呼叫器 3. 指导患者将需用物品放至固定位置 4. 指导患者改变体位应缓慢，固定好床刹车 5. 患者下地行走穿防滑鞋，最好家人陪护	患者未发生跌倒

三、其他护士评价

护理问题	护理措施	护理评价
1. 潜在并发症：下肢静脉血栓　与下肢手术后有关	1. 加强巡视，观察患肢肿胀，患肢皮温、颜色、血运，足背动脉搏动情况 2. 给予抬高患肢，膝下垫软枕 3. 指导患者进行主动足背屈伸股四头肌等长收缩练习及踝泵运动，每小时进行 3～5 分钟，以促进血液回流，防止血栓形成 4. 术后遵医嘱早期活动及预防性用药，如低分子肝素	患者患肢末梢血运、皮温正常，足背动脉搏动有力
2. 潜在并发症：便秘　与术后卧床有关	1. 患者每日饮水量 2500ml 左右 2. 多吃新鲜蔬菜及富含粗纤维多的食物 3. 每日可顺时针按摩腹部以促进肠蠕动、促排便 4. 必要时遵医嘱使用通便药物	患者排便正常

四、护士长评价

1. 查房效果评价　通过这次查房我们对腰椎间盘突出护理又有了进一步的了解，同时明确了患者存在的主要护理问题、应采取的护理措施和护理重点。

2. 护理措施落实评价　管床护士提出的各项护理措施均落实到位。注意患者的潜在并发症——下肢静脉血栓，患者踝泵运动是否正确，频次是否达到要求。

五、安全管理

1. 风险管理　针对腰椎间盘突出患者，患者如下床活动，应进行跌倒的评估，将防范措施落实到位，避免发生意外。

2. 疾病安全管理　为患者翻身时应轴线翻身，待术后坐起或站立时应穿着腰背支架至少 3 个月。

六、专业前沿知识

椎间孔镜是目前临床上应用越来越广泛的一种治疗椎间盘突出的微创手术方式。通过内窥镜在直视下把突出的间盘和髓核组织取出来直接解决受压迫的神经根。

第二十三章　周围血管疾病

病例1　下肢静脉曲张

一、病历汇报

【现病史】患者男性，51岁，主因左下肢皮肤蚯蚓样隆起伴酸胀10年余，门诊以“左下肢大隐静脉曲张”收入院。

【既往史】否认“高血压、冠心病”病史。无肝炎、结核、伤寒等传染病史，否认外伤、输血史，否认食物、药物过敏史，预防接种史不详。

【查体】T 36.5℃　P 78次/分　R 18次/　BP 100/70mmHg，患者10年前发现左小腿浅表血管迂曲、扩张，一年多前出现左小腿酸胀不适，伴小腿瘙痒，无明显肿胀疼痛，无间歇性跛行。

【入院诊断】左下肢大隐静脉曲张。

【主要治疗措施】手术治疗。

二、经评估提出主要护理问题如下

护理问题	护理措施	效果评价
1. 慢性疼痛：与疾病有关	1. 向患者讲解疼痛的原因，帮助其放松，避免情绪紧张 2. 密切观察患者对疼痛的反应，给予支持与安慰 3. 抬高患肢，指导患者正确功能锻炼的方法，以免加重疼痛	患者对疼痛能耐受
2. 知识缺乏：与缺乏疾病相关知识有关	1. 向患者讲解疾病相关知识及预防措施 2. 教会患者足背伸屈运动	患者基本了解关于下肢静脉曲张的相关知识及患肢功能锻炼

入院后第四日12:00患者在腰麻醉下行左下肢大隐静脉高位结

扎术+分段剥脱术小腿曲张静脉透光旋切术，术毕于14:45返回病房，测得生命体征T 36.6℃，P 64次/分、R 17次/分、BP 144/90mm/Hg切口敷料外观干燥，弹力绷带加压包扎，无渗血渗液，抬高患肢，足背动脉搏动可触及。

经评估提出主要护理问题如下：

护理问题	护理措施	效果评价
1. 潜在并发症：小腿曲张静脉破裂出血与手术有关	观察伤口敷料有无渗血渗液	患者伤口敷料干燥无渗血
2. 活动无耐力：与下肢静脉回流障碍有关	指导患者适当活动，限制剧烈活动、久站	患者活动良好

三、其他护士评价

护理问题	护理措施	效果评价
深静脉血栓形成	1. 合理控制饮食：清淡、少糖、富含粗纤维 2. 适量运动，正确下肢功能锻炼 3. 监测患者生命体征、患肢皮温皮色	患者未发生深静脉血栓

四、护士长评价

1. 查房效果评价 通过本次护理查房我们明确了患者存在的主要护理问题、应采取的护理措施和护理要点，有一定的临床指导意义。责任护士汇报病历全面，提出护理问题及相关因素准确，能根据护理计划及时、准确地落实护理措施且效果评价及时。上级护士能正确对下级护士进行指导，补充护理问题准确，护理措施具体可行。

2. 护理措施落实评价 责任护士提出护理问题及相关因素准确，N1、N2级护士补充护理问题准确，能根据护理计划及时、准确地落实护理措施并进行效果评价。

3. 护理问题评价 补充护理问题。

护理问题	护理措施	效果评价
疼痛：与手术创伤有关	1. 向患者讲解疼痛的原因，帮助其放松，避免情绪紧张 2. 密切观察患者对疼痛的反应，给予支持与安慰 3. 抬高患肢，指导患者正确功能锻炼的方法，以免加重疼痛	患者对疼痛能耐受

五、安全管理

避免久站久坐；休息时抬高患肢；继续使用弹力袜或弹力绷带1～3个月；避免过紧的腰带、紧身衣物；防止感冒，积极治疗慢性咳嗽。

六、专业前沿知识

传统手术方法具有根治性，但存在手术切口多、有创伤、需时间恢复、影响美观等缺点，因此，十余年来涌现出一大批创伤小的新方法，比如：硬化剂、激光闭合、射频消融、冷光源透光旋切、微波治疗及导管电凝等，均取得了不错的效果，为患者提供更多贴合个体化诉求的选择。

病例2　深静脉血栓形成

一、病历汇报

【现病史】患者女性，26岁，主因左下肢肿胀一周，门诊以“左下肢深静脉血栓形成”收入院。

【既往史】否认“高血压、冠心病”病史。无肝炎、结核、伤寒等传染病史，否认外伤、输血史，否认食物、药物过敏史，预防接种史不详。

【查体】T 36.5℃，P 88次/分，R 22次/分，BP 123/73mmHg，左下肢肿胀，皮肤张力高，色淡红，轻度疼痛。

【入院诊断】下肢深静脉血栓形成。

【主要治疗措施】溶栓治疗。

二、经评估提出主要护理问题如下

护理问题	护理措施	效果评价
1. 急性疼痛：与疾病有关	1. 向患者讲解疼痛的原因，帮助其放松，避免情绪紧张 2. 密切观察患者对疼痛的反应，给予支持与安慰 3. 遵医嘱使用镇痛药物	患者对疼痛能耐受
2. 知识缺乏：与缺乏疾病相关知识有关	1. 向患者解释绝对卧床的原因 2. 反复健康宣教	患者绝对卧床期间，生理需求得到满足

三、其他护士评价

护理问题	护理措施	效果评价
潜在并发症：肺栓塞	1. 预防栓塞：绝对卧床休息 10～14 天，床上活动避免幅度过大 2. 预防栓塞：绝对卧床休息 10～14 天，床上活动避免幅度过大，嘱患者平卧，避免剧咳，立即高浓度吸氧，配合抢救 3. 观察患者有无血便、血尿及牙龈出血情况 4. 监测凝血功能	患者生命体征平稳，未发生肺栓塞

四、护士长评价

1. 查房效果评价　通过本次护理查房我们明确了患者存在的主要护理问题、应采取的护理措施和护理要点，有一定的临床指导意义。责任护士汇报病历全面，提出护理问题及相关因素准确，能根据护理计划及时、准确地落实护理措施且效果评价及时。上级护士能正确对下级护士进行指导，补充护理问题准确，护理措施具体可行。

2. 护理措施落实评价　责任护士提出护理问题及相关因素准确，N1、N2 级护士补充护理问题准确，能根据护理计划及时、准确地落实护理措施并进行效果评价。

3. **护理问题评价** 补充护理问题

护理问题	护理措施	效果评价
1. 患肢肿胀与疾病有关	1. 抬高患肢，患肢高于心脏平面 20～30cm 2. 每日测量双下肢周径并记录、对比 3. 患肢保暖 4. 患肢禁止热敷、冷敷，禁止按摩	患者患肢肿胀逐渐消退
2. 自理能力缺陷 与疾病有关	1. 向患者解释绝对卧床的原因 2. 加强基础护理，满足患者卧床期间的生理需求 3. 加强基础护理，满足患者卧床期间的生理需求	患者绝对卧床期间生理需求得到满足

五、安全管理

避免下肢静脉的穿刺、热敷、按摩；平衡膳食；活动健侧肢体，避免血栓的发生。

六、专业前沿知识

血栓是可预防的，经过预防，其发病率会大大降低。常见的预防措施有：在骨科，胸科大手术前常规给予小剂量抗凝药物；大手术术后患者及时翻身拍背，按摩下肢；小手术患者应当及早下床活动，如遇到突发的单侧肢体肿胀应当及时到医院就诊等。事实上向群众以及基层医务人员普及血栓病的相关知识也是至关重要的。

病例3 血栓闭塞性脉管炎

一、病历汇报

【现病史】患者男性，78岁，主因右下肢至右足疼痛5月余，门诊以“右下肢血栓闭塞性脉管炎”收入院。

【既往史】否认“高血压、冠心病”病史，无肝炎、结核、伤寒等传染病史，否认外伤、输血史，否认食物、药物过敏史，预防接种史不详。

【查体】T 36.7℃，P 82 次/分，R 20 次/分，BP 150/110mmHg。患者无明显头晕、头痛、恶心、呕吐、咳嗽、咳痰、心慌、胸闷，饮食睡眠尚可，大、小便正常。

【入院诊断】右下肢血栓闭塞性脉管炎。

【主要治疗措施】溶栓、活血化瘀治疗。

二、经评估提出主要护理问题如下

护理问题	护理措施	效果评价
1. 慢性疼痛：与疾病有关	1. 向患者讲解疼痛的原因，帮助其放松，避免情绪紧张 2. 密切观察患者对疼痛的反应，给予支持与安慰 3. 遵医嘱使用镇痛药物	患者对疼痛能耐受
2. 便秘：与患者行走不便，长期卧床有关	1. 指导患者适当活动 2. 指导患者合理饮食，多食蔬菜水果，宜进粗纤维食物 3. 指导患者每日顺时针按摩腹部，促进肠蠕动，保持大便通畅	患者大便已解

三、其他护士评价

护理问题	护理措施	效果评价
自理能力缺陷：与疾病有关	1. 协助患者将日常生活用品放至伸手可及处 2. 鼓励患者最大限度地进行生活自理，做好患者的心理护理 3. 满足患者的合理需要，鼓励患者适当床边活动	患者可在家属的搀扶下进行适当活动

四、护士长评价

1. 查房效果评价　通过本次护理查房我们明确了患者存在的主要护理问题、应采取的护理措施和护理要点，有一定的临床指导意义。责任护士汇报病历全面，提出护理问题及相关因素准确，能根据护理计划及时、准确地落实护理措施且效果评价及时。上级护士能正确对下级护士进行指导，补充护理问题准确，护理措施具体可行。

2. 护理措施落实评价 责任护士提出护理问题及相关因素准确，N1、N2级护士补充护理问题准确，能根据护理计划及时、准确地落实护理措施并进行效果评价。

3. 护理问题评价 补充护理问题。

护理问题	护理措施	效果评价
潜在并发症：有患肢感染的危险	1. 观察患肢皮肤温度、弹性、色泽，肢端动脉波动是否正常 2. 保持床单位清洁干燥 3. 指导肢体功能锻炼，防止外伤引起肢端溃疡 4. 遵医嘱给予抗感染药物的使用	患者皮肤完整，未发生感染

五、安全管理

进低盐低脂、营养丰富、易消化的食物。加强生活护理，保持皮肤清洁干燥，预防感染。多饮水，促进疾病康复。

六、专业前沿知识

禁烟。保护双足，防止寒冷、潮湿，避免外伤，防止肢体血管痉挛。劳动时适当变换体位，防止肢体血管长时间受压而影响血液循环。

第二十四章　肿瘤放、化疗治疗

病例 1　肺癌

一、病历汇报

【现病史】患者男性，65 岁，主因右肺癌根治术后 6 个月余，为进一步治疗门诊以“肺癌”收入院。测 T 36.8℃，P 96 次/分，R 20 次/分，BP 100/70mmHg。患者无头痛、头晕，无恶心、呕吐，无腹胀、腹痛，无咳嗽、咳痰。

【既往史】既往“阑尾炎”病史 2 年余。

【查体】患者神志清楚，自动体位，浅表淋巴结未触及，右胸可见长约 20 厘米手术疤痕，愈合好。双肺呼吸音清，未闻及干啰音。心律齐，腹软，无压痛，无反跳痛及肌紧张，肠鸣音正常。

【实验室及辅助检查】心电图提示：T 波改变；化验：血红蛋白 90g/L，谷丙转氨酶 45U/L，谷草转氨酶 40U/ml。

【入院诊断】肺癌术后 T4N3M0，阑尾炎。

【主要治疗措施】给予完善血常规、生化常规、肿瘤标志物等检查，放疗。同时给予“胃复安片＋泮托拉唑片”抑酸、止吐，康艾益气扶正，提高免疫力治疗。

二、经评估提出护理问题如下

护理问题	护理措施	护理评价
1. 气体交换受损　与手术切除肺组织有关	1. 保持病室环境安静舒适，空气清新，每日开窗通风 2. 安慰患者，在患者呼叫时及时出现在患者身旁并给予心理支持以增强其安全感，使其保持情绪稳定	患者呼吸平稳

续表

护理问题	护理措施	护理评价
2. 知识缺乏　缺乏对疾病认知与疾病相关检查、饮食、治疗知识	向患者讲解疾病的相关检查、饮食、治疗知识等	患者已基本掌握相关检查前后注意事项、饮食内容并积极配合
3. 慢性疼痛　与肿瘤压迫、浸润转移有关	1. 每班观察患者疼痛性质、部位、持续时间 2. 提供良好的休养环境	目前患者无疼痛症状
4. 焦虑　与环境陌生、生活环境改变及对疾病知识缺乏了解、担心预后等有关	1. 介绍病区环境、人员、制度，为患者创造安全舒适的环境 2. 向患者讲解情绪与疾病的关系，以保持乐观情绪的重要性，介绍成功病例，使患者树立战胜疾病的信心	目前患者情绪稳定，积极配合各项治疗
5. 潜在并发症：大咯血、窒息　与肺部疾病有关	1. 患者卧床休息，取患侧卧位，减少患侧胸部的活动 2. 指导患者进食少量温凉流食，每天饮水1500毫升以上，多食含纤维素食物，以保持排便通畅	患者无出血

于入院第五日10:00行放疗。

经评估提出护理问题如下：

护理问题	护理措施	护理评价
1. 潜在并发症：放射性肺炎、食管炎与放疗有关	1. 保持病室空气清新，每日开窗通风两次 2. 注意保暖，避免受凉感冒，如有咳嗽及咳痰的患者，观察患者咳嗽及咳痰的性质 3. 遵医嘱给予患者进食，进食宜慢，少量多餐，避免粗糙、硬性、过酸或过甜食物，指导患者细嚼慢咽，利于吞咽，进食时取半卧位防止发生反流，每次进食后饮半杯温开水冲洗食管，睡前两小时避免进食，预防食管炎的发生 4. 耐心向患者做好解释工作，鼓励患者坚持治疗，同时遵医嘱给予对症支持治疗减轻症状，帮助患者度过反应期 5. 指导患者穿宽松纯棉衣服，保护放疗区皮肤，避免搔抓破溃，勿使用碱性及化学品清洗	患者未发生放射性肺炎、食管炎

续表

护理问题	护理措施	护理评价
2. 恶心、呕吐　与患者接受放化疗有关	1. 保持口腔清洁，避免进食刺激性食物，按时漱口刷牙 2. 呕吐时头偏向一侧，防止窒息 3. 遵医嘱用药，观察药效	患者恶心、呕吐症状有所缓解
3. 体像紊乱、脱发　与放疗引起皮肤毛囊损伤有关	1. 放疗前提前告知患者可能出现脱发，减少其恐惧心理，告知患者可买假发套。洗发时避免用刺激性的洗发水 2. 告知患者不用太担心，以免影响放疗效果。以后会长出新发	患者能接受脱发现象
4. 有感染的危险　与白细胞减小、免疫受到抑制有关	1. 放疗后白细胞下降，患者抵抗力低下，嘱其注意保暖，避免受凉，减少人员探视，避免去人多的地方 2. 每天紫外线消毒病室，开窗通风，保持空气新鲜 3. 嘱患者多饮水，每日3000ml以上，保持大、小便通畅，注意休息	患者未发生感染

三、其他护士评价

护理问题	护理措施	护理评价
活动无耐力　与放疗反应、肿瘤引起机体的高代谢有关	1. 嘱患者多休息，保证睡眠 2. 加强营养，鼓励患者多吃高蛋白、高维生素、低脂、易消化的饮食 3. 必要时按医嘱给予静脉补液、营养支持治疗 4. 协助患者完成日常生活活动 5. 适当的时候可帮助患者下床活动，避免疲劳	患者能完成日常生活

四、护士长评价

1. 查房效果评价　通过这次查房我们对肺癌又有了进一步的了解，同时明确了患者存在的主要护理问题，指出该患者的护理要点：并发症的观察和预防放化疗后感染是护理重点，具有一定的临床指导意义。责任护士汇报病历全面，提出护理问题及相关因素准确，能根据护理计划及时、准确地落实护理措施且效果评价及时。上级护士能正确对下级护士进行指导，补充护理问题准确，护理措施具体可行。

2. 护理措施落实评价 管床护士提出的各项护理措施均落实到位。注意做好患者的心理护理及出院指导，包括饮食、用药、活动功能锻炼及复查等内容，鼓励患者适量活动。

3. 护理问题评价 责任护士提出护理问题及相关因素准确，N1、N2 级护士补充护理问题准确，能根据护理计划及时、准确地落实护理措施并进行效果评价。

4. 补充护理问题

护理问题	护理措施	护理评价
1. 有营养失调的危险 与放疗后胃肠道反应有关	1. 遵医嘱预防性用药 2. 指导患者放疗前 2 小时避免进食，治疗后少食多餐、进食温和、无刺激的食物，避免过甜、过冷及油腻食物，分散注意力，促进食物消化 3. 发生呕吐后，及时撤离呕吐物，协助患者漱口 4. 鼓励患者多饮水	患者进食足够，能够满足机体需要量
2. 潜在并发症：骨髓抑制 与放化疗有关	1. 严格遵医嘱用升白细胞药物，定期复查血常规 2. 注意口腔、会阴及皮肤清洁卫生 3. 避免去公共场所以减少感染机会 4. 每日做好空气消毒机，紫外线消毒 5. 做好患者的宣教和心理指导，使其积极配合治疗 6. 嘱患者多食利于升血的食品，如红枣，花生及新鲜水果	患者轻度贫血

五、安全管理

1. 风险管理 评估患者有无自杀倾向，将防范措施落实到位，避免发生意外。

2. 疾病安全管理 放疗前首先评估患者有无预防性用药，放疗过程中要严密观察患者的病情变化，有无过敏的发生，有无心前区不适、呼吸困难等。还要观察患者皮肤情况。

六、专业前沿知识

非小细胞肺癌是肺癌最常见的组织学类型，发病率逐年增高，无论是在我国还是全球，都已成为致死率最高的肿瘤。数十年前，由于肺癌治疗手段单一，导致晚期肺癌患者生存期短，生存质量难以得到保障。近年来吉非替尼、厄洛替尼、克唑替尼等分子靶向药物先后进入临床应用，使晚期非小细胞肺癌患者的生存期及生存质量都得到了质的飞越。2014年，美国临床肿瘤学会（ASCO）及欧洲肿瘤内科协会（ESMO）年会上均有大量关于非小细胞肺癌诊治进展的重要报道。本文结合这两次大型会议的报告，分别从化疗、分子靶向治疗、酪氨酸激酶抑制剂（TKI）治疗耐药对策、免疫治疗等方面对2014年非小细胞肺癌内科治疗的进展进行梳理和述评。

病例2　乳腺癌

一、病历汇报

【现病史】患者女性，50岁，主因右乳腺癌改良根治术后4个月余，为进一步治疗门诊以“乳腺癌”收入院。测T 36.8℃，P 96次/分，R 20次/分，BP 100/70mmHg。患者无头痛、头晕，无恶心、呕吐，无腹胀、腹痛。

【既往史】既往“肝血管瘤”病史2月余。

【查体】患者神志清楚，自动体位，浅表淋巴结未触及，右乳腺切除，右胸可见长约20厘米手术疤痕，愈合好。双肺呼吸音清，未闻及干啰音。心律齐，腹软，无压痛，无反跳痛及肌紧张，肠鸣音正常。

【实验室及辅助检查】B超：右侧乳腺切除术后改变。

【入院诊断】右乳腺癌改良根治术后T4N3M0，肝血管瘤。

【主要治疗措施】给予完善血常规、生化常规、肿瘤标志物等检查，“多西他赛”化疗，同时给予“昂丹司琼+泮托拉唑”抑酸、止吐，康艾益气扶正，提高免疫力治疗。

二、经评估提出护理问题如下

护理问题	护理措施	护理评价
1. 自我形象紊乱　与右乳切除有关	1. 加强心理护理，做好患者及家属（尤其是丈夫）的思想工作，让家属多关心患者 2. 向患者讲解可以使用义乳	患者及家属能适应乳房切除术后自身外观的改变
2. 知识缺乏　缺乏对疾病认知与疾病相关检查、饮食、治疗知识	1. 向患者讲解疾病的相关检查、饮食、治疗知识等 2. 向患者讲解引起患肢功能障碍的原因，说明肢体功能锻炼的重要性及目的，使其能积极配合 3. 帮助患者制定患肢功能锻炼计划	患者已基本掌握相关检查前后注意事项、饮食内容并积极配合
3. 焦虑　与环境陌生、生活环境改变及对疾病知识缺乏了解，担心预后等有关	1. 介绍病区环境、人员、制度，为患者创造安全、舒适的环境 2. 向患者讲解情绪与疾病的关系，以保持乐观情绪的重要性，介绍成功病例，使患者树立战胜疾病的信心	目前患者情绪稳定，积极配合各项治疗

于入院第三日 10:00 行多西他赛 140mg 化疗。

经评估提出护理问题如下：

护理问题	护理措施	护理评价
1. 潜在并发症：化疗药物外渗　与输入化疗药有关	1. 选择合适的血管穿刺，避免患肢穿刺，首选 PICC，其次静脉留置针，禁止使用钢针穿刺 2. 输注化疗药物前后用生理盐水冲管，输入化疗药物前确保针头全部在血管内 3. 向患者和家属做好宣教，嘱其勿私自调节输液速度，输液侧肢体勿过多活动 4. 15～30 分钟巡视患者一次，检查注射部位有无外渗，询问患者有何不适主诉 5. 严格交接班	患者化疗药物输入顺利，未发生化疗药物外渗
2. 恶心、呕吐　与患者接受放、化疗有关	1. 保持口腔清洁，避免进食刺激性食物，按时漱口刷牙 2. 呕吐时头偏向一侧，防止窒息 3 遵医嘱用药，观察药效	患者恶心、呕吐症状得到缓解

续表

护理问题	护理措施	护理评价
3. 体像紊乱：脱发　与放疗引起皮肤毛囊损伤有关	1. 化疗前提前告知患者可能出现脱发，减少其恐惧心理，告知患者可买假发套。洗发时避免用刺激性的洗发水 2. 告知患者不用太担心，以免影响化疗效果。以后会长出新发	患者能接受脱发现象
4. 活动无耐力　与化疗反应肿瘤引起机体的高代谢有关	1. 嘱患者多休息，保证睡眠 2. 加强营养，鼓励患者多吃高蛋白、高维生素、低脂、易消化的饮食 3. 必要时按医嘱给予静脉补液，营养支持治疗 4. 协助患者完成日常生活活动 5. 适当的时候可帮助患者下床活动，避免疲劳	患者能完成日常生活

三、其他护士评价

护理问题	护理措施	护理评价
有感染的危险：与白细胞减小、免疫受到抑制有关	1. 化疗后白细胞下降，患者抵抗力低下，嘱其注意保暖，避免受凉，减少人员探视，避免去人多的地方 2. 每天紫外线消毒病室，开窗通风，保持空气新鲜 3. 嘱患者多饮水，每日 3000ml 以上，保持大、小便通畅。注意休息	患者未发生感染

四、护士长评价

1. 查房效果评价　通过这次查房我们对乳腺癌又有了进一步的了解，同时明确了患者存在的主要护理问题、应采取的护理措施和护理重点，如术侧肢体功能锻炼、乳房自检方法。

2. 护理措施落实评价　管床护士提出的各项护理措施均落实到位。注意做好患者 PICC 知识的宣教及管理。

3. 护理问题评价　责任护士提出护理问题及相关因素准确，N1、N2 级护士补充护理问题准确，能根据护理计划及时、准确地落实护理措施并进行效果评价。

4. 补充护理问题

护理问题	护理措施	护理评价
1. 知识缺乏 缺乏管路自护知识	1. 讲解 PICC 的作用和自护知识，并明确标识 2. 告知患者日常维护及活动的注意事项 3. 悬挂防导管脱落警示标识 4. 如有脱管发生，执行意外脱管应急预案	患者自护知识掌握
2. 潜在并发症：骨髓抑制 与患者接受放化疗有关	1. 严格遵医嘱用升白细胞药物，定期复查血常规 2. 注意口腔、会阴及皮肤清洁卫生 3. 避免去公共场所以减少感染机会 4. 每日做好空气消毒机，紫外线消毒 5. 做好患者的宣教和心理指导，使其积极配合治疗 6. 嘱患者多食利于升血的食品，如红枣、花生及新鲜水果	患者轻度贫血

五、安全管理

1. 风险管理 评估患者有无自杀倾向，将防范措施落实到位，避免发生意外。

2. 疾病安全管理 使用多西他赛化疗前首先评估患者有无预防性用药，输入化疗药物过程中要严密观察患者的病情变化，有无过敏的发生，有无心前区不适、呼吸困难等。还要观察有无发生化疗药物外渗，发生时按化疗药物外渗应急程序处理。

六、专业前沿知识

个体化综合治疗和分子靶向药物治疗是未来乳腺癌临床研究的主要方向。目前的乳腺癌治疗已进入针对分子亚型的个体化综合治疗阶段，随着分型的细化将会有更有效地针对性治疗策略，为乳腺癌的临床治疗提供指导。随着肿瘤分子生物学研究的不断深入和药物作用机制进一步明确，使分子特征成为临床治疗乳腺癌的标准。乳腺癌治疗进入诊断治疗一体化的新时代。

病例3　胃癌

一、病历汇报

【现病史】患者男性，60岁，主因胃癌术后2年余，吞咽困难3天，为进一步治疗门诊以“胃癌”收入院。测T 36.9℃，P 82次/分，R 20次/分，BP 120/70mmHg。患者无头痛、头晕，无恶心、呕吐，无腹胀、腹痛。吞咽困难。

【既往史】既往“糖尿病”病史3年余。

【查体】患者神志清楚，自动体位，浅表淋巴结未触及，双肺呼吸音清，未闻及干啰音。心律齐，腹软，无压痛，无反跳痛及肌紧张，肠鸣音正常。

【实验室及辅助检查】血常规示：红细胞 2.43×10^9/L、血红蛋白77g/L，粪常规+粪便：隐血4+，CT提示：食管狭窄。

【入院诊断】胃癌术后。

【主要治疗措施】给予完善血常规、生化常规、肿瘤标志物等检查，介入治疗，同时给予“兰索拉唑”抑酸，苦参、五肽益气扶正，提高免疫力治疗，“脂溶性维生素+氯化钾”营养补钾治疗。

二、经评估提出护理问题如下

护理问题	护理措施	护理评价
1. 营养失调：低于机体需要量与胃癌造成吞咽困难有关	1. 让患者了解充足的营养支持对机体恢复有重要作用，鼓励患者进食易消化、营养丰富的流质或半流质饮食，如：牛奶、鸡汤、鱼汤、肉丝面等食物。少量多餐，注意食物的色、香、味，增进患者的食欲 2. 遵医嘱静脉营养支持治疗，监测生化指标	患者营养情况较前缓解
2. 知识缺乏　缺乏对疾病认知与疾病相关检查、饮食、治疗知识	向患者讲解疾病的相关检查、饮食、治疗知识等	患者已基本掌握相关检查前后注意事项、饮食内容并积极配合

续表

护理问题	护理措施	护理评价
3. 慢性疼痛 与肿瘤压迫、浸润转移有关	1. 每班观察患者疼痛性质、部位、持续时间 2. 提供良好的休养环境	目前患者无疼痛
4. 焦虑 与环境陌生、生活环境改变及对疾病知识缺乏了解，担心预后等有关	1. 介绍病区环境、人员、制度，为患者创造安全舒适的环境 2. 向患者讲解情绪与疾病的关系，以保持乐观情绪的重要性，介绍成功病例，使患者树立战胜疾病的信心	目前患者情绪稳定积极配合各项治疗

于入院第五日 10:30 行介入治疗。

经评估提出护理问题如下：

护理问题	护理措施	护理评价
知识缺乏 缺乏支架术后知识	1. 护士指导患者手术后 2 小时内，应禁饮食，2 小时后可以饮少量水，4 小时后进食温流质饮食，如牛奶、米汤等；术后第 2 天可以进半流质饮食，如稀粥、面条等；1 周后过渡到普食 2. 每次以半坐位进食，进食后饮水以冲洗支架上的食物残渣，清水漱口，保持口腔清洁 3. 进食后最好缓慢走动数分钟，睡前 4 小时禁食，睡觉时将枕头适当垫高	患者掌握相关饮食注意事项

三、其他护士评价

护理问题	护理措施	护理评价
活动无耐力 与不能进食有关	1. 嘱患者多休息，保证睡眠 2. 加强营养，鼓励患者多吃高蛋白、高维生素、低脂、易消化的饮食 3. 必要时按医嘱给予静脉补液，营养支持治疗 4. 协助患者完成日常生活活动 5. 适当的时候可帮助患者下床活动，避免疲劳	患者能完成日常生活

四、护士长评价

1. 查房效果评价　通过这次查房我们对胃癌又有了进一步的了解，同时对晚期胃癌支架术后管理进一步熟悉。

2. 护理措施落实评价　管床护士提出的各项护理措施均落实到位。注意做好患者的心理护理及出院指导，包括饮食、用药、活动功能锻炼及复查等内容，鼓励患者适量活动。

3. 护理问题评价　责任护士提出护理问题及相关因素准确，N1、N2 级护士补充护理问题准确，能根据护理计划及时、准确地落实护理措施并进行效果评价。

4. 补充护理问题。

护理问题	护理措施	护理评价
潜在的并发症：支架移位　与缺乏术后自护知识有关	1. 护士向患者及家属宣教，进食时食物或饮品温度在37℃左右，禁止摄入冷饮或过冰的食物，防止支架变形、收缩以及脱落 2. 术后第 3 天行食管造影，了解支架复张及是否有移位等情况	患者未发生支架移位

五、安全管理

1. 风险管理　评估患者有无自杀倾向，将防范措施落实到位，避免发生意外。

2. 疾病安全管理　使用介入治疗前首先评估患者有无预防性用药，患者心理护理。

六、专业前沿知识

随着肿瘤分子生物学的迅速进展，对胃癌发生和发展过程中各种相关分子的信号转导通路及其靶向分子的认识逐渐明晰，针对这些靶点的各类分子靶向药物治疗的应用为晚期胃癌的治疗开辟了新的前景。胃癌的靶向治疗起步较晚，目前主要集中在表皮生长因子受体（epithelial growth factor receptor，EGFR）通路［包括 EGFR 和人类表皮生长因子受体 2（humanepidermal growth factor receptor -2，HER -2）］、血管内皮生长因子（vascular endothelial growth factor，VEGF）等。

病例4　肝癌

一、病历汇报

【现病史】患者男性，65岁，主因肝癌术后2个月余，皮肤巩膜黄染一周，为进一步治疗门诊以“肝癌”收入院。测T 36.5℃，P 80次/分，R 20次/分，BP 130/80mmHg。患者无头痛、头晕，无恶心、呕吐，腹胀、腹痛，皮肤瘙痒。

【既往史】既往“肝血管瘤”病史7月余。

【查体】患者神志清楚，自动体位，浅表淋巴结未触及，右上腹可见长约50厘米手术疤痕，愈合好。双肺呼吸音清，未闻及干啰音。心律齐，腹软，无压痛，无反跳痛及肌紧张，肠鸣音正常。

【实验室及辅助检查】心电图提示：T波改变；化验：血红蛋白110g/L，谷丙转氨酶42U/L，谷草转氨酶39U/ml。

【入院诊断】肝癌术后T4N3M0，肝血管瘤。

【主要治疗措施】给予完善血常规、生化常规、肿瘤标志物等检查，“氟尿嘧啶”腹腔化疗，同时给予“昂丹司琼+泮托拉唑”抑酸、止吐，康艾益气扶正，提高免疫力治疗。“佳乐安定”促进睡眠治疗。“戴芬”止痛治疗。

二、经评估提出护理问题如下

护理问题	护理措施	护理评价
1. 体液过多与患者腹水有关	1. 指导患者取半卧位，减轻呼吸困难。每日液体摄入量不超过1500毫升，进食低盐饮食 2. 遵医嘱应用利尿药物，监测患者尿量变化、腹围腹水消退情况 3. 指导患者进食高蛋白、高维生素食物，如鸡蛋、鸡肉、瘦肉、豆制品及西红柿、柑橘等 4. 避免剧烈咳嗽、打喷嚏、用力排便、提重物动作，避免腹压增大	患者体液较前减少

续表

护理问题	护理措施	护理评价
2. 知识缺乏　缺乏对疾病认知与疾病相关检查、饮食、治疗知识	向患者讲解疾病的相关检查、饮食、治疗知识等	患者已基本掌握相关检查前后注意事项、饮食内容并积极配合
3. 慢性疼痛　与肿瘤压迫、浸润转移有关	1. 每班观察患者疼痛性质、部位、持续时间 2. 提供良好的休养环境 3. 遵医嘱使用止痛药物	目前患者疼痛症状较前缓解
4. 焦虑　与环境陌生、生活环境改变及对疾病知识缺乏了解，担心预后等有关	1. 介绍病区环境、人员、制度，为患者创造安全舒适的环境 2. 向患者讲解情绪与疾病的关系，以保持乐观情绪的重要性，介绍成功病例，使患者树立战胜疾病的信心	目前患者情绪稳定，积极配合各项治疗
5. 有皮肤完整性受损的危险　与皮肤瘙痒有关	嘱患者穿柔软舒服的衣服，保持床单位清洁干燥，皮肤瘙痒时，每天用温开水擦浴，遵医嘱睡前口服药物保证睡眠，减轻瘙痒	现患者未发生皮肤受损
6. 潜在并发症：导管脱出　与留置腹腔引流管、缺乏相关知识有关	1. 讲解留置引流管的注意事项 2. 引流管固定结实 3. 每 2 小时巡视患者	患者未发生导管脱出

于入院第五日 10:00 行氟尿嘧啶 0.75g 腹腔化疗。

经评估提出护理问题如下：

护理问题	护理措施	护理评价
1. 恶心、呕吐　与患者接受放、化疗有关	1. 保持口腔清洁，避免进食刺激性食物，按时漱口刷牙 2. 呕吐时头偏向一侧，防止窒息 3. 遵医嘱用药，观察药效	患者恶心、呕吐症状得到缓解
2. 体像紊乱：脱发　与放疗引起皮肤毛囊损伤有关	1. 化疗前提前告知患者可能出现脱发，减少其恐惧心理，告知患者可买假发套，洗发时避免用刺激性的洗发水 2. 告知患者不用太担心，以免影响化疗效果，以后会长出新发	患者能接受脱发现象

续表

护理问题	护理措施	护理评价
3. 有感染的危险　与白细胞减小、免疫受到抑制有关	1. 化疗后白细胞下降，患者抵抗力低下，嘱其注意保暖，避免受凉，减少人员探视，避免去人多的地方 2. 每天紫外线消毒病室，开窗通风，保持空气新鲜 3. 嘱患者多饮水，每日 3000ml 以上，保持大、小便通畅，注意休息 4. 腹腔引流管定期换药，严格执行无菌操作	患者未发生感染

三、其他护士评价

护理问题	护理措施	护理评价
预感性悲哀　与癌症预后对机体功能影响有关	1. 耐心倾听患者诉说，理解患者感受 2. 对患者提出的问题给予明确、有效、积极的解释 3. 鼓励患者积极配合治疗，嘱听音乐等分散注意力 4. 动员家属给予患者心理和经济上的支持	患者情绪得到改善，逐步积极面对疾病

四、护士长评价

1. 查房效果评价　通过这次查房我们对肝癌又有了进一步的了解，同时明确了患者存在的主要护理问题、应采取的护理措施和护理重点。并发症方面的观察和引流管的护理及患者饮食宣教是重点。

2. 护理措施落实评价　管床护士提出的各项护理措施均落实到位。注意做好患者的心理护理及出院指导，包括饮食、用药、活动功能锻炼及复查等内容，鼓励患者适量活动。

3. 护理问题评价　责任护士提出护理问题及相关因素准确，具有针对性，能够根据患者的病情制定出个性化的护理计划，各项护理措施落实有效。

4. 补充护理问题。

护理问题	护理措施	护理评价
活动无耐力　与不能进食有关	1. 嘱患者多休息，保证睡眠 2. 加强营养，鼓励患者多吃高蛋白、高维生素、低脂、易消化的饮食 3. 必要时按医嘱给予静脉补液，营养支持治疗 4. 协助患者完成日常生活活动 5. 适当的时候可帮助患者下床活动，避免疲劳	患者能完成日常生活

五、安全管理

1. 风险管理　评估患者有无自杀倾向，将防范措施落实到位，避免发生意外。

2. 疾病安全管理　使用氟尿嘧啶化疗前首先评估患者有无预防性用药，输入化疗药物过程中要严密观察患者的病情变化，有无过敏的发生，有无心前区不适、呼吸困难等。还要观察有无发生化疗药物外渗，发生时按化疗药物外渗应急程序处理。

六、专业前沿知识

肝动脉栓塞化疗（transcatheterhepatic arterial chemoembolization，TACE）是不能手术切除的中晚期肝癌患者的首选和最有效的治疗方法。对于肝功能保存完好，无血管浸润和肝外扩散的无症状的肝内多发结节的中期患者，TACE 被推荐为一线治疗方案。

病例 5　结直肠癌

一、病历汇报

【现病史】患者女性，72 岁主因结肠癌术后 10 个月余，为进一步治疗，门诊以“结肠癌”收入院。测 T 36.4℃，P 76 次/分，R 20 次/分，BP 120/76mmHg。患者无头痛、头晕，无恶心、呕吐，无腹胀、腹痛。

【既往史】既往“阑尾炎”病史 1 年余。

【查体】患者神志清楚，自动体位，浅表淋巴结未触及，患者左腹部有一结肠造瘘。愈合好。双肺呼吸音清，未闻及干啰音。心律齐，腹软，无压痛、无反跳痛及肌紧张，肠鸣音正常。

【实验室及辅助检查】心电图提示：T 波改变；化验：血红蛋白 100g/L，谷丙转氨酶 42U/L，谷草转氨酶 39U/L。

【入院诊断】结肠癌术后，阑尾炎。

【主要治疗措施】给予完善血常规、生化常规、肿瘤标志物等检查，“伊立替康”化疗，同时给予“昂丹司琼 + 泮托拉唑”抑酸、止吐，康艾益气扶正，提高免疫力治疗。

二、经评估提出护理问题如下

护理问题	护理措施	护理评价
1. 自我认可紊乱 与腹部结肠造口的建立、排便方式改变有关	1. 嘱患者保持舒畅的心情，正确对待疾病 2. 向患者讲解造口护理得当并不会对日常生活、工作造成太大的影响，同时争取家人与亲友积极配合，给予患者关怀和心理支持，提高患者适应能力	患者心情平稳
2. 知识缺乏 缺乏对疾病认知与疾病相关检查、饮食、治疗知识	向患者讲解疾病的相关检查、饮食、治疗知识等	患者已基本掌握相关检查前后注意事项、饮食内容并积极配合
3. 慢性疼痛 与肿瘤压迫、浸润转移有关	1. 每班观察患者疼痛性质、部位、持续时间 2. 提供良好的休养环境	目前患者无疼痛症状
4. 焦虑 与环境陌生、生活环境改变及对疾病知识缺乏了解，担心预后等有关	1. 介绍病区环境、人员、制度，为患者创造安全舒适的环境 2. 向患者讲解情绪与疾病的关系，以保持乐观情绪的重要性，介绍成功病例，使患者树立战胜疾病的信心	目前患者情绪稳定，积极配合各项治疗

于入院第二日 14:00 行伊立替康 80mg 化疗。

经评估提出护理问题如下：

护理问题	护理措施	护理评价
1. 潜在并发症：化疗药物外渗	1. 选择合适的血管穿刺，避免患肢穿刺，首选PICC，其次静脉留置针，禁止使用钢针穿刺 2. 输注化疗药物前后用生理盐水冲管，输入化疗药物前确保针头全部在血管内 3. 向患者和家属做好宣教，嘱其勿私自调节输液速度，输液侧肢体勿过多活动 4. 15～30 分钟巡视患者一次，检查注射部位有无外渗，询问患者有何不适主诉 5. 严格交接班	患者化疗药物输入顺利，未发生化疗药物外渗
2. 恶心、呕吐与患者接受放、化疗有关	1. 保持口腔清洁，避免进食刺激性食物，按时漱口刷牙 2. 呕吐时头偏向一侧，防止窒息 3 遵医嘱用药，观察药效	患者恶心、呕吐症状得到缓解
3. 体像紊乱：脱发　与放疗引起皮肤毛囊损伤有关	1. 化疗前提前告知患者可能出现脱发，减少其恐惧心理，告知患者可买假发套。洗发时避免用刺激性的洗发水 2. 告知患者不用太担心，以免影响化疗效果。以后会长出新发	患者能接受脱发现象
4. 有感染的危险与白细胞减小、免疫受到抑制有关	1. 化疗后白细胞下降，患者抵抗力低下，嘱其注意保暖，避免受凉，减少人员探视，避免去人多的地方 2. 每天紫外线消毒病室，开窗通风，保持空气新鲜 3. 嘱患者多饮水，每日 3000ml 以上，保持大、小便通畅。注意休息	患者未发生感染
5. 知识缺乏　缺乏造口自护知识	1. 指导患者穿衣服不宜太薄、过于透明，洗澡时，可用造口袋覆盖造口或拿开造口袋，以淋浴方式来清洗身体或造口 2. 学会独立更换假肛袋，每 1～2 周手扩造口一次 3. 指导患者可以适度参加体育活动，如乒乓球等 4. 指导患者饮食不需特别改变，均衡饮食就好，少食产气食物，如牛奶、豆浆等	患者掌握造口自护知识

三、其他护士评价

护理问题	护理措施	护理评价
活动无耐力　与化疗反应、肿瘤引起机体的高代谢有关	1. 嘱患者多休息，保证睡眠 2. 加强营养，鼓励患者多吃高蛋白、高维生素、低脂、易消化的饮食 3. 必要时按医嘱给予静脉补液，营养支持治疗 4. 协助患者完成日常生活活动 5. 适当的时候可帮助患者下床活动，避免疲劳	患者能完成日常生活

四、护士长评价

1. 查房效果评价　通过这次查房我们对肠癌又有了进一步的了解，同时明确了患者存在的主要护理问题、应采取的护理措施和护理重点，指导患者造口护理及饮食宣教。

2. 护理措施落实评价　管床护士提出的各项护理措施均落实到位。注意做好患者的造口管理及出院指导，注意患者的饮食，鼓励患者适量活动。

3. 护理问题评价　责任护士提出护理问题及相关因素准确，准确地落实护理措施并进行效果评价。

4. 补充护理问题

护理问题	护理措施	护理评价
1. 有营养失调的可能　与化疗后胃肠道反应有关	1. 遵医嘱预防性用药 2. 指导患者化疗前2小时避免进食，治疗后少食多餐，进食温和、无刺激的食物，避免过甜、过冷及油腻食物，分散注意力，促进食物消化 3. 发生呕吐后，及时撤离呕吐物，协助患者漱口 4. 鼓励患者多饮水	患者进食足够，能够满足机体需要量
2. 腹泻　与手术后肠功能紊乱、化疗的不良反应有关	1. 指导患者以进食少渣、易消化食物为主，避免生冷、多纤维、味道浓烈的刺激性食物 2. 指导患者卧床休息，腹部保暖，可用热水袋热敷腹，以减弱肠道蠕动，减少排便次数 3. 遵医嘱应用药物，并观察药物不良反应 4. 排便后及时用温水清洗造口，保持清洁干燥，涂无菌凡士林或抗生素软膏保护皮肤 5. 鼓励患者配合检查治疗，稳定患者情绪	患者腹泻症状较前缓解

五、安全管理

1. 风险管理　评估患者有无自杀倾向，将防范措施落实到位，避免发生意外。

2. 疾病安全管理　使用伊立替康化疗前首先评估患者有无预防性用药，输入化疗药物过程中要严密观察患者的病情变化，有无过敏的发生，有无心前区不适、呼吸困难等。还要观察有无发生化疗药物外渗，发生时按化疗药物外渗应急程序处理。指导患者造瘘口的自护知识。

六、专业前沿知识

多学科综合治疗结直肠癌（MDT）是指针对某特定疾病，多个相关学科医师组成一个团队，为患者明确诊断并制定规范化的治疗方案。结直肠癌的治疗涉及多个学科，病理科医师和影像学医师可以为患者提供准确的病情评估依据，肛肠外科医师为患者制定手术方案和进行手术操作，肿瘤内科和肿瘤放疗科为患者提供更多的治疗方案选择。MDT 会议需要多学科共同参与，能够对患者的病情、诊断、治疗等做出详细的规划，但由于我国的新发恶性肿瘤较多，且相应的 MDT 也刚起步，医务工作者有限，很难满足所有患者的要求，为了合理地利用资源，保证讨论质量，这就需要我们对病例进行筛选。MDT 治疗模式的优势十分显著，建立我国的 MDT 治疗模式势在必行。

病例 6　胰腺癌

一、病历汇报

【现病史】患者主因 1 月余前无明显诱因出现消瘦，体重减轻约 8 千克，伴体虚乏力、腹胀、偶有夜间剑突下疼痛、食欲差入院。测 T 36. 5℃，P 84 次/分，R 20 次/分，BP 129/74mmHg。患者自发病以来一般情况尚可，巩膜黄染，全身皮肤黄染，小便色深黄，大便发白呈陶土色。

【既往史】患者既往“胆囊多发结石”5年余，“肾囊肿”3年余。

【查体】巩膜黄染，全身皮肤黄染，浅表淋巴结未触及肿大，双肺呼吸音清，心律齐，腹软，无压痛及反跳痛，无双下肢水肿。

【实验室及辅助检查】血红蛋白121g/L，总胆固醇：5.79mmol/L，三酰甘油：3.03mmol/L，谷草转氨酶：130U/L，谷丙转氨酶：267U/L，总胆汁酸：121.1μmol/L，总胆红素：179.6μmol/L，直接胆红素：142μmol/L，间接胆红素：37.6μmol/L。癌胚抗原：35.6ng/ml，CA199：69.06U/L，铁蛋白测定：579.1ng/ml。CT示：胰腺占位，肝占位，双肺转移瘤（多发）。

【入院诊断】胰腺癌、肝转移、肺转移。

【主要治疗措施】补充给予益气扶正、清热解毒抗肿瘤治疗，辅以保肝、补充维生素治疗。

二、经评估提出护理问题如下

护理问题	护理措施	护理评价
1. 有感染的危险　与患者血红蛋白下降；机体免疫力下降及避免与病原体接触的知识不足有关	1. 嘱患者外出戴口罩，避免去人多聚集的地方 2. 嘱患者注意个人卫生，及时添减衣物，避免感冒 3. 每日开窗通风保持空气清新	目前患者无感染发生
2. 知识缺乏　缺乏对疾病认知与疾病相关检查、饮食、治疗知识	1. 向患者讲解相关检查注意事项、饮食、治疗知识等 2. 嘱患者多进食生血食物，如红枣、阿胶等	患者已基本掌握相关检查前后注意事项、饮食内容并积极配合
3. 焦虑、恐惧　与环境陌生、生活环境改变及对疾病知识缺乏了解，担心预后有关	1. 介绍病区环境、人员、制度，为患者创造安全舒适的环境 2. 向患者讲解疾病的相关知识如检查、饮食、治疗，讲解情绪与疾病的关系，以保持乐观情绪的重要性，介绍成功病例，使患者树立战胜疾病的信心	目前患者情绪稳定，积极配合各项检查治疗

患者于入院第二日 8:30 在局部麻醉下行胆道梗阻球囊扩张及内支架成形术及外引流术，术毕于 9:26，测 T 36.5℃，P 58 次/分，R 19 次/分，BP 113/63mmHg，给予患者心电血氧监测，经评估提出护理问题如下：

护理问题	护理措施	护理评价
1. 知识缺乏　缺乏对管路的自护知识	1. 床头悬挂警示标识 2. 妥善固定管路并指导患者及家属导管自护知识 3. 班班交接导管观察引流液颜色、性质、量 4. 加强巡视，重点巡视引流管固定情况以及引流量的颜色、性质、量	目前患者导管固定良好
2. 潜在并发症：出血　与穿刺局部压迫止血不当、术后未妥善处理有关	1. 严密观察患者意识、生命体征以及穿刺按压部位是否出现松动或移位 2. 加强巡视，重点观察伤口处有无渗血渗液，保持穿刺点皮肤清洁干燥	患者伤口清洁干燥，无出血
3. 自理缺陷　与手术后制动有关	1. 将患者生活用品放到伸手可取处，满足患者生活基本需要 2. 留守家属陪伴 3. 及时添加液体保证患者治疗顺利进行 4. 卧床期间做好基础护理，保持床单位清洁干燥	患者生活能得到基本满足
4. 焦虑　与担心手术预后有关	1. 讲解同病种治愈经验以增加信心 2. 对患者询问及时解答，针对患者的思想活动随时进行心理疏导 3. 指导患者放松技术，如缓慢呼吸，全身肌肉放松等	目前患者情绪稳定，积极配合各项检查治疗
5. 知识缺乏　缺乏对术后护理的认知	1. 向患者宣教术后注意事项，保证有效引流及患者安全 2. 指导患者进食半流质饮食，如粥、汤、馄饨	患者已基本掌握术后护理相关知识

三、其他护士评价

护理问题	护理措施	护理评价
1. 营养失调　低于机体需要量	1. 遵医嘱静脉补充营养 2. 指导患者进食高蛋白、高维生素饮食，误食辛辣刺激食物	患者仍存在营养失调

续表

护理问题	护理措施	护理评价
2. 潜在并发症：伤口感染　与患者机体免疫力低下及缺乏伤口护理的自护知识有关	1. 观察伤口有无渗血渗液，如有渗液及时通知医生 2. 保持伤口敷料清洁干燥 3. 指导患者及家属导管自护知识 4. 监测患者生命体征，如有异常及时通知医生	患者住院期间生命体征平稳，无感染发生

四、护士长评价

1. 查房效果评价　通过这次查房我们对胰腺癌患者的术后护理又有了进一步的了解，同时明确了患者存在的主要护理问题，应采取的护理措施和护理重点，腹腔引流管护理及胆汁瘘的观察。

2. 护理措施落实评价　管床护士提出的各项护理措施均落实到位。注意做好患者的心理护理及出院指导，包括饮食、用药、活动及复查等内容，重点指导患者出院后导管的自护知识。

3. 护理问题评价　补充护理问题。

护理问题	护理措施	护理评价
潜在并发症：胆汁瘘术后带管活动有关	1. 观察患者腹痛腹胀的情况，做好记录 2. 严密观察患者意识及生命体征的变化 3. 给予患者高蛋白饮食以促进伤口愈合 4. 保持引流管通畅以减少胆汁在腹腔内的积蓄	患者术后生命体征平稳

五、安全管理

1. 风险管理　患者术后体虚，应进行跌倒/坠床评估，同时患者术后带管，应进行导管脱落风险评估将防范措施落实到位，保证患者安全，避免发生意外。

2. 疾病安全管理　如患者术后护理措施落实不到位出现并发症，胆汁瘘是其中最为危险的一种。如少量胆汁漏于腹腔，以继续观察为主；对于大量胆汁漏于腹腔，患者出现剧烈持续性上腹疼痛、发热并伴有腹膜刺激征、白细胞升高、烦躁不安、肠鸣音消失等症状和体征时，应及时报告医生，同时观察患者生命体征和意识变化，确诊后立即手术治疗。

六、专业前沿知识

临床治疗胰腺癌多采用手术以及放、化疗，但是随着我国医疗技术的不断提高，胰腺癌介入治疗也被很多患者采用，如伴有肝转移的胰腺癌、胰腺癌手术或其他治疗后出现肝转移、无法切除胰腺癌全身化疗失败者，不过并不是所有的患者都能选择胰腺癌介入治疗。介入治疗胰腺癌及其并发症的优点有高效低毒，见效快；局部药物浓度较高，杀灭肿瘤组织能力较强，全身毒副作用小，缓解疼痛的周期短，部分病例还可以争取二期手术；对梗阻性黄疸及肝转移也能够同时实施有效治疗。介入治疗同其他治疗技术相比，也有部分副作用及一定的治疗风险，但副作用相对较少，程度较轻，对症处理后多能很快缓解。

病例 7　宫颈癌

一、病历汇报

【现病史】患者女性，65 岁，因 6 月前出现阴道不规则流血，诊断为宫颈癌，为求进一步治疗收入院。测 T 36. 2℃，P 78 次/分，R 20 次/分，BP 130/84mmHg。患者神志清，精神差，饮食欠佳，睡眠差，消瘦体质，小便正常，便秘，患者疼痛明显，长期卧床，自理能力评分 50 分。

【既往史】高血压病 2 级，否认冠心病，否认肝炎病史，否认结核病史。

【查体】巩膜无黄染，浅表淋巴结未触及肿大，双肺呼吸音清，心律齐，右腹部压痛明显，无双下肢水肿。

【实验室及辅助检查】血红蛋白：107g/L，总胆固醇：5. 30mmol/L，三酰甘油：3. 13mmol/L，红细胞百分比 32. 5%。总蛋白 58g/L，白蛋白 33g/L 癌胚抗原：33.6ng/ml，CA199：70.06U/L，铁蛋白测定：577.8ng/ml。CT 示：宫颈改变，盆腔右侧及右侧髂窝内肿块累及右侧输尿管中下段及髂外血管，考虑复发或转移，盆腔积液。

【入院诊断】宫颈癌；右侧输尿管扩张。

【主要治疗措施】给予放疗，镇痛，益气扶正、清热解毒抗肿瘤治疗，辅以保肝、补充维生素治疗。

二、经评估提出护理问题如下

护理问题	护理措施	护理评价
1. 慢性疼痛　与肿瘤压迫、浸润有关	1. 评估患者疼痛的部位 2. 创造安静舒适的病房环境，调整舒适的卧位，小心搬动患者，避免拖、拉、拽等动作 3. 遵医嘱用药，根据疼痛的再发时间，提前按时给药，注意观察用药后反应 4. 给予心理疏导，安抚患者，分散患者的注意力，并与患者共同探讨控制疼痛的不同途径，减轻患者恐惧及抑郁的心理状态	目前患者仍有疼痛，疼痛评分 2 分
2. 营养失调：低于机体需要量　与肿瘤细胞消耗有关	1. 鼓励协助患者摄入充足的营养，保证患者身体基本需求如：鸡蛋、牛奶、鸡肉、鱼肉、瘦肉、新鲜蔬菜及水果 2. 遵医嘱静脉补充营养 3. 指导患者进食清淡、易消化饮食，宜多食蒸、炖、煮等食物，少吃油炸食物	目前患者仍存在营养失调
3. 便秘　与使用止痛药物有关	1. 指导患者进行规律性的按摩腹部，以促进肠蠕动 2. 每日饮水大于 1500ml；进食新鲜蔬菜及水果 3. 注意观察患者的排便情况，必要时遵医嘱给于润肠药物	患者已排便
4. 有感染的危险　与免疫受抑制有关	1. 减少外出，外出戴口罩，避免去人口聚集的公共场所 2. 每日病室开窗通风，保持空气清新，床单位平整无碎屑 3. 严格无菌技术操作，避免交叉感染 4. 注意口腔卫生，饭后睡前刷牙漱口 5. 增加营养，指导患者进食高热量、高维生素、高蛋白饮食如牛奶、鸡蛋、鸡肉、鱼肉等	患者目前无感染发生

续表

护理问题	护理措施	护理评价
5. 有皮肤完整性受损的危险　与营养状况不良（消瘦）及躯体活动受阻有关	1. 保持床单位干燥平整，大小便污染后随时更换，防止汗、尿、便浸渍 2. 避免局部组织长期受压，每2小时翻身一次，避免拖、拉、拽等动作，使用气垫床 3. 指导患者进食营养丰富的食物，如鸡蛋、牛奶、鸡肉、鱼肉等	患者目前皮肤完整
6. 睡眠型态紊乱　与环境改变、接受治疗、担心疾病预后有关	1. 帮助患者尽快适应环境，介绍病友 2. 减少日间睡眠，治疗护理集中在日间进行 3. 睡前用温水泡脚，饮用热牛奶 4. 必要时遵医嘱应用药物	目前患者睡眠状况较前好转

三、其他护士评价

护理问题	护理措施	护理评价
1. 知识缺乏　缺乏放疗知识	1. 指导患者放疗前排空大、小便以减少直肠和膀胱的辐射 2. 每日饮水2500ml以上，排尿后注意外阴及尿道口的清洁 3. 皮肤脱屑时勿用手撕 4. 观察患者有无放射性直肠炎及肉眼血尿等症状，及时通知医生，协助医生治疗	患者已基本掌握放疗相关注意事项并积极配合
2. 恶心　与放疗有关	1. 指导患者进食清淡、易消化饮食，勿进食易引起恶心的食物，如香蕉、核桃、茄子等食物 2. 遵医嘱给予止吐药物 3. 指导患者餐后勿立即躺下，以免食物反流引起恶心	患者目前恶心较前好转

四、护士长评价

1. 查房效果评价　通过这次查房我们对宫颈癌患者的术后护理又有了进一步的了解，同时明确了患者存在的主要护理问题，应采取的护理措施和护理重点，放疗区皮肤护理，指导落实放疗性直肠炎、膀胱炎相关预防措施。

2. 护理措施落实评价 管床护士提出的各项护理措施均落实到位。注意做好患者的心理护理及出院指导，包括饮食、用药、活动及复查等内容，重点指导患者出院后 PICC 导管的自护知识。

3. 护理问题评价 补充护理问题。

护理问题	护理措施	护理评价
1. 潜在并发症：宫颈癌大出血与疾病有关	1. 严格观察患者阴道出血及分泌物排泄情况并准确记录 2. 指导患者勿用力咳嗽、咳痰，勿用力排便 3. 做好宫颈癌大出血的应急措施，准备好抢救物品	患者目前生命体征平稳
2. 潜在并发症：放射性直肠炎与放疗有关	1. 严密观察患者有无腹胀、腹泻、血性黏稠便、里急后重等症状，如有，及时通知医生 2. 做好解释工作，消除心理焦虑 3，鼓励患者进食少渣半流质饮食，宜进食高蛋白、高维生素、少渣、低纤维饮食，避免吃易产气食物，如糖、豆类、碳酸饮料等，忌辛辣刺激性饮食 4. 遵医嘱用药	患者治疗期间未出现腹胀、腹泻等症状
3. 潜在并发症：放射性膀胱炎与放疗有关	1. 严密观察患者排尿情况，如出现尿频、尿急、尿痛、血尿、腰酸及腹痛等情况及时通知医生 2. 指导患者放疗前排空膀胱，并每日饮水达 1000 ~ 2000ml 3. 每次排尿后注意外阴部的清洁，防止逆行感染 4. 严重者可膀胱灌注	患者住院治疗期间小便正常

五、安全管理

1. 风险管理 患者化疗后体虚，应进行跌倒/坠床评估，同时患者自带 PICC 管，应进行导管脱落风险评估将防范措施落实到位，保证患者安全，避免发生意外。

2. 疾病安全管理 宫颈癌放疗患者容易并发放射性直肠炎及放射性膀胱炎当患者存在腹泻、血性黏稠便、里急后重时，应警惕为放射性直肠炎。当患者出现尿频、尿急、尿痛、血尿、腰酸及腹痛时，应警惕为放射性膀胱炎，及时报告医生，对症处理。

六、专业前沿知识

宫颈癌的放射治疗对临床各期、各年龄的患者都可以应用，而且效果良好，因此多年来，宫颈癌的传统治疗是以放疗为主、手术只对早期、化疗则基本不用作为宫颈癌的治疗原则，但由于放疗对卵巢和阴道上皮的损伤和治疗后生活质量的影响，因此，在对中青年宫颈癌患者制定治疗方案时，医生应谨慎选择甚至尽可能避免放疗；而对于缺乏其他更优治疗方案或中老年宫颈癌患者，可以选择放疗方案。近年来，随着年轻宫颈癌患者数量的增加，医生需要更多地考虑保留患者治疗后的器官功能与生活质量。因此，对宫颈癌中青年患者的治疗模式应该转变为“手术首选，术前化疗，保留功能”。新辅助化疗（NACT）则适用于“放疗不满意，化疗也很难控制”的肿瘤体积较大的年轻患者。此类患者，术前给予 NACT，来帮助控制、准备更好的手术条件。它能够让原本不能做手术的患者，经过 NACT 后可以接受手术，并达到保留内分泌、阴道甚至生育功能的目的。目前，新辅助化疗有很多方案，以铂类为主，常用方法为全身静脉化疗，也可以经皮双髂内动脉、双子宫动脉灌注。

病例 8　膀胱癌

一、病历汇报

【现病史】患者男性，65 岁，因“尿频、无痛性血尿一年余，进行性尿量减少 2 月余，症状加重 1 月余”入院。测 T 36. 5℃，P 84 次/分，R 20 次/分，BP 129/74mmHg。患者自发病以来一般情况尚可，神志清，失眠，大便正常，自理能力评分 60 分。

【既往史】否认冠心病病史，否认肝炎病史，否认结核病史。否认高血压病史，否认糖尿病病史，否认慢阻肺病史，否认消化性溃疡病史，否认慢性肾病史。

【查体】心肺无明显异常，浅表淋巴结未触及肿大，腹软，无压痛及反跳痛，无双下肢水肿，双肾区无叩痛，耻骨上膀胱区未扪及异常充盈、压痛。

【实验室及辅助检查】血红蛋白：85g/L，白细胞计数 8.1×10^9/L，红细胞计数 2.72×10^9/L，中性粒细胞百分比 77.6%；尿常规检查显示肉眼血尿，红细胞（+++），白细胞（+），蛋白质（-）；癌胚抗原：35.6ng/ml，CA199：69.06U/L，铁蛋白测定：579.1ng/ml。CT 示膀胱改变；膀胱镜示膀胱充盈差，膀胱三角区右侧 1 厘米×2 厘米新生物，活检结果示剪裁少许黏膜组织移行上皮增生，部分呈内翻性生长，局灶上皮异型性。

【入院诊断】膀胱癌。

【主要治疗措施】给予膀胱灌注化疗（吡柔比星 30mg）；抗炎、止血、止呕、护胃、对症支持治疗；肠内及肠外营养支持治疗；密切观察术后病情变化及膀胱灌注化疗的不良反应。

二、经评估提出护理问题如下

护理问题	护理措施	护理评价
1. 焦虑　与患者对环境陌生、生活环境改变及担心疾病预后有关	1. 介绍病区环境、人员、制度，为患者创造安全舒适的环境 2. 了解患者心理动态，每日与患者沟通，缓解焦虑情绪 3. 讲解同病种治愈经验，增进患者信心，指导患者可通过缓慢呼吸、全身肌肉放松、听音乐等方法放松 4. 做好患者家属的开导和劝慰工作，协同医护人员做好患者心理支持，听取患者主诉，观察其行为，耐心安慰患者 5. 给予患者家人伴守	目前患者情绪稳定，积极配合各项检查治疗
2. 营养失调：低于机体需要量　与肿瘤细胞消耗有关	1. 鼓励协助患者摄入充足的营养，保证患者身体基本需求，如鸡蛋、牛奶、鸡肉、鱼肉、瘦肉、新鲜蔬菜及水果 2. 遵医嘱静脉补充营养 3. 指导患者进食清淡易消化饮食，宜多食蒸、炖、煮等食物，少吃油炸食物	目前患者仍存在营养失调

续表

护理问题	护理措施	护理评价
3. 恶心 与化疗药物副作用有关	1. 指导患者进食清淡、易消化饮食，勿进食易引起恶心的食物，如香蕉、核桃、茄子等 2. 遵医嘱给予止吐药物 3. 指导患者餐后勿立即躺下，以免食物反流引起恶心	患者目前恶心较前好转
4. 有感染的危险 与免疫受抑制有关	1. 减少外出，外出戴口罩，避免去人口聚集的公共场所 2. 每日病室开窗通风，保持空气清新，床单位平整、无碎屑 3. 严格无菌技术操作，避免交叉感染 4. 注意口腔卫生，饭后睡前刷牙漱口 5. 增加营养，指导患者进食高热量、高维生素、高蛋白饮食，如牛奶、鸡蛋、鸡肉、鱼肉等	患者目前无感染发生
5. 睡眠型态紊乱 与环境改变、接受治疗、担心疾病预后有关	1. 帮助患者尽快适应环境，介绍病友 2. 减少日间睡眠，治疗护理集中在日间进行 3. 睡前用温水泡脚，饮用热牛奶 4. 必要时遵医嘱应用药物	患者目前睡眠状况较前好转

三、其他护士评价

护理问题	护理措施	护理评价
1. 潜在并发症：出血 与疾病有关	1. 对患者进行安慰和解释，保持情绪稳定 2. 养成多饮水的习惯 3. 少吃刺激性食物，如辛辣、烧烤、熏肉，忌烟酒 4. 指导患者避免使膀胱高度充盈，感觉到尿意要立刻去排尿，以减少尿液在膀胱的存留时间 5. 注意劳逸结合，避免剧烈运动	患者生命体征平稳，未发生出血

四、护士长评价

1. 查房效果评价 通过这次查房我们对膀胱癌患者的术后护理又有了进一步的了解，同时明确了患者存在的主要护理问题、应采取的护理措施和护理重点。

2. 护理措施落实评价 患者排肉眼血尿，情绪紧张、焦虑、恐惧，一定要做好患者的心理护理，加强心理疏导，同时管床护士提出的各项护理措施均落实到位。注意做好患者的出院指导，包括饮食、用药、活动及复查等内容。

3. 护理问题评价 补充护理问题。

护理问题	护理措施	护理评价
潜在并发症：化学性膀胱炎 与患者机体免疫力低下及药物刺激有关	1. 注意观察患者有无膀胱刺激征以及排尿异常 2. 灌注时尽量选用 8 ~ 10 号小号导尿管，动作要轻，避免损伤尿道 3. 进食富含营养、高维生素饮食，补充维生素 C，以提高患者免疫力	患者住院期间未发生化学性膀胱炎

五、安全管理

1. 风险管理 患者年老，自理能力中度依赖，注意进行跌倒/坠床评估，并将各种预防措施落实到位，保证患者安全，避免发生意外。

2. 疾病安全管理 膀胱癌是泌尿系发病率最高的恶性肿瘤，且呈上升趋势，并具有多发性、易复发的特点，是一种直接威胁患者生命的疾病。膀胱癌需要有较长时间的治疗和康复，治疗过程中癌肿有局部易复发及在远处转移的特点，一定要熟知患者治疗，提供全方位的护理，预防并发症，保证患者安全。

六、专业前沿知识

目前治疗膀胱癌的方法主要有以下几种。

1. 外科手术治疗 外科手术治疗为治疗膀胱癌的主要方法。

2. 放射治疗 膀胱放射治疗多是配合手术前、手术后进行。对于病期较晚，失去手术时机或拒绝手术以及术后复发的病例行姑息性放疗也能获得一定疗效。

3. 介入放射治疗 介入放射学治疗是指利用放射学技术，经导管将药物直接注入肿瘤的供养血管，从而杀灭肿瘤细胞。对于 II ~ IV 期膀胱癌患者，也可利用此方法，使肿瘤病灶缩小，提高手术切除率，减少复发率。

4. 化疗　膀胱癌的化学药物治疗包括膀胱内灌注化疗、全身化疗、动脉灌注化疗等。

5. 免疫治疗　研究表明，膀胱移行细胞癌具有抗原性，患者免疫力受损的情况与肿瘤分期、分级和血管淋巴扩散有很大关系。

病例 9　鼻咽癌

一、病历汇报

【现病史】患者男性，76 岁，因 2 月前确诊为“鼻咽癌”入院，测 T 36.5℃，P 84 次/分，R 20 次/分，BP 129/74mmHg。患者神志清，精神差，饮食欠佳，恶心呕吐，睡眠差，口唇黏膜稍苍白，自主体位，大、小便正常，患者自理能力评分 75 分，跌倒/坠床危险因素评分 13 分。

【既往史】2 型糖尿病；低蛋白血症；否认高血压病史；否认结核病史。

【查体】巩膜无黄染，心肺腹部无异常，浅表淋巴结未扪及，头颈照射区皮肤脱屑，色素沉着，鼻咽部见白膜反应，脑神经征阴性。

【实验室及辅助检查】空腹血糖 8.42mmol/L，糖化血红蛋白 2.38mmol/L，肾功能示肌酐 152.4μmol/L，尿常规：蛋白质（-），总蛋白 57g/L，白蛋白 30g/L；鼻部 CT 示鼻咽顶后壁及左侧壁软组织增厚，密度均匀，层次欠清，相应鼻咽腔稍变小、变形，左侧咽鼓管口及咽隐窝变浅，右侧颈部见多个肿大淋巴结。

【入院诊断】鼻咽癌；2 型糖尿病；低蛋白血症。

【主要治疗措施】目前给予患者放疗；康艾提高免疫力治疗；二甲双胍、阿卡波糖降糖治疗；复方 α-酮酸护肾降肌酐治疗，氨基酸静脉补充营养治疗。

二、经评估提出护理问题如下

护理问题	护理措施	护理评价
1. 营养失调：低于机体需要量 与肿瘤细胞消耗有关	1. 鼓励协助患者摄入充足的营养，保证患者身体基本需求，如鸡蛋、牛奶、鸡肉、鱼肉、瘦肉、新鲜蔬菜及水果 2. 遵医嘱静脉补充营养 3. 指导患者进食清淡、易消化饮食，宜多食蒸、炖、煮等食物，少吃油炸食物	目前患者仍存在营养失调
2. 知识缺乏 缺乏放疗知识	1. 指导患者进食温凉饮食，忌生冷或过热、过硬等食物，戒烟酒，以保护口腔黏膜 2. 保持口腔清洁，注意口腔卫生，餐后及时漱口，指导患者张口、鼓腮运动，保护放疗区皮肤，避免日晒，忌用肥皂和化妆品，禁止剃毛发，宜用电动剃须刀，防止损伤皮肤造成感染 3. 外出时防止日光直接照射，皮肤脱屑时勿用手撕	患者已基本掌握放疗相关注意事项并积极配合
3. 有感染的危险 与免疫受抑制有关	1. 减少外出，外出戴口罩，避免去人口聚集的公共场所 2. 每日病室开窗通风，保持空气清新，床单位平整、无碎屑 3. 严格无菌技术操作，避免交叉感染 4. 注意口腔卫生，饭后睡前刷牙漱口 5. 增加营养，指导患者进食高热量、高维生素、高蛋白饮食，如牛奶、鸡蛋、鸡肉、鱼肉等	患者目前无感染发生
4. 睡眠型态紊乱 与环境改变、接受治疗、担心疾病预后有关	1. 帮助患者尽快适应环境，介绍病友 2. 减少日间睡眠，治疗护理集中在日间进行 3. 睡前用温水泡脚，饮用热牛奶 4. 必要时遵医嘱应用药物	患者目前睡眠状况较前好转
5. 恶心 与放疗有关	1. 指导患者进食清淡、易消化饮食，勿进食易引起恶心的食物，如香蕉、核桃、茄子等 2. 遵医嘱给予止吐药物 3. 指导患者餐后勿立即躺下，以免食物反流引起恶心	患者目前恶心较前好转

续表

护理问题	护理措施	护理评价
6. 焦虑　与患者对环境陌生、生活环境改变及担心疾病预后有关	1. 介绍病区环境、人员、制度，为患者创造安全、舒适的环境 2. 了解患者心理动态，每日与患者沟通，缓解焦虑情绪 3. 讲解同病种治愈经验，增进患者信心，指导患者可通过缓慢呼吸、全身肌肉放松、听音乐等方法放松 4. 做好患者家属的开导和劝慰工作，协同医护人员做好患者心理支持，听取患者主诉，观察其行为，耐心安慰患者 5. 给予患者家人伴守	目前患者情绪稳定，积极配合各项检查治疗

三、其他护士评价

护理问题	护理措施	护理评价
1. 有受伤的危险　与患者体虚、平衡困难有关	1. 留守家属陪伴 2. 嘱患者卧床休息，将日常用品放于伸手可取处 3. 教会患者使用呼叫器 4. 悬挂警示标示，指导患者更换体位动作宜慢，避免磕碰，穿防滑鞋	患者住院期间未发生跌倒
2. 有误吸的危险　与放疗引起恶心有关	1. 指导患者恶心时头偏向一侧，呕吐后及餐后立即漱口，保持口腔清洁 2. 指导患者进食清淡、易消化饮食 3. 观察患者呕吐物的性质、量并记录 4. 保持病室空气清新、流通，禁止在病室吸烟，以免诱发呕吐	患者目前未发生误吸

四、护士长评价

1. 查房效果评价　鼻咽癌是本科常见病，通过这次查房我们对鼻咽癌患者的护理又有了进一步的了解，同时明确了患者存在的主要护理问题、应采取的护理措施和护理重点，指导落实功能锻炼相关预防措施。

2. 护理措施落实评价　管床护士提出的各项护理措施均落实到

位，保证了放疗的顺利进行，患者有糖尿病，也要注意低血糖等并发症的发生。注意做好患者的心理护理及出院指导，包括饮食、用药、活动及复查等内容。

3. 护理问题评价 补充护理问题。

护理问题	护理措施	护理评价
潜在并发症：鼻咽出血 与肿瘤破溃或侵及血管有关	1. 指导患者勿挖鼻孔，避免剧烈咳嗽、打喷嚏 2. 指导患者卧床休息，取半卧位或端坐位，有利于改善呼吸情况 3. 指导患者头偏向一侧，有利于血液流出 4. 指导患者出血时勿咽下，防止误吸血块引起窒息，并立即报告医生进行抢救	患者生命体征平稳，无鼻咽出血

五、安全管理

1. 风险管理 患者体虚，跌倒危险因素评分13分，为高危，应将相关风险防范措施落实到位，保证患者安全，避免意外发生。

2. 疾病安全管理 潜在并发症：鼻咽出血，此并发症为鼻咽癌患者十分危险的并发症，应严格落实预防患者鼻咽出血的各项护理措施，做好安全指导，熟悉掌握鼻咽出血的应急预案。

六、专业前沿知识

鼻咽癌放疗、化疗都是常用的治疗方法，化疗和放疗对人体有比较大的损伤，在杀死癌细胞的同时也会杀死正常细胞组织，所以进行放化疗后患者会有比较大的副作用，如恶心、呕吐、脱发、白细胞下降等症状，也可对肝肾造成损伤，随着治疗的结束，个别症状会逐渐减轻，但有些损伤是很难自愈的。在鼻咽癌放疗化疗期间可以配合中药的治疗，中药治疗可以缓解放、化疗的副作用，提高治疗的效果，可以保护放化疗中皮肤的损伤特别是稳定白细胞的数量，提高免疫力。白细胞下降后患者抵抗感染能力下降，易感染，在现在患者的护理中，必须要注意预防感染的发生，同时采用中药治疗方法，提高患者的抗病能力。

病例10　淋巴癌

一、病历汇报

【现病史】患者女性，81岁，主因5个月前无明显诱因出现右耳后淋巴结肿大，为求进一步治疗入院。测T 39.1℃，P 80次/分，R 20次/分，BP 129/74mmHg。患者左颈部皮肤存在破溃，神志清，精神差，睡眠一般，大、小便基本正常，体重下降约3kg。

【既往史】否认冠心病病史，否认肝炎病史，否认结核病史。否认高血压病史，否认糖尿病病史，否认慢阻肺病史，否认消化性溃疡病史，否认慢性肾病史。

【查体】患者神志清楚，发育正常，轻度贫血貌，颈部及双侧腹股沟可扪及多个大小不一的肿大淋巴结，质硬，无触痛，左颈部皮肤红肿、溃烂，溃烂面积约3厘米×3厘米，表面有血性分泌物。双肺呼吸音清，心律齐，腹软，无压痛及反跳痛，无双下肢水肿。

【实验室及辅助检查】血红蛋白：90g/L，白细胞：1.8×10^9/L，总胆固醇：5.82mmol/L，癌胚抗原：37.3ng/ml，CA199：67.03U/L，铁蛋白测定：579.1ng/ml。颈部腹部CT示：双侧颈部、上纵隔、腋窝、腹股沟区、腹膜后多发淋巴结影；骨髓无侵犯。

【入院诊断】弥漫大B细胞淋巴瘤。

【主要治疗措施】给予治疗方案CHOP+利妥昔单抗化疗，加强颈部溃疡面的换药，控制感染，加强营养，对症支持治疗，止吐、护胃、护心治疗。

二、经评估提出护理问题如下

护理问题	护理措施	护理评价
1. 皮肤完整性受损　与肿瘤恶性增长有关	1. 密切观察皮肤红肿及溃烂面的大小，有无分泌物以及分泌物的颜色、性质、量 2. 遵医嘱给予定期换药 3. 积极配合原发病的治疗 4. 做好患者的基础护理以及生活护理	患者溃烂面积较前缩小
2. 营养失调：低于机体需要量 与肿瘤细胞消耗有关	1. 鼓励协助患者摄入充足的营养，保证患者身体基本需求，如鸡蛋、牛奶、鸡肉、鱼肉、瘦肉、新鲜蔬菜及水果 2. 遵医嘱静脉补充营养 3. 指导患者进食清淡、易消化饮食，宜多食蒸、炖、煮等食物，少吃油炸食物	目前患者仍存在营养失调
3. 有感染的危险　与免疫受抑制有关	1. 减少外出，外出戴口罩，避免去人口聚集的公共场所 2. 每日病室开窗通风，保持空气清新，床单位平整无碎屑 3. 严格无菌技术操作，避免交叉感染 4. 注意口腔卫生，饭后睡前刷牙漱口 5. 增加营养，指导患者进食高热量、高维生素、高蛋白饮食，如牛奶、鸡蛋、鸡肉、鱼肉等	患者住院期间未发生感染
4. 体温过高　与肿瘤细胞的高度分化有关	1. 卧床休息，采取舒适体位，减少机体消耗，保持病室清新 2. 鼓励患者进食高热量、高蛋白、高维生素、半流质饮食，每日饮水 2000ml 以上，使尿量达 2000ml 以上 3. 给予物理降温，必要时给予药物降温，并观察用药后的反应	患者体温降至正常
5. 恶心　与化疗药物副作用有关	1. 指导患者进食清淡、易消化饮食，勿进食易引起恶心的食物，如香蕉、核桃、茄子等 2. 遵医嘱给予止吐药物 3. 指导患者餐后勿立即躺下，以免食物反流引起恶心	患者目前恶心较前好转

三、其他护士评价

护理问题	护理措施	护理评价
焦虑 与患者对环境陌生、生活环境改变及担心疾病预后有关	1. 介绍病区环境、人员、制度，为患者创造安全、舒适的环境 2. 了解患者心理动态，每日与患者沟通，缓解焦虑情绪 3. 讲解同病种治愈经验，增进患者信心，指导患者可通过缓慢呼吸、全身肌肉放松、听音乐等方法放松 4. 做好患者家属的开导和劝慰工作，协同医护人员做好患者心理支持，听取患者主诉，观察其行为，耐心安慰患者 5. 给予患者家人伴守	目前患者情绪稳定，积极配合各项检查治疗

四、护士长评价

1. 查房效果评价 通过这次查房我们对淋巴癌患者的术后护理又有了进一步的了解，同时明确了患者存在的主要护理问题，应采取的护理措施和护理重点，观察 PICC 管路自护及功能锻炼。

2. 护理措施落实评价 管床护士提出的各项护理措施均落实到位。注意做好患者化疗期间的效果评价及用药反应，做好健康指导，重点指导患者出院后导管的自护知识以及自查淋巴结方法。

3. 护理问题评价 补充护理问题。

护理问题	护理措施	护理评价
潜在并发症：急性肿瘤溶解综合征 与肿瘤大量溶解破坏有关	1. 足够水化治疗，使尿液达 2000ml/d，纠正电解质紊乱 2. 及时复查电解质、肾功能，必要时每日一次 3. 纠正高碳酸血症，口服或静脉滴注碳酸氢钠，碱化尿液 4. 指导患者多饮水，进食碱性食物，如新鲜蔬菜、水果、苏达饼干等 5. 密切观察患者体重和尿量的变化，严格记录出入量	患者未出现肿瘤溶解综合征等相关临床表现

五、安全管理

1. 风险管理 患者高龄体虚，应进行跌倒/坠床评估，并将各种预防措施落实到位，同时患者自带 PICC 导管，应进行导管脱落风险评估，做好健康教育，保证患者安全，避免发生意外。

2. 疾病安全管理 患者为急性肿瘤溶解综合征好发人群，所以对患者临床表现及化验结果的观察十分重要，做好相应的应急预案，严密观察患者有无高尿酸血症、高钾血症、高磷血症、低钙血症等一系列代谢紊乱，进而导致严重的心律失常或急性肾衰竭而危及生命。

六、专业前沿知识

目前治疗淋巴癌的方法主要有以下四种。

1. 免疫治疗 对恶性淋巴瘤，免疫治疗可作为辅助治疗方法。

2. 自体骨髓移植 对 50 岁以下患者，能耐受大剂量放、化疗的联合治疗，结合异基因或自体骨髓移植，可望取得较长缓解期和无病存活期。

3. 手术治疗 在结内恶性淋巴瘤患者，手术主要用于活检行病理或用于分期性剖腹探查术。对于原发于脑、脊髓、眼眶、唾液腺、甲状腺、肺、肝、脾等处的结外恶性淋巴瘤常先作手术切除，再辅以放疗和/或化疗。此外，专家指出，原发于肾脏、膀胱、睾丸、卵巢、子宫、皮肤、乳腺等处的恶性淋巴瘤宜早期手术切除，术后再辅以化疗和/或放疗。

4. 放射治疗

（1）霍奇金病：放疗效果较淋巴肉瘤和网状细胞肉瘤为佳，照射方法以“斗篷式”或倒“Y”式照射野应用较多。（2）非霍奇金淋巴瘤（淋巴肉瘤及网状细胞肉瘤）：非霍奇金淋巴瘤对放疗也敏感，但复发率高。所以仅低度恶性组中临床Ⅰ、Ⅱ期及中度恶性组病理Ⅰ期可单独使用放疗扩大野或仅用累及野。非霍奇金淋巴瘤的原发病灶如在扁桃体、鼻咽部或原发于骨骼的组织细胞型，局部放疗后可以获得较为满意的长期缓解。

第二十五章　危重症

病例1　呼吸衰竭

一、病历汇报

【现病史】患者男性，62岁，主因呼吸困难，胸闷伴发热3天，加重一天，急诊以“发热原因待查”收入院，患者诉呼吸费力，胸闷。

【既往史】既往“2型糖尿病”病史10余年，血糖控制在10～13mmol/L，“高血压病”病史10年，血压最高达170/100mmHg。2年前诊断糖尿病肾病、慢性肾衰竭，一年前诊断冠心病、稳定型心绞痛。

【查体】患者神志清，呼吸困难，口唇发绀。测T 37℃，P 122次/分，R 30次/分，BP 135/80mmHg，血氧饱和度78%，双肺呼吸音粗，可闻及湿啰音，双下肺呼吸音偏低，腹略胀，无压痛。

【实验室及辅助检查】CT提示：双肺炎症，并局部实变。双侧胸腔积液，不除外肺水肿可能。血常规提示：白细胞 31.1×10^9/L，中性粒细胞百分比：90%。

【入院诊断】呼吸衰竭，重症肺炎，2型糖尿病，糖尿病肾病，冠心病，双侧胸腔积液，高血压2级。

【主要治疗措施】给予重症监护，特级护理，生命体征，血氧饱和度监测，给予经口气管插管接呼吸机辅助呼吸，留置深静脉，静脉给予抗炎、抑酸、化痰、增强抵抗力等药物对症治疗，留置胃管、尿管。

二、经评估提出护理问题如下

护理问题	护理措施	护理评价
1. 意识障碍　与二氧化碳潴留有关	1. 监测生命体征变化，测体温1次/4小时，随时观察呼吸、心率、血压、血氧饱和度变化 2. 观察患者呼吸型态、频率的变化，注意血气分析结果	目前患者生命体征较平稳
2. 潜在并发症：呼吸机相关性肺炎　与使用呼吸机有关	1. 病情允许时给予床头抬高30° 2. 口腔护理1次/6小时 3. 按需吸痰 4. 妥善固定呼吸机管路，悬挂警示标识，集水罐处于最低位，及时倾倒集水罐冷凝水 5. 更换呼吸机管路1次/周，如有污染及时更换 6. 湿化罐使用无菌注射用水 7. 鼻饲前常规检查胃潴留量	目前患者未发生呼吸机相关性肺炎
3. 潜在并发症：导管相关血流感染　与留置中心静脉导管有关	1. 一次性输液装置24小时更换 2. 更换可来福接头1次/周 3. 测压套件每周二、五更换 4. 无菌纱布敷料每两天更换一次，透明敷料每周更换两次，敷料污染、潮湿、松动立即更换 5. 妥善固定导管，悬挂警示标识，导管使用过程中保持系统密闭性 6. 每日常规冲管，预防导管内血栓形成	目前患者未发生导管相关血流感染
4. 潜在并发症：泌尿系感染　与留置尿管有关	1. 会阴护理2次/日 2. 观察尿液颜色、性质、量1次/2小时 3. 尿管、集尿器每周更换一次 4. 妥善固定尿管，悬挂警示标识，集尿器高度低于膀胱水平，避免接触地面，保证引流装置密闭性 5. 患者活动或搬运时妥善固定引流管并给予夹闭，防止逆行感染 6. 清空尿液时遵循无菌原则，避免集尿器的出口碰触到收集容器	目前患者未发生泌尿系感染
5. 低效性呼吸型态　与不能进行有效咳嗽有关	1. 给予舒适卧位，有利于呼吸 2. 保持供氧通畅 3. 指导患者深呼吸及有效咳嗽 4. 按需吸痰	目前患者呼吸转平稳，血气指标较前好转

续表

护理问题	护理措施	护理评价
6. 潜在并发症：口腔感染　与口腔分泌物过多有关	1. 口腔护理 1 次/6 小时 2. 观察口腔黏膜 1 次/6 小时	目前患者未发生口腔感染
7. 清理呼吸道无效　与痰多黏稠、无效咳嗽有关	1. 观察患者咳痰能力及配合程度 2. 按需吸痰，保持呼吸道通畅 3. 翻身拍背 1 次/2 小时 4. 应用排痰机 5. 遵医嘱应用化痰药物	目前患者气道通畅
8. 有皮肤完整性受损危险　与活动受限、营养缺乏有关	1. 悬挂“防压疮”标识 2. 翻身拍背 1 次/2 小时 3. 应用气垫床 4. 局部应用减压贴 5. 保持床单位整洁、干燥 6. 班班检查并交接皮肤情况	目前患者未发生皮肤完整性受损
9. 有受伤的危险　与患者意识障碍发生导管意外脱出有关	1. 悬挂“防止导管脱落”标识 2. 患者活动或搬运时妥善固定或夹闭管路 3. 清醒患者告知管路自护知识 4. 保护性约束 5. 躁动患者遵医嘱应用镇静药物	目前患者未发生导管脱出
10. 潜在并发症：下肢静脉血栓　与完全卧床有关	1. 悬挂“预防下肢静脉血栓”标识 2. 观察下肢血运情况及有无肿胀 3. 应用抗血栓泵	目前患者未发生下肢静脉血栓

三、其他护士评价

护理问题	护理措施	护理评价
1. 潜在并发症：误吸　与咳嗽及吞咽反射减弱有关	病情允许鼻饲前后采取半卧位 鼻饲前抽吸胃液，观察有无胃潴留 鼻饲前检查人工气道压力	患者未发生误吸
2. 潜在并发症：应激性溃疡　与机体受到严重创伤，重症疾病的应急状态有关	1. 观察胃液（或呕吐物）颜色、性质、量，发现异常及时通知医生 2. 应用保护胃黏膜药物治疗，观察用药后效果	目前患者未发生应激性溃疡

四、护士长评价

1. 查房效果评价 通过本次查房，我们对呼吸衰竭相关知识有了进一步了解，同时明确了患者现存或潜在的主要护理问题，为护理措施的实施提供了依据。

2. 护理措施落实评价 管床护士提出的各项护理措施基本落实到位，护理措施得当，护理质量较好。

3. 护理问题评价 补充护理问题。

护理问题	护理措施	护理评价
1. 焦虑/恐惧 与环境陌生和知识缺乏有关	1. 向清醒患者介绍科室环境和疾病的相关知识 2. 观察患者情绪变化，及时与患者沟通 3. 指导患者家属探视时给予患者心理支持	目前患者情绪稳定，积极配合治疗
2. 舒适的改变 与气管插管有关	1. 舒适体位 2. 讲解气管插管的重要性 3. 及时评估患者自主呼吸与咳嗽能力及吞咽功能，血气分析结果是否正常，尽早脱机拔管 4. 必要时遵医嘱给予患者镇静治疗	目前患者对插管能耐受
3. 有受伤的危险：跌倒 与患者躁动有关	1. 悬挂“防跌倒”标识 2. 使用床档 3. 使用保护性约束 4. 患者躁动时及时通知医生应用镇静药物	患者未发生跌倒

五、安全管理

1. 疾病安全管理 目前患者病情危重，随时可能发生病情变化及相关并发症，及时发现病情变化及化验如血气分析结果，检查指标变化情况，配合医生做好患者治疗及护理工作。

2. 风险管理 患者经口气管插管接呼吸机辅助呼吸时有躁动，应及时评估，做好防范措施，避免发生意外。

六、专业前沿知识

呼吸机是一种能代替、控制或改变人的正常生理呼吸，增加肺通气量，改善呼吸功能，减轻呼吸功消耗，节约心脏储备能力的装置。呼吸机对于治疗呼吸衰竭安全、有效，同时为治疗提供更好的方法，能有效地防止低氧血症。

病例 2 高脂血症性胰腺炎

一、病历汇报

【现病史】患者男性，28 岁，主因腹痛并逐渐加重 1 天，胸闷，急促 3 小时，急诊科以“高脂血症性胰腺炎”收入重症医学科。

【既往史】既往高血压病史约 3 年，血压最高 150/100mmHg，未规律服药，一年半前患者无明显诱因发作“急性胰腺炎”，住院治疗后治愈，否认冠心病病史，否认药物、食物过敏史。

【查体】患者神志清，语言流畅，被动体位，腹部膨隆，全腹腹肌紧张，全腹压痛，左上腹为著，反跳痛阳性，T 38.5℃，P 117 次/分，R 29 次/分，BP 157/98mmHg。

【实验室及辅助检查】腹部 CT 提示胰腺肿胀，血脂高，无法出结果。

【入院诊断】急性高脂血症性胰腺炎，高血压病 2 级。

【主要治疗措施】给予生命体征监测，吸氧，留置尿管，尿液呈黄色。留置胃管，胃肠减压。给予禁食水，护肝，抑制胰酶分泌，维持水、电解质平衡，营养支持，降血脂，控制血糖，保护脏器功能，通畅肠道，留置中心静脉导管给予补液等综合治疗。

二、经评估提出护理问题如下

护理问题	护理措施	护理评价
1. 急性疼痛 与疾病有关	1. 评估疼痛部位、性质，程度及伴随症状 2. 指导患者减轻疼痛的方法与技巧，分散注意力，减轻疼痛 3. 协助患者采取舒适体位 4. 遵医嘱给予抑制胰酶药物	患者对疼痛能耐受

续表

护理问题	护理措施	护理评价
2. 营养失调：低于机体需要量　与禁食水有关	1. 监测24小时出入量 2. 监测营养指标，血清白蛋白与血红蛋白的数值，电解质的变化 3. 通过静脉通路输入营养物质补充营养	目前患者营养状况良好
3. 知识缺乏　与缺乏疾病相关知识有关	1. 向患者讲解疾病相关知识，治疗发病的诱因、早期症状、体征、护理配合要点及相关检查目的、注意事项 2. 指导患者遵医嘱用药，做好药物指导，使其配合治疗护理	患者了解疾病相关知识，积极配合治疗
4. 焦虑、恐惧　与环境改变有关	1. 向患者介绍重症医学科环境及相关医护人员 2. 减少相关环境刺激，提供良好休息环境 3. 满足患者合理的生理心理需求 4. 指导患者家属探视时给予心理支持	目前患者情绪稳定
5. 潜在并发症：导管相关血流感染　与留置中心静脉导管有关	1. 一次性输液装置24小时更换 2. 更换可来福接头1次/周 3. 测压套件每周二、五更换 4. 无菌纱布敷料每两天更换一次，透明敷料每周更换两次，敷料污染、潮湿立即更换 5. 妥善固定导管，悬挂警示标识，导管使用过程中保持系统密闭性 6. 每日常规冲管，预防导管内血栓形成	目前患者未发生导管相关血流感染
6. 潜在并发症：泌尿系感染　与留置尿管有关	1. 会阴护理2次/日 2. 观察尿液颜色、性质、量，1次/2小时 3. 尿管、集尿器每周更换一次 4. 妥善固定尿管，悬挂警示标识，集尿器高度低于膀胱水平，避免接触地面，保证引流装置密闭性 5. 患者活动或搬运时妥善固定引流管并给予夹闭，防止逆行感染 6. 清空尿液时遵循无菌原则，避免集尿器的出口碰触到收集容器	目前患者未发生泌尿系感染
7. 潜在并发症：口腔感染　与口腔分泌物过多有关	1. 口腔护理1次/6小时 2. 观察口腔黏膜1次/6小时	目前患者未发生口腔感染
8. 有皮肤完整性受损危险　与活动受限、营养缺乏有关	1. 悬挂“防压疮”标识 2. 翻身拍背1次/2小时 3. 应用气垫床 4. 局部应用减压贴 5. 保持床单位整洁，干燥 6. 班班检查并交接皮肤情况	目前患者未发生皮肤完整性受损

续表

护理问题	护理措施	护理评价
9. 睡眠型态紊乱 与陌生的环境有关	1. 尽量减少或消除影响患者睡眠的因素，保持病室安静，减少刺激 2. 遵医嘱应用镇静药物，观察用药后效果及不良反应，作好记录	目前患者未发生睡眠型态紊乱
10. 潜在并发症：下肢静脉血栓 与完全卧床有关	1. 悬挂“预防下肢静脉血栓”标识 2. 观察下肢血运情况及有无肿胀 3. 应用抗血栓泵	目前患者未发生下肢静脉血栓

于入院后次日，管床医生给予患者经右股静脉留置血透双腔管导管，给予患者行血浆交换治疗。

护理问题	护理措施	护理评价
1. 潜在并发症：低血压 与突然引出大量血液有关	1. 密切观察生命体征，发现异常及时通知医生 2. 治疗开始时减慢放血速度，阶梯式增加，逐渐至目标流量 3. 进行血浆置换术前正确补充血容量 4. 维持有效循环血容量，减慢血流量，或遵医嘱停止血液滤过 5. 遵医嘱给予吸氧	治疗过程中生命体征较平稳
2. 潜在并发症：出血 与置换过程中血小板破坏抗凝药物过程，大量使用白蛋白置换液置换血浆导致凝血因子缺乏有关	1. 观察患者有无皮下出血，观察胃液性质、颜色、量的变化，注意有无便血 2. 监测凝血变化情况 3. 给予低分子抗凝治疗	目前患者无出血倾向

三、其他护士评价

护理问题	护理措施	护理评价
1. 体温过高 与自身疾病、感染有关	1. 采取舒适体位，减少机体消耗 2. 遵医嘱物理降温，使用冰敷降温，观察局部皮肤情况及降温效果 3. 遵医嘱给予药物降温，观察用药后效果	目前患者体温稳定

续表

护理问题	护理措施	护理评价
2. 潜在并发症：应激性溃疡　与机体受到严重创伤，重症疾病的应急状态有关	1. 观察胃液（或呕吐物）颜色、性质、量，发现异常及时通知医生 2. 应用保护胃黏膜药物治疗，观察用药后效果	目前患者未发生应激性溃疡

四、护士长评价

1. 查房效果评价　高脂血症胰腺炎，是近年来本科常见病种之一，通过本次护理查房我们对其相关护理知识有了进一步了解，按护理程序提出了存在的护理问题，并采取了相应的护理措施，及时评价，并修改相关护理计划内容。

2. 护理措施落实评价　管床护士提出的各项护理措施均落实到位。此外，还要注意观察患者腹痛的性质、程度、持续时间，监测患者血浆置换后血脂的变化。

3. 护理问题评价　补充护理问题。

护理问题	护理措施	护理评价
有体液不足的危险　与胃肠减压，禁食、水有关	1. 遵医嘱按时抽取血标本，监测并及时处理电解质、酸碱平衡失调，监测血清钾、钠、氯等指标变化 2. 按时匀速输入补充电解质药物 3. 准确记录24小时出入量 4. 观察患者有无乏力抽搐等电解质紊乱症状。发现异常及时通知医生	目前患者未发生体液不足

五、安全管理

1. 风险管理　正确识别和评估既往高脂血症性胰腺炎伴骨创伤患者在胰腺炎复发、下肢深静脉血栓形成、压疮、呼吸状况等各环节存在或潜在风险因素，实施控制血脂水平、清除DVI因素、皮肤减压、降低腹内压等有效防范措施。

2. 疾病安全管理　高脂血症性胰腺炎需进行血浆置换的患者，

由于大量输入异体血浆，可能导致过敏反应，表现为皮疹、畏寒、高热等，可在血浆输入前适量应用抗过敏药物。在血浆置换过程中密切观察是否出现上述症状，若出现，及时通知医生，遵医嘱用药。低钙血症也是血浆置换较常见的并发症，表现为口唇与远端肢体皮肤麻木等症状，可在治疗开始后 15～20 分钟静脉注射 10% 葡萄糖酸钙，每 1 小时可重复 1 次。

六、专业前沿知识

血浆置换是一种用来清除血液中大分子物质的血液净化疗法。基本过程是将患者血液经血泵引出，经过血浆分离器，分离血浆和细胞成分，去除致病血浆或选择性地去除血浆中的某些治病因子，然后将细胞成分、净化后血浆及所需补充的置换液输回体内。血浆置换可快速降脂，一旦确诊高脂血症性重症胰腺炎，血浆置换开始越早越好。

病例 3 急性肾衰竭

一、病历汇报

【现病史】患者女性，83 岁，缘于入院前 10 天不慎摔伤髋部，致左下肢活动障碍，X 线提示左股骨颈骨折，未特殊处理，回家静养；患者卧床，进食减少，骶尾部和髋部皮肤破溃，入院前 3 天，患者尿量减少，意识障碍，家庭护理未见好转，为治疗来院。查血钾、肌酐升高明显。心电监测 T 波高尖，保留尿管，导出黄色尿液约 1000ml，无头痛、头晕，无恶心、呕吐，无腹痛、腹泻，急诊以“急性肾衰竭”收入院。

【既往史】既往无高血压，糖尿病，心脏病病史。

【查体】T 36℃，P 116 次/分，R 20 次/分，BP 126/71mmHg。表情淡漠，神志恍惚，对答不应，被动体位。

【实验室及辅助检查】白细胞 17.5×10^9/L，肌酐 1211μmol/L，尿

素 82.4mmol/L，白蛋白 37g/L，血红蛋白 103g/L，血钾 9.6mmol/L。CT：双侧基底节区腔隙性脑梗死并软化灶，脑萎缩。

【入院诊断】急性肾衰竭；代谢性脑病；高钾血症。

【主要治疗措施】建立中心静脉液路，行床旁血液滤过，抗炎，补液，改善脑代谢等治疗。

二、经评估提出护理问题如下

护理问题	护理措施	护理评价
1. 意识障碍　与脑萎缩有关	1. 严密观察生命体征变化，监测心率、呼吸、血压、血氧饱和度至少每小时一次，每 4 小时记录体温一次 2. 严密观察神志、瞳孔变化，至少每 2 小时记录一次	目前患者生命体征较稳定
2. 潜在并发症：导管相关血流感染　与留置中心静脉导管有关	1. 一次性输液装置 24 小时更换 2. 更换可来福接头 1 次/周 3. 测压套件每周二、五更换 4. 无菌纱布敷料每两天更换一次，透明敷料每周更换两次，敷料污染、潮湿，立即更换 5. 妥善固定导管，悬挂警示标识，导管使用过程中保持系统密闭性 6. 每日常规冲管，预防导管内血栓形成	目前患者未发生导管相关血流感染
3. 潜在并发症：泌尿系感染　与留置尿管有关	1. 会阴护理 2 次/日 2. 观察尿液颜色、性质、量，1 次/2 小时 3. 尿管、集尿器每周更换一次 4. 妥善固定尿管，悬挂警示标识，集尿器高度低于膀胱水平，避免接触地面，保证引流装置密闭性 5. 患者活动或搬运时妥善固定引流管并给予夹闭，防止逆行感染 6. 清空尿液时遵循无菌原则，避免集尿器的出口碰触到收集容器	目前患者未发生泌尿系感染
4. 潜在并发症：口腔感染　与口腔分泌物过多有关	1. 口腔护理 1 次/6 小时 2. 观察口腔黏膜 1 次/6 小时	目前患者未发生口腔感染
5. 营养失调：低于机体需要量　与禁食、水有关	1. 监测 24 小时出入量 2. 监测营养指标，血清白蛋白与血红蛋白的数值，电解质的变化 3. 通过静脉通路输入营养物质补充营养	目前患者营养状况较差

续表

护理问题	护理措施	护理评价
6. 有皮肤完整性受损的危险 与活动受限、营养缺乏有关	1. 悬挂“防压疮”标识 2. 翻身拍背 1 次/2 小时 3. 应用气垫床 4. 局部应用减压贴 5. 保持床单位整洁，干燥 6. 班班检查并交接皮肤情况	目前患者皮肤完整性受损未加重
7. 有受伤的危险：跌倒 与意识障碍有关	1. 悬挂“防跌倒”标识 2. 使用床档 3. 使用保护性约束 4. 如有躁动及时通知医生	患者未发生跌倒
8. 潜在并发症：低血压 与血滤时突然引出大量血液有关	1. 监测血压变化，必要时遵医嘱应用升压药，注意观察药物疗效 2. 减慢血流量，或遵医嘱停止血液滤过	患者未发生低血压

三、其他护士评价

护理问题	护理措施	护理评价
1. 潜在并发症：下肢静脉血栓 与下肢损伤有关	1. 悬挂“预防下肢静脉血栓”标识 2. 观察下肢血运情况及有无肿胀 3. 应用抗血栓泵	目前患者未发生下肢静脉血栓
2. 潜在并发症：出血 与应用抗凝药物有关	1. 遵医嘱合理应用抗凝药物，观察药物效果及不良反应 2. 观察患者皮肤、黏膜、鼻腔、牙龈、内脏出血等情况 3. 观察各引流液颜色、性质、量，痰液、尿液、大便等颜色、性质、量，观察皮肤黏膜情况 4. 监测各项凝血指标 5. 减少有创操作，注射或穿刺部位拔针后适当延长按压时间	目前患者无出血现象

四、护士长评价

1. 查房效果评价 急性肾衰竭患者应严密观察有无体液过多的表现：①皮下有无水肿；②血清钠浓度若偏低且无失盐，提示体液潴留；③正常中心静脉压为6～12cmH_2O，若高于12cmH_2O提示体液过多；④出现心率快、呼吸急促和血压增高，如无感染征象，应怀疑体液过多。

2. 护理措施落实评价 责任护士能按照护理计划单的内容落实护理措施，保障患者安全。

3. 护理问题评价 补充护理问题。

护理问题	护理措施	护理评价
1. 潜在并发症：滤器凝血 与抗凝剂用量不足或无抗凝剂治疗有关	1. 观察血滤时动脉压、静脉压、滤器前压、跨膜压的变化，每小时记录一次，压力异常及时通知医生处理 2. 遵医嘱应用抗凝药物，观察药物疗效，观察患者有无出血情况	未出现滤器凝血
2. 体液过多 与肾小球滤过功能受损有关	1. 维持与监测水平衡，量出为入，准确记录24小时出入量 2. 监测并及时处理电解质、酸碱平衡失调，监测血清钾、钠、氯等变化，发现异常及时通知医生处理	患者目前无体液过多

五、安全管理

1. 风险管理 患者现存左股骨颈骨折及骶尾部和髋部皮肤破溃，在进行翻身时应动作轻柔，避免引起二次损伤，禁止拖、拉、拽等增加摩擦力的动作。

2. 疾病安全管理 血液滤过是目前治疗循环不稳定肾衰竭患者的有效方式，同时也是一种专业性较强的治疗技术且大多数血液透析患者身体素质较差，在透析过程中容易出现血压异常、肌肉痉挛等并发症，导致护理风险增加，护理人员应该密切观察患者的生命体征，出现异常及时通知医生处理。

六、专业前沿知识

急性肾衰竭是因为多种疾病而导致的一种急性肾损害情况，能够在短时间内导致患者出现电解质失衡、平衡紊乱等一系列急性尿毒症综合情况，这在临床上是一种十分危重的急症。老年患者因为年龄的增加，使得患者的机体免疫能力降低，同时也导致患者的相关功能不断地低下，使得患者更容易发病。同时发病以后病情更为严重，可导致患者死亡。分析老年急性肾衰竭的病因，并对患者进行有针对性的血液净化治疗，能够有效缓解患者的病情，促进患者的恢复。

病例4 多发性创伤

一、病历汇报

【现病史】患者男性，36岁，主因车祸后烦躁，伤口出血6小时，急诊收入院，患者6小时前乘车时发生车祸，伤及头面部，胸腹部及四肢伤口出血，伤后昏迷情况不详。入院后于手术室行左顶部、枕部头皮裂伤清创缝合术，胸部皮肤裂伤清创缝合术，右手皮肤裂伤清创缝合术，左耳廓清创整形术+面部多发裂伤清创缝合术。

【既往史】既往身体健康，否认高血压、糖尿病、心脏病病史，否认肝炎、结核病史，无外科手术史，无重大外伤史，无输血史。

【查体】患者神志恍惚、烦躁，双侧瞳孔正大等圆，对光反射灵敏，全身多处损伤，伤口均有污染，T 36.3℃，P 72次/分，R 19次/分，BP 140/90mmHg。

【实验室及辅助检查】头颅CT提示：左侧脑室积血，双侧耳廓混杂密度影；肺CT提示：右侧第10肋骨骨折，双肺下叶挫伤。

【入院诊断】多发性创伤。

【主要治疗措施】术后入重症医学科复苏，给予重症监测，特级护理，生命体征监测，并给予抗炎、抑酸、化痰、破伤风抗毒素综合治疗。

二、经评估提出护理问题如下

护理问题	护理措施	护理评价
1. 意识障碍 与颅脑损伤有关	1. 观察神志瞳孔变化 1 次/小时 2. 密切观察生命体征变化 3. 备好抢救物品及药品，发现异常及时通知医生	目前患者生命体征较稳定
2. 有感染的危险 与头部伤口有关	1. 严格执行手卫生及无菌操作规程 2. 监测体温变化及化验指标变化情况 3. 遵医嘱按时给予抗菌药物 4. 保持患者床单位整洁，头部使用无菌单，如有污染及时更换	目前患者未发生相关感染
3. 潜在并发症：呼吸机相关性肺炎　与使用呼吸机有关	1. 病情允许给予床头抬高 30 度 2. 口腔护理 1 次/6 小时 3. 翻身拍背 1 次/2 小时 4. 按需吸痰 5. 呼吸机集水罐处于最低位，及时倾倒集水管冷凝水 6. 更换呼吸机管路 1 次/周，如有污染及时更换 7. 湿化罐使用无菌注射用水	目前患者未发生呼吸机相关性肺炎
4. 潜在并发症：泌尿系感染　与留置导尿管有关	1. 会阴护理 2 次/日 2. 观察尿液颜色、性质、量，1 次/2 小时 3. 尿管、集尿器每周更换一次 4. 妥善固定尿管，集尿器高度低于膀胱水平，避免接触地面，保证引流装置密闭性 5. 患者活动或搬运时妥善固定引流管并给予夹闭，防止逆行感染 6. 清空尿液时遵循无菌原则，避免集尿器的出口碰触到收集容器	目前患者未发生泌尿系感染
5. 潜在并发症：口腔感染　与不能进食、留置胃管有关	1. 口腔护理 1 次/6 小时 2. 观察口腔黏膜 1 次/6 小时	目前患者未发生口腔感染
6. 低效性呼吸型态　与不能进行有效呼吸有关	1. 给予舒适卧位，有利于呼吸 2. 保持供氧通畅 3. 按需吸痰	目前患者呼吸平稳，无缺氧征象

续表

护理问题	护理措施	护理评价
7. 清理呼吸道无效 与痰多黏稠、无效咳嗽有关	1. 观察患者咳痰能力及配合程度 2. 按需吸痰，保持呼吸道通畅 3. 翻身拍背 1 次/2 小时 4. 应用排痰机	目前患者气道通畅
8. 急性疼痛 与疾病损伤有关	1. 评估患者疼痛部位、性质、伴随症状 2. 遵医嘱给予镇静、镇痛药物 3. 观察用药后的效果	目前患者疼痛能耐受
9. 潜在并发症：下肢静脉血栓 与头部损伤有关	1. 悬挂“预防下肢静脉血栓”标识 2. 观察下肢血运情况及有无肿胀 3. 应用抗血栓泵	目前患者未发生下肢静脉血栓

三、其他护士评价

护理问题	护理措施	护理评价
1. 营养失调：低于机体需要量 与机体消耗增加、不能进食有关	1. 监测营养指标变化情况 2. 遵医嘱给予肠内、外营养支持治疗，保证营养供给	目前患者营养状况良好
2. 有皮肤完整性受损危险 与活动受限、营养缺乏有关	1. 悬挂“防压疮”标识 2. 翻身拍背 1 次/2 小时 3. 应用气垫床 4. 局部应用减压贴 5. 保持床单位整洁、干燥 6. 班班检查并交接皮肤情况	目前患者皮肤完整性良好

四、护士长评价

1. 查房效果评价 通过本次查房，我们对多发性创伤相关护理知识有了进一步了解。意识状态是反映颅脑损伤病情的最客观指标之一，意识状态的和持续时间常代表脑损伤的严重程度。注意观察受伤部位的出血、疼痛、伤口修复等情况。观察吸气时胸廓起伏是否对称，患者咳嗽、咳痰时，协助或指导其用双手按压患侧胸壁以减轻疼痛。

2. 护理措施落实评价 管床护士能依据护理计划内容为患者提

供具体可行的护理措施，为患者提供优质护理服务。

3. 护理问题评价 补充护理问题。

护理问题	护理措施	护理评价
有受伤的危险：导管脱出 与患者意识障碍有关	1. 悬挂“防止导管脱落”标识 2. 患者活动或搬运时妥善固定或夹闭管路 3. 保护性约束 4. 如患者躁动遵医嘱应用镇静药物	目前患者未发生导管脱出
2. 潜在并发症：应激性溃疡 与机体受到严重创伤，重症疾病的应急状态有关	1. 观察胃液（或呕吐物）颜色、性质、量，发现异常及时通知医生 2. 应用保护胃黏膜药物治疗，观察用药后效果	目前患者未发生应激性溃疡

五、安全管理

1. 风险管理：患者躁动，采取相关预防措施，预防坠床等意外发生。

2. 疾病安全管理：包括神经系统、循环系统、呼吸系统、营养或代谢系统、排泄系统等评估，实验室检查评估。

3. 预防护理并发症的发生：包括肺栓塞、深静脉血栓、肺部感染、人工气道意外拔出。

4. 责任护士每天动态评估危重患者风险因素，修订护理计划，落实安全防范措施。

六、专业前沿知识

1. 多发性创伤的病情特点：①应激反应重，伤情变化快，病死率高；②休克发生率高；③严重低氧血症发生率高；④容易漏诊和误诊；⑤并发症多且严重，后期感染发生率高。

2. 重度颅脑外伤作为临床的一种特殊性病症，具有病情复杂、多变的特点，随着病情的发展，不但增加抢救难度，还可危及生命健康。诸多调查报告显示，即便给予患者针对性治疗，也会出现不同程度的认知、感觉等功能障碍，降低生活质量。这就需要加强患者术后的ICU护理干预，以提高总体效果。

病例 5　感染性休克

一、病历汇报

【现病史】患者男性，40 岁，主因腹胀 3 天，加重伴停止排气、排便 12 小时，急诊以“肠梗阻”收入院。

【既往史】既往体健。

【查体】患者神志恍惚，双肺呼吸音粗，双下肺呼吸音略低，可闻及少许湿啰音，心律齐，腹胀，全腹散在压痛，无反跳痛及肌紧张，肠鸣音未闻及，T 36.5℃，P 124 次/分，血压测不出，四肢湿冷，血氧饱和度测不出。

【实验室及辅助检查】CT 考虑肠梗阻，血常规检查白细胞 20.8 $\times 10^9$/L。

【入院诊断】感染性休克；急性肠梗阻；腹膜炎。

【主要治疗措施】给予经口气管插管接呼吸机辅助呼吸，重症监护，特级护理，给予生命体征、血氧饱和度监测，放置右锁骨下静脉导管监测中心静脉压，留置尿管，监测尿量变化，积极补充胶体液，给予速尿利尿，监测血、腹水等细菌培养。积极抗感染治疗。保护脏器功能，促醒，增强免疫力，加强营养支持。

二、经评估提出护理问题如下

护理问题	护理措施	护理评价
1. 意识障碍　与脑灌注不足有关	1. 严密观察生命体征变化，监测心率、呼吸、血压、血氧饱和度至少每小时一次，每 4 小时记录体温一次 2. 严密观察神志、瞳孔变化，至少每 2 小时记录一次	目前患者生命体征较稳定
2. 体温过高　与感染有关	1. 采取舒适体位，减少机体消耗 2. 遵医嘱补充营养及水分 3. 遵医嘱物理降温，如冰敷、冰毯降温，观察局部皮肤情况及降温效果 4. 遵医嘱给予药物降温，观察用药后效果	目前患者体温波动在 37.9～38.5℃

续表

护理问题	护理措施	护理评价
3. 潜在并发症：呼吸机相关性肺炎　与使用呼吸机有关	1. 病情允许时给予床头抬高 30° 2. 口腔护理 1 次/6 小时 3. 按需吸痰 4. 妥善固定呼吸机管路，悬挂警示标识，集水罐处于最低位，及时倾倒集水罐冷凝水 5. 更换呼吸机管路 1 次/周，如有污染及时更换 6. 湿化罐使用无菌注射用水 7. 鼻饲前常规检查胃潴留量	目前患者未发生呼吸机相关性肺炎
4. 潜在并发症：导管相关血流感染　与留置中心静脉导管有关	1. 一次性输液装置 24 小时更换 2. 更换可来福接头 1 次/周 3. 测压套件每周二、五更换 4. 无菌纱布敷料每两天更换一次，透明敷料每周更换两次，敷料污染、潮湿、松动立即更换 5. 妥善固定导管，悬挂警示标识，导管使用过程中保持系统密闭性 6. 每日常规冲管，预防导管内血栓形成	目前患者未发生导管相关血流感染
5. 潜在并发症：泌尿系感染　与留置尿管有关	1. 会阴护理 2 次/日 2. 观察尿液颜色、性质、量 1 次/2 小时 3. 尿管、集尿器每周更换一次 4. 妥善固定尿管，悬挂警示标识，集尿器高度低于膀胱水平，避免接触地面，保证引流装置密闭性 5. 患者活动或搬运时妥善固定引流管并给予夹闭，防止逆行感染 6. 清空尿液时遵循无菌原则，避免集尿器的出口碰触到收集容器	目前患者未发生泌尿系感染
6. 低效性呼吸型态　与不能进行有效咳嗽有关	1. 给予舒适卧位，有利于呼吸 2. 保持供氧通畅 3. 按需吸痰	目前患者呼吸转平稳，血气指标较前好转
7. 有皮肤完整性受损危险　与活动受限、营养缺乏有关	1. 悬挂“防压疮”标识 2. 翻身拍背 1 次/2 小时 3. 应用气垫床 4. 局部应用减压贴 5. 保持床单位整洁、干燥 6. 班班检查并交接皮肤情况	目前患者未发生皮肤完整性受损

续表

护理问题	护理措施	护理评价
8. 潜在并发症：导管脱出　与微循环障碍、烦躁不安、意识不清有关	1. 悬挂“防止导管脱落”标识 2. 患者活动或搬运时妥善固定或夹闭管路 3. 保护性约束 4. 躁动患者遵医嘱应用镇静药物	目前患者未发生导管脱出

三、其他护士评价

护理问题	护理措施	护理评价
体液不足　与大量失血、失液有关	1. 补充血容量 2. 补液期间密切监测 CVP，以调节输液种类、量和速度等，确保机体维持理想的血流动力学状态 3. 维持与监测水平衡，量出为入，准确记录 24 小时出入量 4. 监测并及时处理电解质、酸碱平衡失调，监测血清钾、钠、氯等变化，发现异常及时通知医生处理	患者目前体液维持平衡

四、护士长评价

1. 查房效果评价　通过这次查房我们对感染性休克又有了进一步的了解，同时明确了患者存在的主要护理问题。注意监测脉搏、呼吸、血压及 CVP 变化，观察患者的意识、面唇色泽等，患者意识变化可反映脑组织灌流情况，准确记录出入量，动态监测尿量。

2. 护理措施落实评价　管床护士能依据护理计划内容为患者提供具体可行的护理措施，为患者提供优质护理服务。

3. 护理问题评价　补充护理问题。

护理问题	护理措施	护理评价
潜在并发症：下肢静脉血栓　与病情危重、绝对卧床有关	1. 悬挂“预防下肢静脉血栓”标识 2. 观察下肢血运情况及有无肿胀 3. 应用抗血栓泵	目前患者未发生下肢静脉血栓

五、安全管理

1. 风险管理 保持患者呼吸道通畅，及时清理呼吸道的分泌物。注意预防院内感染的发生。若患者发生躁动，及时通知医生，做好保护性约束，避免发生意外拔管等不良事件。

2. 疾病安全管理 密切观察病情变化，面色苍白、甲床青紫、肢端发凉、出冷汗，都是微循环障碍、休克严重的表现。若全身皮肤出现花纹、瘀斑则提示弥散性血管内凝血。尿量是休克演变及扩容治疗等的重要参考依据。

六、专业前沿知识

密切观察生命体征与中心静脉压的变化，并注意有无急性肺水肿、急性心力衰竭的表现，以便随时调整补液的量和速度。观察尿量与尿比重，以判断有无急性肾衰竭、补液量是否足够、休克有无好转。安置头胸及双下肢各抬高 10°～30°卧位，以增加回心血量及心排出量，有利于呼吸。认真记录出入量，为进一步治疗提供参考依据。要注意血管活性药物的应用，静脉滴注血管收缩剂时，应慎防药物溢出血管外而导致组织坏死。其他还包括保持体温、预防感染以及心理护理支持等。

病例 6 急性呼吸窘迫综合征

一、病历汇报

【现病史】患者男性，27 岁，阑尾周围脓肿、弥漫性腹膜炎术后出现感染性休克、代谢性酸中毒、急性呼吸窘迫综合征。测 T 38.8℃，P 192 次/分，R 41 次/分，BP 164/58mmHg。

【既往史】既往体健。

【查体】神志不清，呼吸促，口唇及颜面部发绀，双肺呼吸音低。

【实验室及辅助检查】白细胞 $10.9\times10^9/L$，血红蛋白 124g/L，葡萄糖 26.99mmol/L，肌酐 47U/L，钙离子 1.67mmol/L，钾离子 5mmol/L。血气分析存在低氧、酸中毒、二氧化碳潴留、乳酸升高。

【入院诊断】阑尾周围脓肿；急性呼吸窘迫综合征；感染性休克。

【主要治疗措施】给予经口气管插管接呼吸机辅助呼吸，放置右锁骨下静脉导管监测中心静脉压，留置尿管，监测尿量变化，抗炎，营养心肌，改善代谢，加强免疫，抑酸，保护肠屏障，控制血糖，输成分血。

二、经评估提出护理问题如下

护理问题	护理措施	护理评价
1. 意识障碍　与二氧化碳潴留有关	1. 严密观察生命体征变化，监测心率、呼吸、血压、血氧饱和度至少每小时一次，每4小时记录体温一次 2. 严密观察神志、瞳孔变化，至少每2小时记录一次	目前患者生命体征较稳定
2. 潜在并发症：呼吸机相关性肺炎　与使用呼吸机有关	1. 病情允许时给予床头抬高30° 2. 口腔护理1次/6小时 3. 按需吸痰 4. 妥善固定呼吸机管路，悬挂警示标识，集水罐处于最低位，及时倾倒集水罐冷凝水 5. 更换呼吸机管路1次/周，如有污染及时更换 6. 湿化罐使用无菌注射用水 7. 鼻饲前常规检查胃潴留量	目前患者未发生呼吸机相关性肺炎
3. 潜在并发症：导管相关血流感染　与留置中心静脉导管有关	1. 一次性输液装置24小时更换 2. 更换可来福接头1次/周 3. 测压套件每周二、五更换 4. 无菌纱布敷料每两天更换一次，透明敷料每周更换两次，敷料污染、潮湿、松动立即更换 5. 妥善固定导管，悬挂警示标识，导管使用过程中保持系统密闭性 6. 每日常规冲管，预防导管内血栓形成	目前患者未发生导管相关血流感染

续表

护理问题	护理措施	护理评价
4. 潜在并发症：泌尿系感染　与留置尿管有关	1. 会阴护理2次/日 2. 观察尿液颜色、性质、量1次/2小时 3. 尿管、集尿器每周更换一次 4. 妥善固定尿管，悬挂警示标识，集尿器高度低于膀胱水平，避免接触地面，保证引流装置密闭性 5. 患者活动或搬运时妥善固定引流管并给予夹闭，防止逆行感染 6. 清空尿液时遵循无菌原则，避免集尿器的出口碰触到收集容器	目前患者未发生泌尿系感染
5. 低效性呼吸型态与不能进行有效咳嗽有关	1. 给予舒适卧位，有利于呼吸 2. 保持供氧通畅 3. 按需吸痰 4. 观察痰的色、质、量及痰液的实验室检查结果 5. 每2小时翻身1次并给予拍背，促使痰液排出	目前患者呼吸转平稳，血气指标较前好转
6. 有皮肤完整性受损的危险　与活动受限、营养缺乏有关	1. 悬挂“防压疮”标识 2. 翻身拍背1次/2小时 3. 应用气垫床 4. 局部应用减压贴 5. 保持床单位整洁、干燥 6. 班班检查并交接皮肤情况	目前患者未发生皮肤完整性受损
7. 有受伤害的危险与意识障碍发生导管意外脱出有关	1. 悬挂“防止导管脱落”标识 2. 患者活动或搬运时妥善固定或夹闭管路 3. 清醒患者告知管路自护知识 4. 保护性约束 5. 躁动患者遵医嘱应用镇静药物	目前患者未发生导管脱出

三、其他护士评价

护理问题	护理措施	护理评价
1. 体温过高　与自身疾病、感染有关	1. 采取舒适体位，减少机体消耗 2. 遵医嘱补充营养及水分 3. 遵医嘱物理降温，如冰敷、冰毯降温，观察局部皮肤情况及降温效果 4. 遵医嘱给予药物降温，观察用药后效果	目前患者体温38℃

续表

护理问题	护理措施	护理评价
2. 有受伤的危险：冻伤　与物理降温有关	1. 悬挂“防冻伤”标识 2. 观察患者受冷部位皮肤颜色、温度、血运情况发现异常及时通知医生 3. 翻身1次/2小时并更换受冷部位	患者未发生冻伤

四、护士长评价

1. 查房效果评价　通过本次查房，我们对急性呼吸窘迫综合征相关知识有了进一步了解，同时明确了患者现存或潜在的主要护理问题，为护理措施的实施提供了依据。此类患者的护理重点在于气道的护理，管床护士及时清理患者呼吸道痰液，吸痰时严格无菌操作，避免呼吸机相关性肺炎。

2. 护理措施落实评价　管床护士提出的各项护理措施基本落实到位，护理措施得当，护理质量较好。

3. 护理问题评价　补充护理问题。

护理问题	护理措施	护理评价
1. 潜在并发症：应激性溃疡　与机体受到严重创伤，重症疾病的应急状态有关	1. 观察胃液颜色、性质、量，发现异常及时通知医生 2. 应用保护胃黏膜药物治疗，观察用药后效果	患者目前未发生应激性溃疡
2. 有受伤的危险：跌倒　与意识障碍有关	1. 悬挂“防跌倒”标识 2. 使用床档 3. 使用保护性约束 4. 如有躁动及时通知医生应用镇静药物	患者未发生跌倒

五、安全管理

1. 风险管理　患者躁动明显，应做好约束，防止意外拔管、跌倒等不良事件的发生。

2. 疾病安全管理　ARDS 患者应严密进行监测，监测内容包括：①呼吸情况：呼吸频率、节律和深度，呼吸困难情况；②缺氧及二氧化碳潴留情况：观察有无发绀、肺部有无异常呼吸音及啰音；③循环情况：监测心率、血压，必要时进行血流动力学监测；④意识状况及神经精神症状：观察有无肺性脑病的表现；⑤液体平衡情况：观察和记录每小时尿量和液体出入量；⑥实验检查结果：监测动脉血气分析和生化检查结果，了解电解质和酸碱平衡情况。

六、专业前沿知识

急性呼吸窘迫综合征是 ICU 常见疾病之一，病理上以炎症反应为主要特征，炎症因子侵及肺部微血管，使通透性增高，肺泡渗出富含蛋白质的液体，进而引起肺水肿及透明膜形成。如不及时治疗和护理，ARDS 常是多器官功能障碍综合征的导火线，因此必须早诊断、早治疗以及合理护理。

有文献报道，常规护理干预往往不能起到促进机体早日康复的理想作用，反而会因干预不足或操作不当引起更多的并发症。风险干预本就是一项长期、复杂的工作，若想减少风险事件发生和降低护理纠纷发生率，需采取以下措施：①以集中培训、典型示范等方式调动护理工作人员的工作积极性，并提高其护理操作技能；②加强护理工作人员的理论知识学习，掌握 ARDS 患者治疗原则及预后注意事项，培养“以患者为中心”的护理理念，增强法律保护意识，提高应变能力；③药品发放采取双人核对制度，不同颜色标记不同用途，避免配伍禁忌；④向神志清楚的患者及其家属介绍部分医学常识；⑤经常通风换气，做好消毒隔离工作，严格 ICU 探视制度，避免增大外来感染及交叉感染的可能。